国家社会科学基金特别委托项目／北京中医药大学国学院重点项目

——养生保健·康复延年——

中医治未病学说与中华文明

《中医药与中华文明》系列丛书

李峰 马捷 主编

全国百佳图书出版单位
中国中医药出版社

图书在版编目（CIP）数据

中医治未病学说与中华文明／李峰，马捷主编．
—北京：中国中医药出版社，2019.10
（《中医药与中华文明》系列丛书）
ISBN 978 - 7 - 5132 - 5563 - 9

Ⅰ.①中…　Ⅱ.①李…②马…　Ⅲ.①养生（中医）－
研究　Ⅳ.①R212

中国版本图书馆 CIP 数据核字（2019）第 085012 号

中国中医药出版社出版

北京经济技术开发区科创十三街 31 号院二区 8 号楼
邮政编码　100176
传真　010 - 64405750
三河市同力彩印有限公司印刷
各地新华书店经销

开本 710×1000　1/16　印张 16.75　字数 260 千字
2019 年 10 月第 1 版　2019 年 10 月第 1 次印刷
书号　ISBN 978 - 7 - 5132 - 5563 - 9

定价　78.00 元
网址　www.cptcm.com

社 长 热 线　010 - 64405720
购 书 热 线　010 - 89535836
维 权 打 假　010 - 64405753

微信服务号　zgzyycbs
微商城网址　https://kdt.im/LIdUGr
官 方 微 博　http://e.weibo.com/cptcm
天猫旗舰店网址　https://zgzyycbs.tmall.com

《中医药与中华文明》系列丛书
顾 问 名 单

总顾问

王国强　国家卫生计生委原副主任、国家中医药管理局原局长、中华
　　　　中医药学会会长

谷晓红　北京中医药大学党委书记、教授、博士生导师

顾　问

王　琦　国医大师、北京中医药大学教授、博士生导师

王智钧　中国残疾人联合会原副理事长、编审

韦建桦　中共中央编译局原局长、研究员

孙光荣　国医大师、北京中医药大学教授、博士生导师

李经纬　著名中国医学史学家、中国中医科学院医史文献研究所研究员

罗　彬　中国针灸学会资深会员

钱超尘　著名中医文献学家、北京中医药大学教授、博士生导师

梁永宣　北京中医药大学教授、图书馆原馆长

《中医药与中华文明》系列丛书
领导小组名单

组　长

　　徐安龙　北京中医药大学校长、博士生导师、教授

副组长

　　靳　琦　北京中医药大学党委副书记、研究员、北京中医药文化研究
　　　　　　基地负责人

　　张其成　北京中医药大学国学院原院长、博士生导师、教授

前期统筹

　　曾　凤　闫兴丽　刘　伟　熊　敏

后期统筹

　　张继旺　华　茜　刘　伟　熊　敏

《中医药与中华文明》
课 题 组

首席专家

    苟天林《中医药与中华文明简述》

子课题负责人

    李　峰《中医治未病学说与中华文明》

    侯中伟《中医特色疗法与中华文明》

    王朝阳《中医气化结构理论》

    张海波《中医针灸与中华文明》

    裴　梧《中医药学与中国哲学》

    周晓菲《中医药学与中华美德》

    张　戬《中医药与汉字学》

    高　琳《方剂学与中华文明》

    胡素敏《中药学与中华文明》

    姜广建《中医药走向世界》

    于　红《中医药与社会》

    杨　莉《中医药与中国传统艺术》

    石　琳《中医传承与中华文明》

    李天罡《中医药与中国武术》

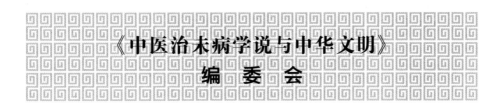

主　编

　　李　峰　马　捷

副主编

　　杨东方　张　煜　郑燕飞　郭　刚

编　委（按姓氏笔画排序）

　　马　捷　毛　萌　李　峰　李博怿　杨东方　张　煜
　　张丽君　郑燕飞　郭　刚　梁　雪

绘　图

　　李　昊

内容提要

　　本书以建设"健康中国""为人民群众提供全方位全周期的健康服务"为宗旨，从历史、理论、临床实践等多方面系统阐述了中医药学的治未病思想和实践。说明中医药学"治未病"学说是中华文明的结晶，在当今国内外医学学说中具有鲜明的先进性和实用性。同时，全书密切结合临床实际，围绕"未病先防""既病防变"和"瘥后防复"等，介绍了中医治未病的理论核心、主要原则和多种实用方法。

中医药振兴发展的时代机遇和历史责任

2010年6月20日，时任中华人民共和国副主席的习近平同志，在澳大利亚墨尔本出席墨尔本理工大学中医孔子学院授牌仪式并发表讲话。讲话指出："中医药是中国古代科学的瑰宝，也是打开中华文明宝库的钥匙。""中医药学貌似神秘，撩开它这个神秘面纱，实际上我们看到的就是深邃的哲学智慧和中华民族几千年健康养生理念及实践经验""深入研究和科学总结中医药学对丰富世界医学事业、推进生命科学研究具有积极意义。"

党的十八大以来，习近平总书记在治国理政实践中高度重视中医药的发展，对中医药工作做出一系列重要论述。特别是2015年12月22日，值中国中医科学院成立60周年之际，习近平总书记致信祝贺，向长期奋战在中医药战线的同志们致以诚挚的问候。充分肯定了60年来，中国中医科学院开拓进取、砥砺前行，在科学研究、医疗服务、人才培养、国际交流等方面取得的丰硕成果。称赞以屠呦呦研究员为代表的一代代中医人才，辛勤耕耘，屡建功勋，为发展中医药事业、造福人类健康做出了重要贡献。同时，又一次强调，中医药学是中国古代科学的瑰宝，也是打开中华文明宝库的钥匙。并指出，当前，中医药振兴发展迎来天时、地利、人和的大好时机，希望广大中医药工作者增强民族自信，勇攀医学高峰，深入发掘中医药宝库中的精华，充分发挥中医药的独特优势，推进中医药现代化，推动中医药走向世界，切实把中医药这一祖先留给我们的宝贵财富继承好、发展好、利用好，在建设"健康中国"、实现中国梦的伟大征程中谱写新的篇章。

2016年8月19日，习近平总书记在全国卫生与健康大会的重要讲话中指出，要着力推动中医药振兴发展。坚持中西医并重，推动中医药和西医药相互补充，协调发展，是我国卫生和健康事业的显著优势。中医药学是我国各族人民在长期生产生活和同疾病做斗争中逐步形成并不断丰富发展的医学科学，是我国具有独特理论和技术方法的体系。同时，总书记还强调，要务力实现中医药健康养生文化的创造性转化、创新性发展，使之与现代健康理念相融相通，服务人民健康。总书记还要求，要发挥中医药在治未病、重大疾病治疗、疾病康复中的重要作用，建立健全中医药法规，建立健全中医药发展的政策措施，建立健全中医药管理体系，建立健全适合中医药发展的评价体系、标准体系。

2018 年 10 月 22 日，习近平总书记在考察珠海横琴新区粤澳合作中医药产业园时指出，中医药学是中华文明的瑰宝，要深入挖掘中医药宝库中的精华，推进产学研一体化，推进中医药产业化、现代化，让中医药走向世界。

同时，习近平总书记紧紧围绕党和国家"五位一体""四个全面"的重大部署，在一系列治国理政实践中，在多次双边、多边国际交往中，引用中医药学的基本理论，阐述中医药和传统医药的深邃内涵、重要作用。习近平总书记对中医药发展的系列重要论述，在中华文明和中医药的发展史上，具有划时代的重大而深远的意义。

为贯彻落实习近平总书记对中医药发展的一系列重要指示，以习近平总书记为核心的党中央，将发展中医药提升到国家战略高度，做出了一系列重大决策部署。2016 年 12 月 25 日，全国人大颁布实施《中华人民共和国中医药法》。这是自 1982 年我国"传统医药"写入宪法，历经改革开放，在中医药数千年历史上，我国颁布的第一部《中医药法》，开启了依法发展中医药的新征程。2016 年 2 月，国务院制定了《中医药发展战略规划纲要（2016—2030）》，明确阐述了"中医药作为我国独特的卫生资源、潜力巨大的经济资源、具有原创优势的科技资源、优秀的文化资源和重要的生态资源，在经济社会发展中发挥着重要作用"，对新时期中医药工作做出系统部署。国务院还建立了中医药工作部际联席会议制度，加强了对中医药事业的统筹协调和宏观指导。国务院新闻办公室发表了《中国的中医药》白皮书，这是我国首次以白皮书的形式，向世界全面系统的介绍中医药，宣示了中国政府坚定发展中医药的信心和决心。同时，国务院还先后印发了《中药材保护和发展规划》《中医药健康服务发展规划》等一系列重要文件。

在党中央、国务院的关心支持推动下，我国中医药事业得到了快速发展。以屠呦呦研究员获得 2015 年诺贝尔医学奖为代表，中医药学和中医药事业取得了一系列创新成果，向振兴发展迈出了坚实的步伐。

党的十八大、十九大以来，全国各省、市、区党委政府认真贯彻落实习近平总书记关于中医药发展的系列重要论述，推动了中医药事业在本地区的振兴与发展，可以说，对中医药的认识高度、实践深度、影响广度前所未有，正在为社会经济发展和建设"健康中国"以及提高人民健康水平发挥着不可替代的重要作用。

《中医药与中华文明》系列丛书，是全国哲学社会科学规划办公室立项下达的"国家社科基金特别委托项目"，由北京中医药大学组织实施。在课题领导小组直接指导下，由《光明日报》原总编辑、北京中医药大学访问学者苟天林同志牵头，课题组同志共同参与、分工落实的一项具有重大现实意义和历史意义的工作。我当时担任国家卫生计生委副主任、国家中医药管理局局长，对这项工作高度重视，认为这是贯彻落实习近平总书记的重要指示，推进中医药振兴发展的一项极为重要的工作。我很荣幸应邀作为课题的总顾问并参与了这项工作。

2015年5月，课题开题时，我作为课题的参与者和总顾问，谈了对这个课题的认识和要求；强调了课题的组织实施一定要坚持以习近平总书记关于中医药发展的系列重要论述为指导，一定要坚持紧密联系中医药的发展历史和临床实践，并且要回答好三个问题。

一是如何认识和把握中医药与中华文明的关系。中华文明在人类文明中，是唯一传承不断，延续至今的伟大文明成果。中医药既是中华文明的重要组成部分，也丰富了中华文明的内涵，体现了中华文明的价值。习近平总书记明确指出，中医药"是中国古代科学的瑰宝，也是打开中华文明宝库的钥匙"。我们要以总书记的论述为指导，将中医药与中华文明的关系阐述清楚。在对中医药学的研究中，有道、法、术三个层面，这三个层面都很重要。但在当前，在这个课题中，道的层面更重要，更要注意从道的层面把两者的关系理清楚。这样，我们才能深刻理解习近平总书记的科学论述，才能深刻认识"中医药作为我国独特的卫生资源、潜力巨大的经济资源、具有原创优势的科技资源、优秀的文化资源和重要的生态资源，在经济社会发展中发挥着重要作用"；也才能在中华文明和中华民族伟大复兴的广阔视野中认识中医药的重要地位和时代价值。

二是如何认识和把握中医药发展的规律。要通过对中医药发展脉络的梳理，总结出中医药发展的规律性问题。习近平总书记指出，中医药学是"深遂的哲学智慧"，是"几千年养生实践和理念的结合"，都包含着对中医药规律性的认识。回答好这个问题，是厘清中医药与中华文明关系的前提，是说明中医药独特优势的关键。这对于我们在现代社会条件下，认真领会和贯彻习近平总书记的论述，明确工作着力点、营造有利于中医药发展的社会环境、推动中医药现代化，具有重要作用和价值。

三是如何认识和把握中医药在实现中华民族伟大复兴的中国梦的历史进程中发挥应有的作用。中国优秀传统文化具有丰富的哲学思想、人文精神和道德理念，与中医药的基本理念、文化内涵、医德思想都是一致的。自古以来，为人们认识和改造世界，为治国理政提供了许多有益的启示，也为人们的道德建设提供了许多有益的启发。在实现中华文明伟大复兴的进程中，充分发挥中医药的作用，这是时代的客观要求。所以，如何把弘扬优秀传统文化和挖掘阐述中医药文化，把历史与现实、继承与创新有机地统一起来，紧密地结合起来，在继承中发展，在发展中继承，努力实现中医药的创造性转化、创新性发展，需要我们进一步深入思考和探索。

同时，我还提出要深刻领会马克思主义哲学思想，深刻领会中医药学的辨证论治、整体观念、系统思维等重要特征；要重视挖掘和阐述中医药学治未病的独特优势；要重视用习近平总书记关于中华民族大家庭的理念处理好中医药与各民族医药的关系等。

《中医药与中华文明》系列丛书，始终坚持以习近平新时代中国特色社会主义思想为指导，始终贯穿着习近平总书记关于"中医药是中国古代科学的瑰宝""是中华文明瑰宝""是打开中华文明宝库的钥匙""是中华文明的结晶""是我国各族人民在长期生产生活和同疾病的斗争中逐步形成并不断丰富发展的医学科学""是我国具有独特理论和技术方法的体系"这个鲜明主题，在新时代和中华文明的广阔视野中，分别阐述了中医药学的悠久历史、深邃内涵，阐述了中医药学各个学科的学科特点和主要内容，集思想性、学术性、实用性为一体。具有鲜明的开拓性、创新性，基本实现了课题研究的目标和意义。

现在，这套丛书将由中国中医药出版社陆续出版。我衷心期待它在新时代中医药振兴发展的进程中，发挥其应有的积极作用。衷心感谢北京中医药大学，感谢苟天林同志和课题组全体同志及中国中医药出版社为课题的完成和丛书出版做出的努力和贡献。衷心希望中医药界和社会各界的各位专家、学者，各位同仁、读者对这套丛书以及进一步完善课题内容，提出宝贵的意见，以便再版时修订完善。

《中医药与中华文明》课题总顾问　王国强

2019 年 3 月 6 日

《中医药与中华文明》 总序

党的十八大以来，习近平总书记高度重视立德树人。先后到北京大学、北京师范大学、中国政法大学、中国科技大学视察，和师生座谈；出席全国教育大会、高校思想政治工作会议并讲话；在党的十九大报告和许多全局性的讲话中，都强调学校教育；还向清华大学的学者、向照金红军小学同学回信等。明确阐述了教育的重要地位、根本问题、根本任务，提出了新时代对教育和人才培养的要求。

同时，习近平总书记高度关注中医药的发展，多次就中医药和中医药事业发展做出重要指示。习近平总书记对中医药的悠久历史、深邃内涵、现实作用的高度概括、深刻阐述和科学论断，是习近平新时代中国特色社会主义思想的重要组成部分，不仅在中医药发展史、中华文明发展史上具有重大意义，而且，对中医药的传承创新，对新时代中医药高等教育和人才培养，指出了明确方向，确定了基本原则。

认真领会习近平总书记关于"教育是国之大计、党之大计""教育兴则国家兴，教育强则国家强""教育决定着人类的今天，也决定着人类的未来"的论述；认真思考习近平总书记提出的中国特色社会主义教育的"根本任务"和"根本问题"："培养德智体美劳全面发展的社会主义建设者和接班人""培养什么人、怎样培养人、为谁培养人"，结合学习习近平总书记关于中医药的系列重要论述，我们深深感受到中医药高等教育所承担的历史使命和时代责任。

在我校师生深入学习习近平总书记关于教育和中医药系列论述过程中，2014 年，全国哲学社会科学规划办公室立项下达了国家社科基金特别委托项目《中医药与中华文明》，由我校组织实施。

国家中医药管理局和我校都把这个项目作为加强学校思想政治建设和在中医药各专业的教学、科研、临床实践中贯彻落实习近平总书记关于中医药和中华文明系列论述的一项重要工作，高度重视。时任国家中医药管理局局长的王国强同志和我校谷晓红书记任总顾问，并在开题时就课题的指导思想、主要内容和目标要求提出了指导意见。我校以徐安龙校长为组长，靳琦副书记、国学院原张其成院长为副组长，成立了领导小组。学校许多中青年骨干教师踊跃参加，组成了课题编写组，拟定了以"中医药与中华文明"为主题的15个子课题。由课题组集体讨论，分工落实。

这个课题的主题和指导思想是："以习近平新时代中国特色社会主义思想为指导，立足中医药学的学科特点和人才培养，以服务'建设健康中国''实现人的全面发展''为人民群众提供全方位全周期的健康服务'为着力点，从理论与实践、历史与现实、经典与临床的结合上，深入领会、系统阐述习近平总书记关于中华文明和中医药学的系列论述，系统阐述中医药与中华文明的关系。进一步提高对中医药学历史地位、科学内涵的认识。为新时代中医药的振兴发展和人才培养，在一定意义上，发挥强基固本、培根铸魂、鼓舞信心、凝聚智慧的积极作用。"

2018年暑假，我校将《中医药与中华文明》课题作为一门选修课在校内试讲。课后，每位同学都写了心得体会。选修这门课的师生普遍反映，这是对习近平新时代中国特色社会主义思想进校园、进课堂的有益探索；对增强文化自信，解放思想，开阔视野，学好专业，振兴发展中医药事业很有意义；的确是一门强基固本、培根铸魂的课；是一门增强信心、凝聚智慧的课。

我校国医大师王琦、孙光荣教授，著名中医药学专家李经纬、钱超尘教授，中央编译局原局长韦建桦同志，编审、原中残联副理事长王智钧同志，北京中医药大学图书馆原馆长梁永宣教授和中华针灸学会资深会员罗彬等，为本丛书的顾问，先后提出了很有价值的意见和建议。

这个课题的首席专家苟天林同志，曾任西藏自治区党委常委、宣传部部长，《光明日报》总编辑。作为我校的访问学者，具有良好的党性、学术和品德修养。在学生眼里，他学习勤奋、艰苦朴素，是令人尊敬的长者；在老师眼里，他谦虚真诚，严于律己，亦师亦友，是受人尊敬的"先生"。他在学习中撰写的读书笔记——《中医药与中华文明》是这一课题立项的基础。作为首席专家，不仅为课题设计、组织做了大量工作，撰写完成了课题总论《中医药与中华文明简述》，还参加了校内外多次与中医药相关的学术活动。他在这些活动中的演讲和发言，有几十万字，也是这个课题重要的阶段性成果。

承担课题"丛书"的各位责任人均为本校教师。其中有博士生、硕士生导师，有专业研究人员，也有教学、行政部门的负责同志，均为中青年专业骨干。在编写过程中，坚持以习近平新时代中国特色社会主义思想为指导，深入领会习近平总书记关于中医药的系列论述，紧密联系中医药学各学科的实际，"深入研究""科学总结"，在"挖掘和阐释"上下了很大功夫。为习近平新时代中国特色社会主义思想进校园、进课堂、进教材，为中医药的学术繁荣、振兴发展做出了应有的贡献。

中国中医药出版社积极承担了这套丛书的出版任务，是结合中医药的实际，学习贯彻习近平新时代中国特色社会主义思想的有益尝试。在出版工作中，精心组织、精心设计，编辑人员先期介入，做了大量工作。

在这套丛书付诸出版的时候，我们向中央宣传部和国家哲学社会科学规划办公室，向国家中医药管理局和中国中医药出版社表示衷心感谢。向关心支持这个课题研究的各位顾问、专家，向付出辛勤劳动的各位作者表示衷心感谢和祝贺。

最后，我们想特别指出，学习贯彻习近平新时代中国特色社会主义思想，在新的历史方位上实现中医药学和中医药高等教育的创新发展，是一项宏大工程。《中医药与中华文明》课题，既是其中的一项具体工作，又是一个涉及广泛、内涵深远的大题目。作为一套系列丛书，不可能一蹴而就，会存在诸多不足、欠缺、不妥之处。我们在深入做好习近平新时代中国特色社会主义思想进校园、进课堂的各项工作中，衷心期待这套丛书能够发挥"抛砖引玉"的作用，期待广大读者提出宝贵意见，期待有更多更好的成果问世。为落实好习近平总书记对中医药学的系列论述，为实现中医药的振兴发展，为中医药事业的人才培养营造良好的舆论氛围，提供有力的智力支持。

北京中医药大学　党委书记、教授　谷晓红

北京中医药大学　校　　长、教授　徐安龙

2019 年 3 月 12 日

深入研究中医药智慧 科学总结"治未病"经验
——读《中医治未病学说与中华文明》

北京中医药大学李峰教授和他的团队撰写完成的《中医治未病学说与中华文明》，是全国哲学社会科学基金特别委托项目《中医药与中华文明》丛书之一。

"深入研究和科学总结中医药学"，是习近平总书记2010年在出席澳大利亚墨尔本理工大学中医中心揭牌仪式的讲话中提出的要求。"治未病"学说是中医药学的重要组成部分，也是中医药学的鲜明特征和优势。深入研究和科学总结中医药的"治未病"学说，为实现党的十九大提出的建设"健康中国"的目标和"为人民群众提供全方位全周期的健康服务"具有重要意义。

《中医治未病学说与中华文明》一书，从人民群众对健康生活的向往和追求、中华文明历来十分重视人的生命健康说起，揭示了健康在中华文明和中医药学中的重要地位和作用。系统阐述了"治未病"是中华文明健康智慧的结晶，是中华民族维护健康的智慧体现。通过对历史文献和医史实践的挖掘和阐述，揭示和系统阐述了"治未病"学说的中国古代哲学思想溯源，和在《黄帝内经》《伤寒杂病论》、温病学等中医药学中的丰富内容。从"治未病"学说的角度，深刻说明了"中医药是中国古代科学的瑰宝""是打开中华文明宝库的钥匙"。

本书对中医药学的"治未病"学说在当代社会生活中的实践、应用，从中华文明"天人合一"的核心思想出发，立足中医药学"天人相应""整体观念""辨证论治"的基本特征，做了系统阐述。包括：五个方面的通用养生防病方法；因人而异的九种体质养生方法；昼夜、春夏秋冬四季的因时养生方法；南方、北方和高原地区的因地养生方法。还有健康不病、既病防变、瘥后防复等各阶段的养生。对抑郁症、失眠、慢性疲劳综合征、糖尿病、肥胖、功能性消化不良、过敏性鼻炎和高血压等多发的疑难病症，提供了预防、治疗及防止复发的多种方法。

本书的责任作者李峰教授，我在 2017 年 4 月，为教授的新著《睡眠养生保健康》的专著写的序言中，做了如下介绍：

也许是一种机缘。我初到学校时，在基础学院学习。当时，李峰教授还在学校基础医学院任副院长，并承担中医诊断学的教学。有几位同学我认识。大家对学校的教育，对李峰教授亲切、勤奋和深厚的专业修养印象很深。北京中医药大学和西藏藏医学院是对口支援单位，李峰教授还按学校的统一安排，承担了援藏工作。西藏藏医学院尼玛次仁院长和多位老师谈起李峰教授时总是说："好兄弟、好大哥、好门巴（医生）。"

我直接听李峰教授讲课，是学校举办的"岐黄讲坛"系列讲座。李峰教授主讲"失眠症的中医特色辨治"，仅课件 ppt 就做了 180 张。李峰教授首先从临床疗效讲起。1988 年，上海突发甲肝流行。时任上海市中医文献研究馆馆长的王翘楚教授，发现萱草花不但可以退黄疸治疗甲肝，还对失眠有较好疗效。由此基于临床的发现，依据自然界阴阳消长规律，研究和运用萱草花、合欢花、合欢皮、花生叶等植物药性，取得了治疗失眠症的显著疗效。李峰教授在分析中，对睡眠在人生命活动中的地位和作用，对中医典籍就"寐"与"寤"的论述和国内外研究失眠症的历史和现状，对中医前辈的治疗经验等做了全面介绍，同时提出了自己的系统认识。在两个小时的讲座中，李峰教授务实严谨的学风，开阔深邃的思路，认真负责、诲人不倦的精神，使大家深受感动。

不仅这些，2010 年 2 月 2 日，农历乙丑年腊月十九，我国外交部和欧洲议会在位于比利时的欧洲议会总部大楼，举办了为期 3 天的"中国新年走进欧洲议会"活动。李峰教授作为我国中医界的代表出席，并做了引人注目的活动开篇——《我的健康我做主》的中医药学讲座。李峰教授以"绿色健康，从传统中医看养生保健之道"为题，从睡眠、食物、运动和经络保健与治疗四个方面，深入浅出地介绍了中医如何利用食物和按摩改善睡眠质量；如何通过食疗调节人体阴阳平衡；如何做"八段锦"运动体操强筋健骨，预防颈肩背腰痛；如何自我按摩人体穴位消除疲劳和头痛。在讲座中，李峰教授还现身说法，向来宾们传授简单有效的按摩手法，示范"八段锦"核心招式，并用耳穴探测仪和耳穴贴豆法现场为 20 多位来宾免费诊疗，受到全场热烈响应。我国驻欧盟使团王晰宁参赞介绍，在欧洲议会举办中医讲座，历史上还是首次；讲座受到如此热烈的欢迎，也是很少见的。

　　还有，肿瘤，尤其是恶性肿瘤（癌症），是对人类生命健康危害最大的疾病之一。半个世纪前，联合国就设立了攻克癌症的巨额奖金，至今仍未颁发。李峰教授在专业学习期间，就师从于肿瘤专家杨维益教授。杨教授十分重视中医经典的钻研和传承，十分重视中医诊断和临床研究，十分重视对人的健康到身患重疾的过程研究。20世纪80年代，还专赴日本于日本国立癌症中心研修。杨教授编著出版的国内第一部乳癌专著，获全国医学科学大会奖。李峰老师特别珍惜、认真体悟杨教授的治学精神和丰富经验，不仅对杨教授主编的《中医古籍考辨》《老年医学》《中国康复医学》《中医诊断学》等20余部著作耳熟能详，而且，结合临床实践，不断有创新、有发展。

　　李峰教授和夫人同是杨维益教授的学生，是中医临床主任医师。他们的生活，几乎和中医教学、临床、科研融为一体，以致女儿也深受影响。中学毕业，报考大学时，高分"学霸"硬是放弃了其他著名高校的录取机会，决心继承父母专业，上了北京中医药大学。

　　平时，李峰教授在专注于学问、倾心于临床、认真做好本职工作的同时，念念不忘唐代大医"药王"孙思邈的心愿，对中医之道、健身之理、祛病之法，"欲使家家自学，人人自晓"。在临床实践中，他总是既治身病，又治心病；既祛除现疾，又指导康复。一个又一个患者，带着不安来，满怀信心去，个个深为感动。近年来，李峰教授还多次在中央电视台《中华医药》等媒体和栏目，根据社会和观众、读者的疑问，讲解治疗亚健康、慢性疲劳综合征、顽固性失眠、抑郁症以及中医药防治肿瘤等疾病的知识和方法，深受欢迎。

　　我在北京中医药大学学习，知道李峰教授这几年先后担任学校中医学院书记、院长，又是博士生导师。平时，工作、教学、临床门诊和参加学校的许多活动，很忙碌。但仍自觉地承担起这个课题的任务，他的专业修养和负责精神在书中随处可见。这种学养、修养，这种精神、品格，在李峰教授和许多中医药老师、医生和工作者身上，是数千年中华文明和中医药学的品格体现，是新时代中医药振兴发展的力量源泉，是很令人敬佩的。

　　中医"治未病"学说和中医药学的整体一样，博大精深。一部著作的"深入研究和科学总结"是远远不够的。现予出版，希望得到各位专家、读者的批评指正，也希望发挥抛砖引玉的作用。

中医药学对"丰富世界医学事业、推进生命科学研究具有积极意义，它很可能为世界的生命科学和医疗卫生的突破做出重大的贡献"。

苟天林

2019 年 4 月 10 日

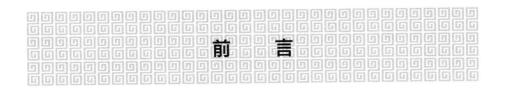

前　言

　　20世纪末，全球医学界提出了最好的医学不仅是治好病的医学，还要是使人不生病的医学。这种思潮与中医"治未病"的思想理念殊途同归。"治未病"体现着中医学的特色和优势，它的独到思想以及丰富的养生理论和经验是当今中国乃至全世界发展预防医学、康复医学、老年医学的宝贵财富。"治未病"思想的形成受到先秦诸子思想的影响，经过实践总结，经《黄帝内经》吸收了当时社会中最先进的学术思想并应用于医学实践当中，形成了中医学独具特色的"治未病"思想。

　　秉承中华文明的传统信念，中国共产党更是把健康中国上升为实现中华民族伟大复兴的重要战略。习近平总书记在党的十九大报告中提出：实施健康中国战略。人民健康是民族昌盛和国家富强的重要标志。要完善国民健康政策，为人民群众提供全方位、全周期健康服务。中国共产党十八届五中全会公报进一步提出"推进健康中国建设"的任务要求。这标志着"健康中国"正式进入党的文件，成为国家战略；也标志着"健康中国"的理念逐渐从顶层设计走入寻常百姓家，"推进健康中国建设"是党和政府以人为本最直接、最具体的实践之一。在建设"健康中国"的时代背景下，立足中华文明，挖掘"治未病"的理论资源和实践技术也具有特殊的意义。

　　本书分上、下两篇。上篇梳理了治未病理论和方法的形成与发展。在中华文明的发展过程中，"治未病"的理念融合了易、儒、道、佛等许多学说的内容，脱胎于维护健康的实践，经过完善和发展，又更好地应用于健康维护。这种防患于未然、预防为主的思想，经过医学实践总结，又上升到世界观和方法论的高度，成为中华文明的重要内容。

　　就具体应用而言，"治未病"就是预先采取措施，防止疾病的发生与发展。包括三个层面：一是"未病先防"，二是"已病早治"和"既病防变"，三是"瘥后防复"。

　　下篇重点介绍了治未病在现代社会中的应用，一方面依据未病先防原则，介绍了基本养生方法与中华文明的关系，主要包括精神养生法、起居养生法、药食养生法、传统运动养生法及其他养生法。并根据"因时、因地、因人而异"的中医养生原则，介绍了四季养生、地域养生和体质养生，实施个性化保健。另一方面依据既病防变的原则，介绍了抑郁症、失眠、慢性疲劳综合征、糖尿病、肥胖、功能性消化不良、过敏性鼻炎、高血压等常见疾病的预防原则和措施。

希望通过本书相关中华文明知识的分享，让我们共享更健康的人生。

此外，作为国家社科基金特别委托项目"中医药与中华文明"的子项目"中医治未病与中华文明"，衷心感谢北京中医药大学有关领导和部门给予的大力支持；衷心感谢负责人北京中医药大学高级访问学者（原《光明日报》总编）苟天林和团队成员对本研究进行过程中给予的指导和帮助；衷心感谢苟天林基于健康中国和中华文明及优秀传统文化，对本书的创作视角、目的和内容给予的精心指导、审阅和作序；衷心感谢本项目成员的认真研究和著述。应当指出，由于本书基于中医治未病与中华文明所倡导的健康生活方式和养生康复措施尚处于研究探索阶段，尽管参加研究和编写的专家与出版社的编辑都本着对读者高度负责的态度反复推敲，严格把关，但也难免有疏漏或欠妥之处，敬请广大读者共同研究，多提宝贵意见，以促进中医治未病和中华文明的研究和完善。

国家社科基金特别委托项目"中医药与中华文明"
子项目"中医治未病与中华文明"课题组
2019 年 4 月 21 日

目　录

中华文明醒世之黄钟大吕

上篇　治未病溯源

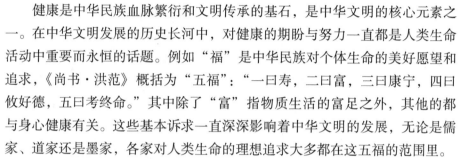

第一章
治未病是中华文明在健康领域的智慧结晶

　　健康是中华民族血脉繁衍和文明传承的基石，是中华文明的核心元素之一。在中华文明发展的历史长河中，对健康的期盼与努力一直都是人类生命活动中重要而永恒的话题。例如"福"是中华民族对个体生命的美好愿望和追求，《尚书·洪范》概括为"五福"："一曰寿，二曰富，三曰康宁，四曰攸好德，五曰考终命。"其中除了"富"指物质生活的富足之外，其他的都与身心健康有关。这些基本诉求一直深深影响着中华文明的发展，无论是儒家、道家还是墨家，各家对人类生命的理想追求大多都在这五福的范围里。

　　秉承中华文明的传统信念，中国共产党更是把健康中国上升为实现中华民族伟大复兴的重要战略。习近平总书记在党的十九大报告中提出"实施健康中国战略"。人民健康是民族昌盛和国家富强的重要标志。要完善国民健康政策，为人民群众提供全方位、全周期的健康服务，这体现出我们党对人民健康重要价值和作用的认识达到了新高度。"推进健康中国建设"更是党和政府以人为本最直接、最具体的实践之一，而中医药在健康中国的建设中承担着重要使命。在《致中国中医科学院成立 60 周年贺信》中，习近平总书记指出："当前，中医药振兴发展迎来天时、地利、人和的大好时机，希望广大中医药工作者增强民族自信，勇攀医学高峰，深入发掘中医药宝库中的精华，充分发挥中医药的独特优势，推进中医药现代化，推动中医药走向世界，切实把中医药这一祖先留给我们的宝贵财富继承好、发展好、利用好，在建设健康中国、实现中国梦的伟大征程中谱写新的篇章。"基于这样一个目标，《"健康中国2030"规划纲要》中指出，要大力发展中医养生保健"治未病"服务，普及健康生活、优化健康服务、发展健康产业。因此，在建设"健康中国"的时代背景下，立足中华文明的优良传统，挖掘"治未病"的理论资源和实践技术具有特殊意义。

第一节　重视健康是中华文明"以人为本"的体现

中华民族在几千年的历史长河中历经苦难而又生生不息、薪火相传，其中一个重要因素就是在自身的文明发展中重视健康、重视生命，认为健康是幸福的基础，如中国人日常生活中常说的祝福话语"福如东海""寿比南山""身体健康""合家安康"等都是对健康的追求和祝愿。习近平总书记也指出："人民身体健康是全面建成小康社会的重要内涵，是每一个人成长和实现幸福生活的重要基础。"

重视健康的深层根源，就是"重人贵生"的思想观念，认为人是最重要的，生命是最宝贵的。中华文明以儒道互补为重要结构，在历史的长河中，儒家与道家相互补充、相互渗透，对中国人思维观念的形成起到了决定性的影响。这使得这两家"重人贵生"的思想深深植根于中华文明之中。

一、儒家与重人贵生

儒家学说的创始人孔子很重视人的现世，反映在他的很多言论中。《论语·先进》载："未知生，焉知死？"可见，孔子对生命的尊重。这与几乎同时产生的古印度佛教、五百年后产生于巴勒斯坦地区的基督教关注来世的观念差异很大。在世间的众多生命之中，孔子更重视人的生命。《论语·乡党》载："厩焚。子退朝，曰：'伤人乎？'不问马。"在与其他事物对比中，突出了人的生命的重要与宝贵。而当人的生命消亡时，孔子表示出心底的悲痛。如弟子颜渊死亡时，他悲痛地说："噫！天丧予！天丧予！"《论语》的记载处处流露出对于人之"生命"的无比珍视之情。由于对人的生命的重视，对于残害生命之事，孔子极为愤慨。例如殉葬是一种非常残酷的制度，统治者按照"事死如事生，事亡如事存"的礼制用活人殉葬，后来才用陪葬俑替代活人。因为陪葬俑像人，孔子仍非常反对地说："始作俑者，其无后乎？"也说明了孔子具有坚定的重人贵生思想。后世儒家代表人物也坚守这种思想，如《荀子·王制篇》载："水火有气而无生，草木有生而无知，禽兽有知而无义。人有气、有生、有知，亦且有义，故最为天下贵也。"通过与水火、草木、禽兽等事物比较，强调了人"最为天下贵"。

儒家重人贵生，常常痛心于疾病对人体的伤害。《论语·为政》载：

"孟武伯问孝,子曰:'父母唯其疾之忧。'"一个"唯"字,突显了孔子自己的感触!既然生命如此宝贵,那么怎样保持健康状态?孔子也有思考,认为高尚的品德对于健康非常重要,即"仁者寿"。《礼记·大学》也认为:"富润屋,德润身,心广体胖。"宋代著名思想家朱熹对此曾有解释:"富则能润屋矣,德则能润身矣,故心无愧怍,则广大宽平,而体常舒泰,德之润身者然也。"

二、道家与重人贵生

同儒家一样,道家也重人贵生。冯友兰先生认为,先秦道家经历了杨朱、《老子》和《庄子》三个阶段。三个阶段的思想虽有不同,但在"贵生"上基本一致。杨朱以"为我""轻物重生"著称。《孟子》评价道:"杨子取为我,拔一毛而利天下不为也。"《淮南子》也说:"全性保真,不以物累形,杨子之所立也。"可见,杨朱所重的"生"就是生命,"生"的根本就是"身",即身体。杨朱派认为一个人的生命是最重要的,生活中的一切都是为了养生,也就是养身。老子在辩证关系中阐述贵生思想:"民之饥,以其上食税之多,是以饥。民之难治,以其上之有为,是以难治。民之轻死,以其上求生之厚,是以轻死。夫唯无以生为者,是贤于贵生。"(《道德经·七十五章》)但其目的还是在于贵生,因为谂知"强梁者不得其死",所以要"知其雄,守其雌……知其白,守其黑……知其荣,守其辱"(《道德经·二十八章》),要"功遂身退",要"去甚,去奢,去泰"来保全自身。这种"知足不辱,知止不殆,可以长久"(《道德经·四十四章》)的论述从不同角度为儒家的养生思想做了补充。庄子赞同老子的主张,如《庄子·养生主》就言:"为善无近名,为恶无近刑;缘督以为经,可以保身,可以全生,可以养亲,可以尽年。"在此基础上进一步提出了"齐物我""齐生死",这对追名逐利而"害其生"行为的批判具有积极意义。如《庄子·骈拇》说:"自三代以下者,天下莫不以物易其性矣。小人则以身殉利,士则以身殉名,大夫则以身殉家,圣人则以身殉天下。故此数子者,事业不同,名声异号,其于伤性以身为殉,一也。"又如《庄子·让王》也说:"能尊生者,虽贵富不以养伤身,虽贫贱不以利累形。""夫天下至重也,而不以害其生,又况他物乎。""帝王之功,圣人之余事也,非所以完身养生也。今世俗之君子,多危身弃生以殉物,岂不悲哉!"

此后道家思想虽然宗教化形成了道教，但是仍然重生，甚至有过之而无不及。《太平经》说："凡天下人死亡，非小事也。一死，终古不得复见天地日月也，脉骨成涂土。死命，重事也。人居天地之间，人人得一生，不得重生也。"《太平经·不用大言无效诀》又说："故夫上士，忩然恶死乐生，往学仙，勤能得寿耳，此上士，是尚第一有志者也。"《太平经·急学真法》又说："天下人乃俱受天地之性，五行为藏，四时为气，亦合阴阳，以传其类，俱乐生而恶死。"《太平经·国不可胜数诀》由重视生命进而想长生成仙。葛洪《抱朴子·对俗》就言："陶冶造化，莫灵于人。故达其浅者，则能役用万物；得其深者，则能长生久视。"还认为："求长生者，正惜今日之所欲耳，本不汲汲于升虚，以飞腾为胜于地上也。若幸可止家而不死者，亦何必求于速登天乎？"道教认为，通过一定的方式能够实现长生的目的。《参同契》言："巨胜尚延年，还丹可入口。金性不败朽，故为万物宝。术士服食之，寿命得长久。土游于四季，守界定规矩。金砂入五内，雾散若风雨。熏蒸达四肢，颜色悦泽好。发白皆变黑，齿落生旧所。老翁复丁壮，耆妪成姹女。改形免世厄，号之曰真人。"想要返老还童，既是一种美好的愿望，更是重人贵生思想的表现。

由此可见，儒家与道家学说中重人贵生的思想，是日后中华民族重视健康观念的基础，体现了以人为本的精神内涵。儒道两家的思想深深植根于中华文明之中，影响着中国人的思维方式，在他们的共同作用下，重人贵生已经融入了国民的性格之中。而重人贵生所揭示的以人为本的重视健康理念，也就成了中华民族内在的价值追求。

第二节 "治未病"是中华民族维护健康的智慧体现

一、"治未病"思想的源流

"治未病"的思想在《黄帝内经》（图1-1）中可以见到详细的论述，在《素问·四气调神大论》中云："圣人不治已病治未病，不治已乱治未乱……夫病已成而后药之，乱已成而后治之，譬犹渴而穿井，斗而铸锥，不亦晚乎！"这种思想的起源甚至可以追溯到远古时代。如"构木为巢，以避群害""钻燧取火，以化腥臊"的记载等，均可以看作是"治未病"思想的萌芽。到了殷商时代，这种防患于未然、预防为主的思想得到更多体现。出土的文物记载当时的人们已经知道防虫、排水、清扫等卫生措施。《商书·说命中》说到"惟事事,乃其有备,有备无患"。随后这种思想得到全面展现,《左传》《管子》《国语》《易经》《老子》《孙子兵法》《淮南子》等都蕴含着大量"治未病"的思想。如《国语·楚语下》明确提出:"夫谁无疾眚,能者早除之。""治未病"思想特别突出的还有《易经》,该书被称为"大道之源",对"治未病"的理论基础和实践方法都有所涉及。理论方面,例如"既济卦"《象》曰:"水在火上,既济;君子以思患而豫防之。"实践方面,"井卦"提出"井泥不食""井渫不食"等未病先防的具体卫生要求;而"无妄卦"提出的"无妄之疾,勿药有喜"强调心理调适对于疾病痊愈的作用,更可视为"已病防变"思想的萌芽。

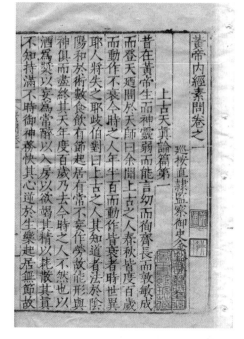

图 1-1　《黄帝内经素问》(明嘉靖金溪吴悌校刻本)

　　《黄帝内经》不但明确提出"治未病"的名称,而且全面阐述了"治未病"的内涵。具体而言,包括未病养生重在预防(治其未生)、欲病救萌防微杜渐(治其未成)、适时调治防其发作(治其未发)、已病早治防其传变(治其未传)、瘥后调摄防其复发(瘥后防复)等诸多方面。后代良医上工也都继承了《黄帝内经》"治未病"的思想。如唐代医家孙思邈提出"上医医未病之病，中医医欲病之病，下医医已病之病"，将疾病分为"未病""欲病""已病"三个层次，特别重视"消未起之患，治未病之疾，医之于无事之前"。明代医学家张景岳在《类经·摄生类》（图1-2）中指出："祸始于微，危因于易，能预此者，谓之治未病，不能预此者，谓之治已病。知命者其谨于微而已矣。"这些医家都在《黄帝内经》的基础上，对"治未病"进行了阐述。

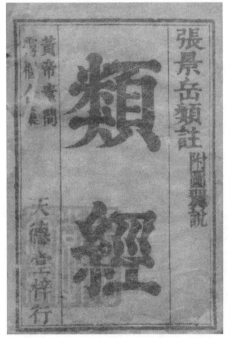
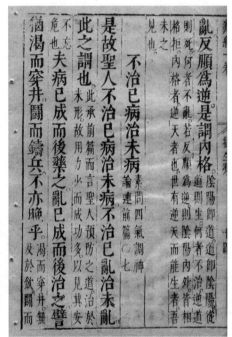

图1-2　《类经》（明天启四年甲子天德堂刻本）

二、"治未病"与健康概念

什么是健康？传统观念认为，无病即健康。西医学在此概念下形成了自己的治疗原则，那就是寻求致病因子和精确病变定位，定点清除致病因子，使机体恢复健康。而现在的健康观则有所改变，提倡整体健康。世界卫生组织给健康下的定义是："健康不仅仅是没有疾病，而且是在身体、心理、社会适应三方面的完满状态。"包含身体、心理（精神）、社会三个方面，细分可以分为很多种，如躯体健康、心理健康、社会健康、智力健康、道德健康、环境健康等。

中医治未病非常契合健康的新要求。如未病先防是"治未病"的重要内涵，也就是说，调养正气，提高机体抗邪能力，防止病邪侵害，即"正气存内，邪不可干"。具体方法就是从社会环境、心理、身体等几个方面着眼，提升个体抗邪能力，保持人体生命健康。需要说明的是，由于中国文化重体认，重实用，故往往就其时其事论述，显得较为零碎，因此，治未病的相关论述，往往散见于各类医籍之中。熊十力曾言："中国哲学以重体认之故，不事逻辑，其见之著述者亦无系统。虽各哲学家之思想莫不博大精深，自成体系，然不肯以其胸中之所蕴发而为文字，即偶有笔札流传，亦皆不务组织，但随机应物，而托之文言，绝非有意为著述事也。"陈寅恪也言："盖古人著书立说，皆有所为而发。故其所处之环境，所受之背景，非完全明了，则其学说不易评论。而古代哲学家去今数千年，其时代之真相，极难推知。吾人今日可依据之材料，仅为当时所遗存最小之一部，欲借此残余断片，以窥测其全部结构……其言论愈有条理统系，则去古人学说之真相愈远。"这是就哲学而言，"治未病"亦然。

其中，"治未病"有些论述较为系统。如《素问·上古天真论》中云："其知道者，法于阴阳，和于术数，食饮有节，起居有常，不妄作劳，故能形与神俱……虚邪贼风，避之有时，恬惔虚无，真气从之，精神内守，病安从来。""虚邪贼风"主要指外部因素，"恬惔虚无"主要是心理因素，加上节饮食、慎起居，适度运动，就会身心平衡，也就不会出现疾病。又如《丹溪心法》云："与其救疗于有疾之后，不若摄养于无疾之先，盖疾成而后药者，徒劳而已……故宜夜卧早起于发陈之春，早起夜卧于蕃秀之夏，以之缓形无怒而遂其志，以之食凉食寒而养其阳……与鸡俱兴于容平之秋，必待日光于闭藏之冬，以之敛神匿志而私其意，以之食温食热而养其阴……未尝不以摄养为先……既以法于阴阳，而继之以调于四气；既曰食饮有节，而又继之以起居有常。谆谆然以养生为急务者，意欲治未然之病。"但这些较为全面的论述也有遗漏，如运动的提倡特别是社会适应能力方面。实际上，其他古籍对此也有探讨。如《素问·上古天真论》认为"适嗜欲于世俗之间，无恚嗔之心"就能"形体不敝，精神不散"，这是社会适应能力方面。《庄子·刻意》言："吹呴呼吸，吐故纳新，熊经鸟申，为寿而已矣。此道引之士，养形之人，彭祖寿考者之所好也。"

第三节 "治未病"的官方实施

一、古代社会的"治未病"行动

中华民族很早就总结出"治未病"的思想和相关知识和方法，并应用在具体医疗实践中，不仅在医药书籍中有大量的相关记载和案例，在其他书籍中也可以找到，甚至可以发现国家层面上也有一些相关举措，体现了中华民族对治未病的高度重视。如北宋时期，宋徽宗就根据中医运气学说，颁行运历，预防疾病。"徽宗政和七年十月一日，诏以来年岁运历数颁告天下。"《宋会要辑稿·运历一》详细记载了徽宗的诏书："昔我先后，先天而天弗违，后天而奉天时，其岁月日时无易，民用平康。今朕临观八极，考建五常，以天地日月星辰气运之数敷锡庶民，以待来岁之宜。惟尔万邦，率兹常典，奉若天道，钦厥时宪，保于有极，外薄四海，罔或不祗。"接着具体分析了来年运气的情况："政和八年戊戌岁运气，阳火太过，运行先天。太徵、少宫、太商、少羽、少角五气运行，各终期日。赫曦之纪，北政司天，相天之气，经于戊分。太阳司天，左间厥阴，右间阳明；太阴在泉，左间少阳，右间少阴。岁半之前天气，太阳主之；岁半之后地气，太阴主之。水土合德，上应辰星、镇星。寒化六，热化七，湿化五。木位为初气，大火为二气，相火位为三气，土位为四气，金位为五气，水位为终气，是为主气。初之气少阳，相火主木位。二之气阳明，燥金居火位。三之气太阳，寒水居火位。四之气厥阴，风木居土位。五之气少阴，大火居金位。终之气太阴，湿土居水位。是为客气。戊火太过，赫曦之纪，戊为太阳，司天之政。太阳寒水，有以胜火。火既受制，其气适平。故曰：上羽与正徵同。盖火之太过为大徵，不及为少徵，平为正徵。以运推之，阴气内化，阳气外荣，炎暑施行，物得以昌。其气高，其性速，其收齐，其病痓。其谷麦豆，其畜羊彘，其果杏栗。其色赤白玄，其味苦辛咸，其脏心肺，其虫羽鳞。以气推之，天气肃，地气静，寒政大举，泽无阳焰，少阳中治，时雨乃涯。还于太阴，湿化乃布。寒湿之气，持于气交。"接着是根据运气的情况做出具体的应对措施："岁半以前，民感寒气，病本于心。平以辛热，佐以甘苦，以咸泻之。岁半之后，民感湿气，病本于肾。治以苦热，佐以酸淡，以苦燥之，以淡泄之。一岁之间，宜食元黅之谷，以全其真，以资化源，以助天气。无使暴过而生疾，是谓至治。"最后说明颁布的时间规定："自是月朔布政，孟冬颁历，率推改气运，具之文辞以为常。"《九朝编年备要·卷二十八·徽宗皇帝》亦载："冬十月初御明堂。以是月天运政治布告天下，又颁来岁岁运历。自是月朔布政，孟春颁历，率推考气运，具之文辞而以为常。"

二、现代社会的"治未病"行动

1949 年中华人民共和国成立，党和政府非常重视民众的健康，不但大力发展医疗卫生事业，促进了中医药和现代医学的发展，极大地丰富了治未病的知识体系和方法，而且将中华文明的治未病思想大力提倡，推行预防为主的措施，"建立了比较完善的医疗保健制度，形成了城乡卫生医疗网。到1965 年，全国省地县级卫生防疫站、妇幼保健站都已建立，绝大部分公社也都建立了卫生院，各种类型的农村基层卫生医疗机构遍布乡村；群众性的爱国卫生运动全面开展，防治流行性疾病工作取得显著成就，旧中国流行的传染病如天花、霍乱、血吸虫病等，有的灭绝，有的基本消灭"。人民的预期寿命得以提高，改变了原来的健康形象。郭沫若在《全运会闭幕》诗中言到："中华儿女今舒畅，'东亚病夫'已健康。"毛泽东在《增强党的团结·继承党的传统》中也宣告："过去说中国是'老大帝国'，'东亚病夫'，经济落后，文化也落后，又不讲卫生……但是，经过这六年的改革，我们把中国的面貌改变了。"

改革开放后，人民的生活卫生条件进一步改善。特别是 2007 年，时任国务院副总理吴仪在全国中医药工作会议上提出了开展中医"治未病"工作的要求，她说："在这里，我特别提请大家思考和研究一个问题。中医学中有一个理念：'上工治未病'，我理解就是重视预防和保健，也就是防患于未然。如果预防工作做得好，身体强壮，抵抗力增强了，不生病或少生病不是更好吗？我以为，随着疾病谱的改变，医学模式由生物模式向生物、心理、社会和环境相结合模式的转变，以及现代医学的理念由治愈疾病向预防疾病和提高健康水平方向做出调整，'治未病'的重要性将会进一步凸显出来。我们要加强这方面的研究。"

根据吴仪同志的指示，同年，国家中医药管理局医政司确定了首批 13 家中医医院为预防保健服务试点单位，召开了中医"治未病"试点工作部署会和阶段性的经验总结交流会，制定了试点工作方案，并组织有关中医医院实施，初步探索了中医医院"治未病"工作的方式和途径。2008年国家中医药管理局决定在全国实施"治未病"健康工程。"治未病"健康工程的目标是努力构建中医特色明显、技术适宜、形式多样、服务规范的预防保健服务体系；目的是不断提高中医预防保健服务能力和水平，满足人民群众日益增长的多层次、多样化的中医预防保健服务需求；载体是国家中医药管理局已经确定的"治未病"预防保健服务试点单位，并根据发展要求和条件基础，在严格把关指导下，逐步扩大试点单位；模式是积极探索和完善以"治未病"理念为指导，融健康文化、健康管理、健康保险为一体的健康保障服务模式，通称KY3H健康保障服务模式，积极创新"治未病"服务内容和方法以及规范技术方案、完善评价体系；机制是积极探索"治未病"政府引导、市场主导、多方参与的运行机制，以及"治未病"人才培养机制、科技创新机制、文化传播机制等。

经过几年的实施，"治未病"健康工程已经初见成效。而在"健康中国"成为国家战略的今天，"治未病"更是大有可为。国家卫生计生委副主任、国家中医药管理局局长王国强在2015年两会期间，接受《中国中医药报》记者采访时说："实现李克强总理提出的健康中国，中医药大有可为，除了提高中医医疗水平，在预防疾病方面，中医治未病服务也是不可或缺的力量。"并表示："中医药工作要保障优质中医医疗服务，健全治未病健康服务体系，弘扬中华民族健康文化，促进全民健康素质提高，为打造健康中国做出贡献。"

因此，在传统中医药理论的指导之下，在党和国家的正确领导及相关部门支持下，我们有理由相信，中医"治未病"理论与实践势必会迎来自身的大发展、大繁荣，必将焕发新的生机与活力。作为中医人，我们应当紧紧抓住大好时机，为打造"健康中国"贡献自己的力量。

第二章
治未病的中国古代哲学思想溯源

作为中华文明的高度体现，易、儒、佛道等中国古代哲学思想中也蕴含着治未病的智慧。孙思邈在《千金翼方·养性》中说："人性非合道者，焉能无闷，闷则何以遣之，还须蓄数百卷书。《易》《老》《庄子》等，闷来阅之，殊胜闷坐。"孙思邈作为我国历史上养生得法的医学家，考察他的医学思想和养生理念，是融合了古代中医（特别是《黄帝内经》）、《周易》思想、儒道佛理论等于一身，进而创新出独具特色的"养性"养生治未病思想。孙思邈善于从易、儒、佛道那里摄取养性思想，强调这些思想对中医学的重要影响作用。通过文献研究可知，易儒道佛思想不仅能使人善养本性和净化人的灵性，而且对人性的提升和拓展智慧潜能，以及后人养生治未病提供了重要的借鉴意义。

第一节　正性顺势的易学治未病思想

"治未病"的意蕴至少可以追溯到《周易》。易医同源，中医在其发展过程中吸取了易经的许多哲学思想，后世医家丰富和发展了这一理论。在《周易》中，"君子以思患而豫防之"，这是"预防"经典名词的最早出处。古人很早就意识到，事物都是以发展变化为运动规律，没有一成不变的，所以易学提出了居安思危的理论，告诫人们要防患于未然。这种居安思危，未变先防的思想，正是中医学"治未病"理论的思想渊源。

一、易变之道与治未病思想

易学在描绘宇宙大化流行的生命之流时，不断地寻求人的生命意义，蕴含着天人互动的生态系统和生命模式。在宇宙生命生生不息、动变平衡之中，易学主张人的生命应以"阴阳之变""日新其德"等动态形式为原则，含有运动式的养生治未病理念。

（一）阴阳平衡

易学提示自然之道虽蕴含着神妙变化之机，但却遵循着一定的动态平衡规则。这种动态平衡在于"阴阳之变"与"阴阳之和",蕴藏着易学整体的阴阳协调平衡,象征着宇宙一切自然现象、生物和人事的变化过程,是一种生生不息循环变化的动态平衡过程。所谓天地(阴阳)相互交接、融合则为泰,分隔、不相交则为否;喻示人们在社会发展、生命进程中把握好二者的融合关系,反对分离和对立,而强调中和与统一。因而,阴阳动态平衡具有互依并生、相成相济、均衡融通、守中致和的关系,揭示了事物由于阴阳对立而存在,才使得自然界存在趋于合理性和现实性。这种自然生命系统在易学中通过阴阳平衡之理来展现其存在形式,也包括人的生命发展过程的动态变化性和存在形式的生态平衡性,这为中医治未病奠定了理论基础,并提供了"以平为期"的实施目标。

阴阳协调平衡演绎着"道"的规律性,即"一阴一阳之谓道"。天地阴阳相互作用而生成万物的规律性("道"),其中四季的更替变化表现为春生、夏长、秋收、冬藏。易学对于阴阳、四时、八位、二十四节气等各有一套政令,如"天地解而雷雨作,雷雨作而百果草木皆甲坼"(《解卦·象传》)的自然现象,"日月运行,一寒一暑"之"元亨利贞"的四季更替,有着一定的自然规律性。易学思想有着深刻的阴阳生命秩序生成论和平衡观,既有向前发展的、变化不已的特性,又有往返运动与交替进行的规律;既有周而复始、循环往复、以至无穷的形式,还有着因创造与自我运动的内在平衡基质;既是开放的秩序,又是封闭的秩序。因此,这给予人们的是一种动态的结构形式("太极生两仪,两仪生四象"的生成结构),有着变易的自组织平衡(自己是自己的原因——"阴阳")的无限循环(既济而未济)的"神圣的宇宙秩序"。易学给予人们遵循一定规律的养生防病理念。

(二)日新其德

从存在论的视角来看,整个易学蕴含着"日新其德"的变化之机。阴阳动变在于变通、创新,有着变、化、时、几、理、生生等理念,这是一种天道的德性,蕴含着"日新其德"。所谓"日新"是指大道本身就在于生命生成和创新,若无创生,则无有新。因而,对于宇宙大生命的存在,就是在"承天而时行""应乎天而时行""待时而动"中进行的。"日新"反映在人类社会中,就是打破抱残守缺,而不断地创生出新事物,如新科技的发明创造。再则,"德"不仅是天道的德性,而且还是人的德性。在易学中,宇宙蕴含着元善之性,是具有一种最高的生命生成原则,不仅存于宇宙之中并具有至善至美之境，而且对人类社会也存有真善美的德性，是人类社会伦理建构的终极目标和最高价值原则。在宇宙元善生成过程中，人的德性是至关重要的，表现在人的成性基础上的践行内在德性，即德行。人的德性如同自然界的雨露一样润泽万物，做到"赞天地之化育"，而包含着"裁成""辅相"自然界生生不已之功。只有这样，才能称之为"盛德"；只有这样，才能实现人与自然界的和谐相处。

人的生命过程就是在认识天道并有所秉承而保有常性的基础上，要积极地有所作为，能够与万物合其德，便是"日新其德"，要求人们掌握德性原则，就是遵循宇宙有着一定的变化规律性，以天道之性为形式，以阴阳动变为内容来认知宇宙万物。所谓"阖户谓之坤，辟户谓之乾。一阖一辟谓之变，往来不穷谓之通。见乃谓之象，形乃谓之器，制而用之谓之法。利用出入，民咸用之谓之神"（《系辞下》），说明宇宙万物都是处于生生不息的过程中，其内在动力是"一阖一辟"，使得事物不断变化、永无休止，故而才有了事物的发展和通达。如此，只有认识到万物在宇宙大化流行过程中各具其性，且保住这些各不相同的事物应有的本性，向着善的方面发展，而不使其缺失，是为"日新其德"的过程。易学有"富有之谓大业，日新之谓盛德"的圣训，说明社会财富（包括物质财富、精神财富和健康财富）的获取与天地德性是一致的，内容在于"日新"，本质在于"盛德"，这为道德修养和心理调摄在中医治未病中的应用奠定了理论基础。

二、损益盈虚与治未病思想

易学不仅提倡与时偕行地发展社会和满足人们的基本生活需要，而且提出警示为"君子安而不忘危，存而不忘亡，治而不忘乱，是以身安而国家可保也"（《系辞下》），"君子以思患而豫防之"（《既济·象辞》）的防患于未然的认识。这种与时俱进、居安思危的理念，体现出未变先防的"治未病"理论的思想。

（一）与时偕行

易学主张与时俱行，强调"不可为典要，唯变所适"（《系辞下》），在维系宇宙生命存在特性的基础上善于运用"几""时"等概念。其讲究条件不成熟时就不可妄为，而要积蓄力量；成熟时便可有为，而且要不失时机，即做到"时止则止，时行则行，动静不失其时，其道光明"。（《艮卦·象传》）也就是说，人们只有认识和掌握阴阳的运动变化之理，与天地合其理，才能把握世界、把握自我的生命进程。所谓"见几而作"就是知晓事物变化的兆头和苗头，把握时机而果断采取措施和行动。其中，"知几"是适时的前提，只有把握时机，才能有的放矢地有所行动，包括保养生命。于是，易学告诉人们在把握事物的"几"时，还要与时偕行，在天地、万物、人类这个大系统中，善于与时偕行地发挥人的能动性和创造性，能够在整个宇宙中以形成天人合一的和谐有机系统为旨趣，来实现发展自我和休养生息的价值。其具体路径是人通过自觉体认天道，了解宇宙本性和规律性以及万物之间的相互关系，通过"以类族辨物"（《同人卦·象传》）、"以慎辨物居方"（《未济卦·象传》）形式，按照宇宙本性和自我质性去生存、去发展，合理安排人类的生存发展空间。

在易学中，"损益盈虚，与时偕行"就是要求人类做任何事情都要适合时宜，而有着"与四时合其序"的生存智慧。所谓"时"的观念积蕴了先民们对自然万物、社会人生的察识和把握的思想智慧，而蕴含着四季更替、周而复始的运行规律，具有恒常、准确、有序、循环的特点，表现为春生、夏长、秋收、冬藏的循序渐进而循环往复的生命周期。无疑，这是将"四时"变化与阴阳刚柔相互间的变动联系起来，将"四时"变化的规律与"天地节而四时成""四时变化而能久成"等统一起来，做到"与四时合其序""变通配四时"，这些都表现出了人努力把握"四时"变化规律的主体能动性。因时养生就是遵循一定的规律而生活，因为无论宇宙，还是人体生命活动，都有一定的规律可循。其中，易学将八卦互相重叠推演出有着整体系统的六十四卦，象征宇宙一切自然现象、生物和人事的变化过程，是一种生生不息、循环变化的有序动态过程。这启发人们对宇宙整体协调平衡的周期性的认识，而在认识和服从自然法则的基础上提出了尊重自然规律，提倡注重自觉参赞天地化育，遵循自然规律而养的生活方式。

（二）节以制度

在社会发展过程中，易学是讲究"颐，养也"的养生之道，只是提倡一种节俭消费观来爱护资源、节制饮食，来保护生态系统，进而维系人类自身的健康发展。易学极力倡导对动物资源的爱护和节用，体现出可持续发展理念。《师卦·爻辞》指出："田有禽，利执，言无咎。长子帅师，弟子舆尸，贞凶。"这句话是说，野兽来到田地里损坏庄稼，捕捉它是顺应自然之道的，没有过失；但兴师动众、打围歼野兽之仗，就有背自然之道了。可恰恰在捕猎过程中，哥哥带头追杀，弟弟抬着野兽们的尸体，把野兽杀得"舆尸"遍地，这是典型的赶尽杀绝的极端行为，必定会带来"凶"的征兆，故曰"贞凶"。因为采取什么方式生活决定着人们的食物的来源的持续或短暂。此处的"无咎"与"贞凶"深刻反映了先民们在保护动物资源上的清醒立场，倡导保护好资源是反映如何生活的态度。这是一种早期的生命忧患意识和节制行为。

而且，易学反对挥霍无度——社会发展不平衡的表现之一，提倡国家只有保证人民的衣食之源，社会才能和谐发展。对于统治者而言，人民生活困境、统治者奢侈无度的社会是不可能和谐的。所谓"匪其彭，无咎"（《大有卦·爻辞》），是指不奢侈就不会有过失，对人如是，对自然界亦如此。"彭"字有两层含义：一是指饮食穿着太奢侈，二是指居住豪华、大兴土木。若饮食穿着太奢侈，势必过多消费粮食和布匹；若居住太豪华而大兴土木，则势必耗费过多的土地空间和建筑材料，这些都是没有做到节俭，故会有咎。易学通过以"有咎""无咎"来警告和推行社会关系的处世秩序和人与自然关系的消费观念，强调在仁德方面做到守信、友善、节俭就"无咎"，否则就会"有咎"，就会遭天的处罚。于是，人们应该充分认识人类在创造出一些更好的生存条件与发展环境时，能够做到顺天时、量地利，爱护资源，节以制度，节俭消费，此是爱护生态和节用资源的根本体现。所谓"天下雷行，物与，无妄。先王以茂对时育万物"（《无妄卦·象传》），就是让自然界中的各种生物及非生物按照它们的本性去生存、去发展，这样生态才能够保持平衡，人类也才会有一个更好的生存发展的环境。因此，易学既要求人们注重农业生产活动各个环节自身的具体特点与相互关系，注重农业生产活动与外界环境的关系；又要求人们顺应季节的变化，施展人类的才能，不断促使万物保持繁衍，并使之为人类生产服务。如此，人类通过充分而合理地利用和爱护好生态资源，使得自然"类万物之情"，以良好的社会秩序来保障生态良性发展，是合于"节以制度"措施的。因此说，易学蕴藏着中国早期农学思想，不仅涉及中国成熟期农业生产生活中的一些生态关键性知识，而且蕴涵着中国早期社会所特有的可持续发展的基本特征。

三、各正性命与治未病思想

整个易学既讲"天道"，又讲"人道"，是融自然、社会和人的生命活动于一体，共同体现着"乾道变化，各正性命"（《乾卦·象传》）之理。其中，"各正性命"是指人的自身发展应遵循着万物本有的特性，以合乎天道的方式进行社会生活，是有利于人类的长期发展的。

（一）继善成性

在易学中，宇宙万物的生命存在是有着性、命、仁、诚、大德等概念。易学给予人们的知识信息是，天地的大德在于"生"，其内在价值尺度便是实现"天德"。其中"继之者善也，成之者性也"（《系辞上》），就是要求人类效法天地之大德——继承天道之性而有善，是为"成性"，从而体现了"成性存存，道义之门"（《系辞上》）原则。也就是说，人的德性就是成性，不仅成人之性，还要成物之性，通过维系一定的生态动态平衡和社会稳定，来实现人的自我价值，包括自我养生治未病思想。这是人的实现价值的根本，旨在于存其所存之性而合于道性的德性，而有着将"顺性命之理"作为德性的基本精神。可以断言，人的物质实践活动就是做到"率性之谓道"，通过德性来沟通人与自然的关系来实现自我，是为一种善行。

从道德实践活动的角度而言，人受命于天，具有向善的目的和目标。"善"就是目的。就人而言，能够以继承天的德性目的为职责和使命，就是"继之者，善也"。所谓"成之者，性也"，是指人能成就其善性而言的，讲究只有"继善"，才能"成性"。"成性"在于"尽性"而"至于命"，也就是实现天人"合其德"，实现"天人合一"的境界。如此，在社会秩序建构中，道德价值的实现目标是践履一种善行，而善行的指导原则是成仁，以仁爱莅临天下，做到"范围天地之化而不过，曲成万物而不遗"，则可"守位""故能爱"（《系辞上》）。人通过体认天地之德，实施由具于内而后义行外，并以周知万物、仁民爱物为己任，能够与天地"合其德"，就是实现生命的目的，完成生命的意义，就可以达到与天地相融通的境界。

而且，人的价值实现原则是以自然之性为前提的社会性活动，包括人的经验层面上对自然的效法、理性层面上的主体认知和养生养性原则上的社会实践活动相统一，表现为"穷理尽性以至于命"（《说卦传》），也就是以"成性"之"成己成物"为内容，来共同赋予人的德性实现原则的丰富含义。人之性在现实中表现为发挥人禀赋于天道而特有的与天地不同的善的德性——"仁义"之"性命"之理，通过认知事物的本质和规律来"成己成物"。人若无德性精神，生命的意义就无法谈起。在"成己成物"路径中，首先为成物之性，进而成人之性。这是因为成物之性是成人之性的前提，成人之性是为更好地实现成物之性，且通过发挥人的德性之质以"成性"的形式来实现人的存在价值。

（二）自足其性

宇宙万物的存在意义就在于其生命质性，而且生命质性是无处不有、无时不显的。就"性""命"的关系而言，《周易程氏传》解释为"天所赋为命，物所受为性"。万物由天地所赋予的成其为"命"，"命"落实在万物上的具体表现则是"性"；"命"与"性"虽然意义分殊，但在本质上却又融通为一。若从价值论的角度看，太极是宇宙中一切事物普遍的最终价值源泉，体现为具体事物由太极生成后，而各自有着太极的属性，成为自身的"德"。因而，德是万物产生之后内在于具体事物中的太极质性，是太极在创生万物的活动中赋予具体事物的存在依据，是太极的作用和显现。若从宇宙万物存在多样性而言，万物性质的差异和形态的变化不过是太极变化过程的表现形式，是太极创生过程的部分和阶段而已，而"自足其性"就表现为"各正性命"。因此，"各正性命"就是内含着万物在宇宙中产生之后的各得其性，为各自生长发育其"性"和得其"性命"之正。所以，这些无不表现为万物"各得其性""自足其性"而"各正性命"，却无不以合于天地之性为本。

既然宇宙万物都具有以"性"为基础的生命工程，那么，能够顺利完成或圆满实现这一生命过程，就是"各尽其性"了。这是肯认了人与自然的统一性，人的生命与万物生命的不二，从而隐含了人的生命和利益离不开人与自然环境相协调等思想。孔颖达在《周易正义·序》中便指出人的仁德使命："动必则天地之道不使一物失其性，行必协阴阳之宜不使一物受其害。"实质上，这就是让人和物能够按照自身的性质发展，完成在宇宙中正常的生命过程，而不任意伤害或改变其固有的性质。而且，通过体认天地之性，人就有德性之质："天行健，君子以自强不息"（《乾卦·象传》）；"地势坤，君子以厚德载物"（《坤卦·象传》）。这是人道效法天道的主体能动性，表明人有能力继承并效仿天地的特性，来实现"财成天地之道，辅相天地之宜"的命题；并通过"以通神明之德，以类万物之情"（《系辞下》）来实现与"天地之心"相合，达于"以天地之心以为心"的和合之境。这是一种仁义之德的实现原则，也是在内心上提升人的道德情感和生命价值的过程。也就是说，人人从德性践履上不断实现自我，超越自我，践行着与万物一体、民胞物与的人生理想。如此，德性原则的实现就是物之性与人之性的一致，使得物的生命（天道本性）与人的生命（人道本性）相印证，构成色彩斑斓的生命审美世界。因此，成物之性便成就了生命的至上价值，是由人的生命价值精神向宇宙生命意义的拓展。

从存在逻辑的角度讲，一切皆性，万物是平等的。万物之所以应该平等地受到尊重，是因为所有的生命和自然物都是为太极所创生的，而表现为万物与人类一样都是蓄有太极之德，因而万物与人类具有相同的价值尊严。进而说，由于太极普遍存在于万物之中而成为其德性，万物虽然在形态和性质上千差万别，但都具有由太极所禀赋的共同质性。所以，万物都有本性，却各有其性，而从根本上承认非人类生命的生存权利和存在价值。正是在这个基础上，宇宙自然万物才能"保合大和"，从而构成了一个整体和谐的世界。于是，宇宙生命的意义不在于一己的存在，而是生命多样性的整体性存在。当代生态学的整体论认为，每一高级层次都具有其下级层次所不具有的某些整体特征；而且这些特征不是低层次系统特征的简单叠加，而是低层次系统以特定方式组建在一起时产生的新特征。"各正性命"就是在体认宇宙生化之理基础上，把人的生命融于宇宙生命之中，而感知宇宙万物的生命信息，使万物保有自然的本性，同时符合于人的生存价值，就是作为三才之一的、有着主体能动性的人禀赋和践行着天地之德，对宇宙这一实体存在的感知和描摹，其中提出了一些应然之理，做出了"应该"的判断原则，包含有要什么、做什么、怎么做等内容，这是成物之性的内涵，也是成人之性的前提，从而彰显了人在宇宙中的价值和意义。

第二节　尽性应世的儒家治未病思想

儒家学说以"中庸"为行为准则，以"礼之用，和为贵""仁爱"为道德修养的基本内容，孕生出积极参与社会实践的道德伦理观。儒家的道德伦理观在成就圣贤目标之际，饱含有气质变化的养生治未病思想，涉及道德养生、心理养生、修心养生、饮食养生、起居劳逸养生等"身心并修"的养生文化。

一、循中达和与治未病思想

在哲学观上，儒家倡导"中庸"之道，其中"允执其中"（《论语·尧曰》）成为儒家中庸思想的渊源。"中庸"之道作为人们的处事原则，后引申为宇宙之大道理，也成为人们养生治未病的基本理念。人道能够遵循"中庸"之道，达于"中和"之态，是儒家的生活理念和目标。儒家的合于中，表现为适度、节制，过犹不及，影响着中医对气的升降关系的认识，包括宣气与降气等思想。

（一）中和原则

"中和"基本内涵在于过犹不及，是介于"不及"与"过"之间"执两用中"的一种至德。它虽不对应于具体的德目，但却又无所不在，不仅在处理社会关系中起到至关重要的作用，而且在处理人与自然关系时也体现着"中"的原则，是为"过则失中，不及则未至，故惟中庸之德为至"（《四书集注·中庸章句》）的道理。它在某种程度上也反映出人的行为是否自觉地执中、守中，能够与他人、自然和睦相处，是判断一个人是否有德的标志。尚和崇序，天人一体，即为"中道"；率性尽性，择善而从，即为"德性"；求适执中，无过无不及，即为"德行"。在此，中庸仁德既是一种生活原则，能够实现人的循性而迁、与物偕同的进程；同时也是一种生存状态，能够达于人我合一、天人合一的境界。总之，儒家的中庸仁道强调的是，只有适度而行，因事取中，因时求中，以节致中，扬弃"过犹不及"，才能实现和谐（相处、相待）。在儒家思想中，"中和"是宇宙万物赖以生成的根本，也是管理社会和养生的根本原则。

而且，"中和"具有"适宜"和"适当"之意。所谓"致中和，天地位焉，万物育焉"，是指"中和"不仅是天下人道的根本，而且还能决定天地的定位和万物的化育。分殊之亦然，"中也者，天下之本也；和也者，天下之达道也"（《礼记·中庸》）。"中"是指事物存在的适度，"和"是指事物之间协调的一种关系，只有事物都适得其"中"，而且事物之间的关系和谐有序，就达到"中和"的程度了。因此，"中和"是天下万物的自然本性及其实现其自然本性的途径，万物能够依其本性自然生长，自然便会各安其位，这是"中和"的体现，亦是达到"中和"的巅峰。

在儒家思想中，和谐是秩序、平衡和完美状态，天地万物的运行在一定的秩序中保持着自身的特点，因而万物具有规律性、秩序性和平衡性。董仲舒在《春秋繁露·循天之道》中提出："能以中和养其身者，其寿极命。"朱熹也说："持养之久则气渐和，气和则温裕婉顺，望之者意消忿解而无怒之患矣。"中和是一切生命整体维持平衡稳定，获得生存延续的必要条件。中医也认为养生的最佳境界即达到"中和"状态，即所谓的"阴平阳秘"。中医讲究平衡阴阳、补齐不足、抑其有余、顾护阳气、保养阴精，以求气血调和、身体健康，是与"中和"思想一致的。由此看来，"中和"既是儒家伦理的目标，同时又是儒家生命伦理和追求人体健康的理论根据。

（二）尽心知性

在社会秩序建构过程中，儒家能够处理好自然本性与社会本性的关系，并将二者有机地结合在一起。在天人的统一关系上，孟子以诚来沟通"天之道"与"人之道"，指出"诚者，天之道也；思诚者，人之道也"（《孟子·离娄上》）。孟子将人道与天道贯通的路径设定为尽心、知性而知天的"思诚"过程，是用心、性、天命把"天之道"与"人之道"联系起来，表现为"尽其心者，知其性也。知其性，则知天矣。存其心，养其性，所以事天也"（《孟子·尽心上》）。孟子强调通过存心、养性、事天的功夫来沟通人与自然的关系，使人们达到"顺受其正"，即修身立命而顺理正命而行。如此，天人能够感通，实质上就表明人性与天性内在一致，即所谓的天有完善的本性，因而人也具有完善的本性，它可简化为心性通于天性而达到"天人合一"之境，这样就既成己又成物了。故而，孟子有"万物皆备于我，反身而诚，乐莫大哉"（《孟子·尽心上》）的感叹。万物皆备于我的秘密，就在于人与万物具有共同的本质；它是一种认识了自己的本质，同时也就是认识了万物的本质，从而感到一种自身完美的乐趣。从某种意义上说，天人之合就是人存在的内在本质与整个宇宙万物有着共同的本质要求，有着人天一致的观点。从现实层面上讲，能够尽心、知性、知天，就可以实现"以德配天"，从而达到一种"万物皆备于我"的境界，涵容万物而不役使，乃可成为圣人。因此说，孟子的天人观既是一种德性论，又是一种个体修养论，还是维系宇宙秩序的理论基础。

在儒家看来，人通过"尽心知性而知天"和"存心养性而事天"的功夫，能够上达于天性，从而实现天人合一。在这种尽心知性而知天的过程中，人与万物的本性就呈现出来，而表现为"万物皆备于我"的境地。这是

"为人"的价值取向。陆九渊强调"为人"的重要性，指出"人生天地间，为人自当尽人道。学者所以为学，学为人而已，非有为也"（《象山语录》卷四）。天命下贯于物而为性，是既有人之所以为人的本质之性，又有万物禀赋的质性；若人能循此性而行之，是既能将人之所以为人的本质发用广大，又能使得万物各尽其性；那么，人就可以通过道德修养而上达于天，就可以实现天与人内在之性的合一。于是，天命下贯且人上达于天的过程就是实现了天与人贯通的过程。它体现了由人自己的性一步步向外推开，最后达到生命贯通于宇宙之间的天地万物之性一体的境地，也就是在更高的层面上与天合一。同时天也在人的尽性过程中使天地万物各显其性，人就能达到与天德合一，而成为融通的统一体，获得了人的价值实现的无限性和永恒性，因而人的生命价值意义便由潜伏的状态化为现实了。

儒家主张的中庸之道和忠恕之道都是要求人们要设身处地，将对象与自己置于一个生命平等的地位来看待，有着各尽所能而和平共处，以及共同交流而合作的观念。这种观念不仅影响着古代社会的人对人的态度，也影响着人对待其他生命体的态度。《论语·季氏》中有这样一段话："君子有三戒：少之时，血气未成，戒之在色；及其壮也，血气方刚，戒之在斗；及其老也，血气既衰，戒之在得。"在这里他明确地告诫人们，应当根据不同生理时期的体质与心理特点，陶冶情操，养护体魄：青少年时，身心发育不成熟，不可恋色早婚，不可快情纵欲；人到中年，精力充沛，仍须劳逸结合，修身养性，不可过度疲累，因为体质将由盛转衰；到了老年时，体质已虚，更要淡泊名利，超脱俗念。这是儒家的养生防病之道。

二、存仁涵养与治未病思想

儒家以"仁"贯通于"人道"与"天道"，且合而为一，在此，"仁"成为"天人合一"的中介和桥梁。儒家的仁道思想在于"人道"秉承于"天道"的仁德精神，人通过体证自然生生的宇宙生命历程而下贯于人伦仁爱之中，从而形成为生生之仁。"仁"的具体展开就是"推己及人"、由人而物，表现为"仁民而爱物"的生态情怀。它表明了既要关心人自身的"生"，同时也要爱护他物的"生"。因而，人类感悟于生生之仁，深察到与万物一体的道理，以及与天地万物同生的必要性，以爱人而爱物的形式实现生态生存原则。如此可见，"仁"成为维护社会和谐乃至宇宙和谐的精神纽带。由是说，儒家"推己及人"的仁道原则蕴含的生命意义与价值，并不仅仅局限于一己的存在，而在于全人类甚至全宇宙的存在与和谐。换言之，人类在自然界中的使命并非只为自身私利肆意地征服、掠夺自然界，而是要深刻理解宇宙万物存在的本质和意义；进而说，人类能够尽自己最大的努力完善所生存的环境，其目的就是更好地适应于自然界，实现人与自然界的和谐以及人类自身的可持续发展。

（一）立人而达人

儒家的道德根底就不仅在于"做人"，而且还要"成人"。它要求做到有益于自身提升的人和有益于社会的人，进而扩展为有益于宇宙共同体的人。也就是说，人的行为活动要使自己既有"义"，又有"利"。这包括两方面的内容：一是内在的"为己"，贵在道德修养，讲究撇开功利价值而追求道德境界的提升，体现为"义"的方面；二是外在的"为人"，旨在德行实施，却并不排斥功利价值的摄入，但依然不以功利（事功）为准则，而有"利"的一面，却不浸沉于利。其中，为己乃为人之根本，只有为己，为人才能见效；其路径是由"立人"到"达人"的过程。因此，自我内在价值的完善是为首肯的。但是，为己并不是撇开生存环境仅仅在内心深处去体察，它的前提是以生存之境为原则，做到认知万物之性，而与万物相统一、协调。

具体地说，儒家的"做人""成人"思想是立于"知其性"而"尽其性"基础上的，而表现出"下学而上达"的修养功夫。儒家认为，养德是长寿的必要条件之一。所谓"大德必得其位，必得其禄，必得其名，必得其寿"（《礼记·中庸》），意思是有崇高品德的人必然能得到与之相应的社会地位，必然得到丰厚的俸禄，必然得到美好的名誉，必然得到长久的寿命。养德以修身发扬人的善性为旨趣，以"修身""正心"为内容，能够清除心理上的障碍，取得心理的平衡。《礼记·大学》也提出"德润身"的观点，这是对"仁者寿"的最好的注脚。儒家认为，"存仁"是人之本，既是为人处世的准则，也是获得健康长寿的基本要求；也就是说，具有品德高尚的人格是自我完善的基本取向，包含有养心、养生、延年益寿的重要内容。

儒家在建构社会秩序基础之上，形成了与之相匹配的以"养德"来维系人与人关系的有序性、交互性和完整性为己任的生命伦理观。而且，这种生命伦理观内含着一定的平等观念。儒家基于这种"仁道"主义伦理理念，既要求人们做到"仁爱"家人，还要仁爱他人，即保有一种"存仁"的精神。"存仁"能够正确协调各方面的关系，促进各方面的团结、融洽，因而可以做到心情舒畅、安详，易于长寿。中医承袭了儒家重"德"的养生观，提出了"德全不危"的养生治未病思想。

（二）成物而成己

天地之生富有仁德，人生于天地万物之中，是宇宙"仁道"生生大流的产物，因"人道"秉承于"天道"而成为仁者，不仅能够深切感悟到万物之生意，而且感知到人与天地万物同生同道，有着实现天人合一、万物一体的可能。这就是儒家的仁道精神之体现。儒家将"存爱"作为"仁"的核心内容之一，是有历史传承性的。所谓"仁民而爱物"就是"推己及人"、由人而物，它既要关心人自身的"生"，同时也要爱护他物的"生"，彰显了儒家将爱心扩充到天地万物之中的做法，表征了由爱人而爱物的博爱精神。

王阳明把"仁"的根源意义说得透彻生动："仁是造化生生不息之理，虽弥漫周遍，无处不是，然其流行发生，亦只有个渐，所以生生不息……譬之木，其始抽芽，便是木之生意发端处。抽芽然后发干，发干然后生枝生叶，然后是生生不息。若无芽，何以有干有枝叶？能抽芽，必是下面有个根在。有根方生，无根便死。无根何从抽芽？父子兄弟之爱，便是人心生意发端处，如木之抽芽。自此而仁民，而爱物，便是发干生枝生叶……不抽芽便知得他无根，便不是生生不息，安得谓之仁？孝弟为仁之本，却是仁理从里面发生出来。"这是把"仁"贯通而扩充于宇宙之间，有着生化不已的特质。它实质上表明了生命的意义与价值并不仅仅局限于一己的存在，而在于全人类甚至全宇宙之存在与和谐。因而，儒家的"仁"不仅是生命的创造，同时也是生命价值的创造。这不仅是一种生成论哲学，一种生命哲学，而且是一种养生哲学。

从某种意义上说，"仁"就是一种"善"。基于此，儒家提出禁欲（包括捕杀）的养生理念。通过仁扩充于宇宙之中，使得人与人、人与天地万物融为一体，实质上是人在践行着群体性的社会活动。这说明了生命系统是随着道德对象范围的逐步扩大而构成的。这种倾向构成了天地的"仁"，是蕴含着万物都有对"生命"渴求的倾向。基于性善论的基础之上，孟子提出了对于同类与不同类之间都存在着同情之心的仁爱思想，如动物临死前的颤抖和哀鸣，足以震撼人的心灵，引起人对动物生命的同情，说明人天生固有的爱护生命的恻隐之心，从而做到同情动物、善待动物。这是一种以人类一样的同情同类的道德心理赋予动物身上，而贯彻着博爱的观念待物，视万物为自身存在的前提，具有深刻的"知和而和"的生态学意蕴。后期儒家所提出的人的不忍人之心，内含着"仁"与鸟兽为一体，扩而为之就是以天地万物为一体。因而，"仁"这种人类所特有的道德观念便超越了人类社会而贯注于万物之中，这样就具有了广泛意义上的社会价值取向——普世性的生态价值。基于此，儒家把自然看作人类的"大资源库"，在这个宇宙生命环境下，人与物都是各尽其性，各依其位。因为生命的存在靠生命之源——自然来维系，包括人类在内的所有生命体都离不开其"哺育"。若从宇宙生命存在意义上来看，人类社会的发展实质上是宇宙大生命熔炉中的一部分，人的价值实现必须以此为前提。

三、仁智之乐与治未病思想

"智者乐水，仁者乐山""智者动，仁者静"（《论语·雍也》），内含着儒家的"仁""智"之乐。这种"仁""智"之乐是以"不怨天，不尤人"（《论语·宪问》）和"观水有术"（《孟子·尽心上》）为内涵，既有以"无怨"作为准绳，克己制欲，杜绝妄念，又有开朗豁然的精神愉悦，追求道德上的身心健康，是儒家养生观的特色。

（一）不怨天，不尤人

儒家注重社会生活中调摄心理，主张人们要保持内心的配合和快乐的心境，起到情志养生的作用。孔子提出的"不怨天，不尤人"（《论语·宪问》），就是要求人们在生活中遇到任何事情时都要想得开，不可以抱怨天或埋怨别人，要保持内心的平静，如做到"在家无怨，在邦无怨"（《论语·颜渊》）。同时，对待一切事情，都要以积极的态度努力去解决。只有拥有良好的心理，才能气血调和，百病不生。孔子认为一个仁德的人，守着正理，无非分的妄想，所以心地平坦、宽广、豁达。一个具有仁德的人，就没有忧患缠身。子路曾问孔子："君子亦有忧乎？"孔子曰："无也。君子之修先也，其未得之，则乐其意，既已得之，又乐其治，是以有终身之乐，无一日之忧。小人则不然，其未得之，患弗不得之；既得之，又恐失之。是以终身之忧，无一日之乐也。"（《孔子家语》）相反，小人只考虑个人的私利，患得患失，心中充满了忧愁。孔子具有平易近人的态度，思想上一直处于积极、蓬勃向上的状态，当然是有利于健康、长寿。因此可以说，儒家倡导以道德上的最高境界为目标，不是仅在物质享受上下功夫，更反对欲壑难满、见利忘义，这样可以不被物欲缠身，更不会为物欲丧身。

同时，具备良好的心态，还要有达观的处世态度，即存有一种崇尚乐观通达的心。孔颜之乐的生活原则是较好的注释。孔子倡导清心寡欲、乐观豁达的生活态度，他赞赏颜回曰："一箪食，一瓢饮，居陋巷，人皆不堪其忧，回也不改其乐。贤哉，回也。"《论语·雍也》曰："饭疏食饮水，曲肱而枕之，乐亦在其中矣。"孔子之乐，既不是乐"饭疏食饮水"的饮食方式，也不是乐"曲肱而枕之"的睡眠方式。君子之德，素位而行，行乎富贵而超然于富贵，行乎贫贱而超然于贫贱，行乎一切境而超然于一切境。在饮食上，孔子倡导"食无厌精，脍不厌细"（《论语·乡党》)，同时要有节制，不可暴饮暴食，"肉虽多，不使胜食气，惟酒无量，不及乱"（《论语·乡党》）；在起居方面，孔子反对奢华，反问"君子居之，何陋之有？"（《论语·宪问》）儒家倡导人们要做到恬淡虚无，知足常乐，而不是患得患失，斤斤计较。只要心理趋于平衡，人自然利于长寿。

在《论语》中最能体现这种自觉意识的是孔子所赞同的"暮春者，春服既成，冠者五六人，童子六七人，浴乎沂，风乎舞雩，咏而归"（《论语·先进》）的"曾点之志"。孔子对于自然带有朴素情感，是拥有"原生态"理念的扮演者。而且，孔子认为自然界本来是和谐完满的，禽兽在欢快地追逐，草木在茂盛地生长，蓝天白云，碧水青山，一切是那么自然而自由自在，充满着诗情画意。孔子非常重视心理调养，崇尚乐观通达。他有一次生了病，在去诊病的路上，看到山川秀丽、鸟语花香，因而作歌宣泄郁闷之情，调节心理，结果病也好了。自然界的物象变化直接影响人的情感体验，人们对春去秋来的四季更替、日月运转的岁月变迁，给予深厚的情感寄托，探赜索隐，钩深致远，萦绕出缕缕哲思。这是将自然人格化，将自己的思想、感情寄托并融于自然界中，达到一种共融的和美景象。因而，人的社会性的精神低沉或高涨，无不有着个体心理对自然界的感怀——一种寄物抒情的表现，所谓纯粹的心理感受是不存在的。因为人是社会的，同时是自然环境的，而脱离自然环境的社会是不存在的，所以人的社会性活动都以自然环境为依托，甚至人的社会心理活动都是在自然环境中实现的。无疑，儒家思想就是拥有着那种从人世的利害得失中解脱出来，从而得到一种精神的安慰和愉快，达到美乐之境。不无道理地说，人应该热爱自然，在欣赏自然的永恒与无限中不断拓展自己的胸怀，陶冶自己的情操，以自然本身的生存之道来对待自然，从而使自然按其天性而自由发展。现代医学研究表明：豁达、平和的心境和乐观的心理，可以使人机体的代谢、内分泌处于有序的理想状态，而七情过极，则可导致交感神经兴奋及相应的激素分泌增加，心率加快，血压升高，代谢亢进，极易引起心脑血管疾病的发生，有损身心健康。

（二）观水有术，必观其澜

在处理社会关系过程中，儒家同时拥有一种环境关系论养生理念。儒家人士已意识到人和自然万物的强力的亲缘关系，不仅指出了阳光、空气、水是生命必需的，天地是人类的家园，自然万物是人类衣食——乃至生存之源，从而表明了人的生存和发展是有赖于自然万物的；而且要求人类的价值和使命并非只为自身私利肆意地征服他人、掠夺自然界，而是要深刻理解宇宙万物"和而不同"的本质，尽自己最大的努力完善人类所生存的环境（包括自然环境、社会环境和身心环境）。这在生态观上是具有深刻的生存智慧的。

在天人关系上，儒家是对自然充满热爱与审美之情的。孔子曾以山水松柏等自然物象征人的精神品质，体现了天人在情感上的协调而一致。所谓"智者乐水，仁者乐山"（《论语·雍也》），是说"仁者""智者"具有了生命价值观的含义，因而作为价值观的"仁""智"就具有了包容天下万物的宽广胸怀和审美乐趣。孟子在对待生态关系的问题上也提倡人的自然的虚怀若谷，其中"观水有术，必观其澜"（《孟子·尽心上》），就是由养性而生存的人对自然的热爱与审美之情。荀子更是以赞赏宇宙之宏伟壮观等特征来陶冶人的性灵。用现代心理学解释为，人通过声、色、意、态等感知觉和心理活动来与自然环境相契合，能够建构一种人物交融的心境。因此，自然界"物色"的变化与生存于其间的包括人类在内的生物遥相辉映，自然生态世界的鸟兽草木等各种物象则能构成一幅绚丽多彩的自然生态美景。在儒家看来，人与自然万物有共同的本性，因而应当认识到人与自然万物的利益关联性，把兼爱万物、"民胞物与"作为人类普遍的道德原则。

儒家深深知道与大自然融通为一的愉悦感，享受自然之美。其是以建构一个理想化的社会为目标，不仅使社会有序、世间有爱，而且还要有大自然且美而乐的境界。儒家在生态环境学上"仁""智"之乐的解读可分为两种情况：一种是孤立地谈论"人"是没有意义的，因为完全脱离了具体环境的抽象的"人"是不存在的。也就是说，只有存在着活动在某种关系网络中的具体的某个人，作为社会关系乃至自然关系结构中的存在，人才是完整意义上的人。孔子便认识到万物之间有其自身的秩序和规律性，但必须在一个大环境中生存，是在"四时行焉，百物生焉"的生态大环境中活动，遵循自然规律并与自然保持和谐。一种是内含"明于天人之分"的含义，要求人既要裁度天地运行的规律，有效地改造自然，又要辅助天地之造化，遵从自然规律，迎合自然秩序，顺应自然，最大限度地调整自然使其符合人类的生存愿望。做到既利用自然，又不破坏、屈服于自然，只有这样，才是合理的举措。这些对于当代人类重新认识自然，摒弃人类中心主义思想观念，重视并遵循自然规律，与自然保有持久和谐的发展道路，具有重要的借鉴意义。因此说，儒家的养心旨在养德。

第三节 顺性适世的道家治未病思想

道家思想的创生离不开对宇宙、人的体察和感悟，是将自然之道比类人体之道，提出天人一体，倡导人们"依乎天理""因其固然"，也就是遵循事物内在的规律性，做到"顺性"适世。在此点上，老子提出"圣人不病，以其病病。夫唯病病，是以不病"（《道德经·七十一章》）的观点，也就是说真正的大夫并不单单以治疗疾病为目的，而是防止疾病的发生和恶化，这样可以避免疾病带来的痛苦。之所以能够有此观点，是因为道家已懂得"顺性"而行，科学地提出"防患于未然"的警句，这可以被看作是道家思想蕴含的治未病观点。基于此，道家在生存之道上以"自然""无为"为原则，在养生观上追求的是"道法自然""道常无为"，在价值观上讲究人与自然关系的和合。

一、求真尚同"壹其性"与治未病思想

道家提出"道法自然"的主张，并以此体现出宇宙观上以道观之的天人一源、天人一体的思想。

（一）矜持天性

道家提倡矜持"天性"就是保有天然之性。《庄子·天地》从宇宙发生

论的角度揭示了"性"的内涵，是为"泰初有无，无有无名；一之所起，有一而未形。物得以生，谓之德；未形者有分，且然无间，谓之命；留动而生物，物成生理，谓之形；形体保神，各有仪则，谓之性"。这是指万物未形之时，所得以生者是德，产生之后便有形体和精神，而各有自己的形式或特性，就是性。它体现了道是德之所本，生是德之显发，而生之本质是有生乃有德，由德而有性。其中，性与德的关系极为密切，是为生而有形之后，乃可说性；未生无形之前的所以生之根据，是所谓德。实质上，德与性虽有区别，其实又是一致的。

道家要求人们保有"常性""真性"（《庄子·马蹄》）、"天性"（《庄子·达生》）等自然之性，做到"素朴而民性""民有常性"（《庄子·马蹄》），达到人与自然完全和谐无争的状态。道家倡导保有"常性"便是法于自然。《庄子·天运》指出："顺之以天理，行之以五德，应之以自然，然后调理四时，太和万物，四时迭起，万物循生。""当是时也，阴阳和静，鬼神不扰，四时得节，万物不伤，群生不夭，人虽有知，无所用之，此之谓至一。当是时也，莫之为而常自然。"（《庄子·缮性》）道家倡导的养生理念就是顺乎自然，知人知性，本质在于合于本性。

"道"的质朴状态，是指真常之道的本来体性。"顺乎自然"的基础是"清静无为"。道家提出"守静"，即追求内在的清静，实质上意味着向内和向外的合一；由于人总是向外，所以道家提出要无为，无为的本质是无不为。庄子提出的"吐故纳新"就是合于天性的训练方法——以天气为源泉的生命循环论，即呼出肺内陈旧的浊气，吸入空气中的新鲜空气。吐纳养生法，又称"服气法""调气法"，古人常将其与意念养生相结合。《黄帝内经》中载："夫自古通天者生之本，本生于阴阳。天地之间，六合之内，其气九州九窍，五脏，十二节，皆通于天气。其生五，其气三，数犯此者则邪气伤人，此寿命之本也。"（《素问·生气通天论》）"气"乃天地万物之本，得之者生，失之者死，天地万物依靠"气"而生生不息，依靠"气"而繁衍生化。

（二）人性合于道性

道家认为，"人之性"往往表现为对于"声色、滋味、权势"的爱好，而丧失其天性。所谓人"一受其成形"（《庄子·齐物论》），就被卷入到为"私""欲"争斗的旋涡中，被外物引诱着，浮沉进退，身不由己，却不能自拔，不是极度悲哀吗？针对此，道家珍爱世间万物，强调顺万物之性而"壹其性"，却不是"易其性"。而在私欲膨胀的畸形社会中，人们在追求着一般世俗的（拟或终生的）价值目标，如追求富贵、显达，追逐名利权势，求福避祸，渴望长生，畏惧死亡等；对于这些，人们可能为追逐名利而"轻用吾身""轻用其国""轻用民死"，同时成为名利的殉葬者。因为名利权势在满足人们的物欲的同时，也可能伤及个人，即所谓的"殉物"。人若沉溺于贪欲之中，就像被绳捆绑着，标志着他们已无力自拔，这种走向死亡的心理，已无法使他们恢复生机了。因此，道家提出"为人使易以伪，为天使难以伪"（《庄子·人间世》），这是推崇天道而贬低人情的。因此说，天然的、自然的是无待的前提。

　　道家对"失其性""易其性""伤其性""离其性""反其性""苦其性""灭其性"等以人灭天之行为的批判与遣责，要求人人应循自然（天之特性）而行，不应违背自然之性；否则，就是违背天性，是大逆不道的行为。提倡"无欲"、"恬淡"、知足寡欲、淡泊名利思想。老子提倡"见素抱朴，少私寡欲"（《道德经·十九章》），这是养生的秘诀；他主张"去甚，去奢，去泰"（《道德经·二十九章》），除去极端的、奢侈的、过分的欲望，追逐荣利、嗜欲过多，反而会招灾惹祸，百病丛生，最后致死。《素问·上古天真论》中指出，一个人若想少生或不生病，健康长寿，必须在生活上做到"食饮有节，起居有常，不妄作劳"，反之，则易生病。于是说，追求人性的不断完善是道家生命价值实现核心，其他的人类价值追求都必须在其基础上进行。

二、惜命顺性"安其性"与治未病思想

　　道家以顺性的眼光和精神来尊重生命意义的权利，有着"保生""全生""尊生""贵生""重生"和"惜生"等思想，强调自然与人、宇宙大生命与个体小生命之间的同构与互动关系，其生存智慧蕴含着超越一般价值的生态理念。

　　（一）尊生贵生

　　从生态环境论的角度看，能否保持住万物自身的质性不被破坏是维系自然原生态的必要条件，这种自然原生态都是来自于事物的"自然性"或"自发性"。道家是坚决反对人为地穿牛鼻、套马头、伐山木、射鸟兽等一切任意对大自然进行干预和一味索取的行为，而要求人的活动自觉顺从自然大

化的运行，以自然的方式对待自然。道家认为，人类的不良行为将会破坏自然界的自然之性、和谐之美，造成自然界发生"灾及草木，祸及止虫"（《庄子·在宥》）等不正常的生态现象。于是，道家主张"不开人之天，而开天之天"（《庄子·达生》）以及"爱人利物之谓仁"（《庄子·天地》），认为"如求得其情与不得，无益损乎其真"（《庄子·齐物论》），是指人类的行为不仅不应当破坏他物，而且应当有益于他物。这是一种"从水之道""以天合天"的"缮性"活动。以当代生态学的视角审视之，它是有利于生物共同体的完整、稳定和审美标准的。由此可见，道家主张尊重他人、尊重异类、尊重生命，从根本上承认他类生命的生存权利。这不仅和那种滥杀异类、任意糟蹋环境、破坏生态平衡的行为不同，也有别于那种认为保护环境是为了人类自身利益的人类中心主义环境伦理学的观点。

道家正是站在"以道观之"的高度上"以理化情""任其性命之情"（《庄子·骈拇》）而行之的，是为明理万物本性，并尊重、顺任万物的自然之性，不妄加干预、戕害之。若能把握事物之理，"知穷之有命，知通之有时"（《庄子·秋水》），这是以充分尊重万物之间的个性差异的表现，有着"任其性命之情"的个性特征。

道家注重对个体生命意义的超越和保全，要求人们在对待价值生态实现上做到质朴自然、达观无为，而不是消极避世、宿命虚浮、悲观不为。然而，在现实生活中，仍会出现小人为财而死，君子为名而死的不良社会现象；尽管改变他们自然性情的东西并不相同，但就"弃其所为而殉其所不为"这一点而言，则并无二致，都是为追逐外物而丧失了天然本性。在道家看来，"失性于俗"不仅表现为名利等外在追逐对本然之性的戕害，而且与礼乐、仁义等文明的体制和规范对人的约束相关。基于这种看法，道家在批评"以物易性""失性于俗"的同时，往往兼及广义的文明演进与文化发展。而且，道家还对现实社会中广泛存在的"以人灭天"的行为进行了激烈的批判，而一再强调保持、回归人的自然本性。因此，道家倡导人的"安其性"的行为是合乎养生要求的。

（二）"缘督以为经"与治未病思想

道家认为，掌握了事物发展规律，明白事物之理，做到"缘督以为经"，就"可以保身，可以全生，可以养亲，可以尽年"（《庄子·养生主》）。"缘督以为经"的内涵和旨意就是做事能够游刃有余、左右逢源，其中不以改变环境来适合于自己，而自己适合于环境为旨趣，便是其内涵之一。所谓"古之存身者，不以辩饰知"（《庄子·缮性》），不是以改变环境来适合于自己，而是应对环境的变化而调适自我以适应之。因为有些环境可以改变，而有些环境不能改变或暂时不能改变，人们只有顺应之而更有利于身心和谐与健康。如面对充满危机的社会环境，由于个人相对于整个社会力量的有限性，犹如"小石小木之在大山也"，于是《庄子》对于世事的残酷、人君的残暴、社会个体的无助进行深刻洞察之后，采取了"避"和"退"的方式和态度来"保生"。再如在现代社会中，空调可以改变室温，但未必有利于身体健康；而一年四季更替和昼夜交替是目前人类无法改变的，只能顺任之。所以，"缘督以为经"在人们社会生活中的意义仍然是深远的。

生命价值实现还表现于在一定的时空里，发挥出个体的优长，施展个体的才智，它体现的是明理时宜"任其性"。它要求遵循"自化"的原则，使得天下万物做到"自化""自正""自朴"，而最大限度地顺其自然。而且它提醒人们，只有体认大道的生化不息以及人生的真谛时，才不会盲目行事，才不会泯灭个体完善的发展；同时还要用注重生命高于世俗中的荣耀、富贵、地位等一切"累物"，来协调好人与自然的亲和关系，这也是生命生存明其理而"任其性"的标志。道家对现实社会的不良价值观做出了犀利的批判和消解，有着对世事深刻的洞察力、现实的批判性和强烈的价值构建观。

因此，道家"通过体道、悟道、达道，实现对生命的困境和现实的超越，其实质就是审美的超越。通过这一超越，使人的精神得以升华、人性得以解放"。这种在生命过程中对苦难的消解与超越，精神释放到无拘无束的地步，达到自由、逍遥之境，从而充分体现了道家的人生意义。道家以一种明理时宜而"任其性"，来实现物我合而为一，以达到忘我的境界。有别于西方人把人生价值的实现囿于既定的社会规约中进行，中国道家则把人性的张扬和人的价值实现视为在宇宙中无限地接近于自然至善，践行着自然的、自定的生命生态整体平衡观。道家有一种与天地同源、与万物一体的"天地与我并生，万物与我为一"的宇宙精神与胸怀，是能够达于与天地精神同往来的和谐境界，一种"禽兽可系羁而游，鸟鹊之巢可攀援而窥"（《庄子·马蹄》）的人与自然和谐相处的至德之世的生态之境。如此这样，道家便在社会秩序建构观上已经达到了一种"民胞物与""平等""自由"的境界，有着真善美的完美结晶。

总而言之，道家所论及的生命价值实现是由"壹其性"到"安其性"到"乐其性"再到"任其性"的路径，它可以"推己及人"，做到求真尚同、惜命、无欲而与天合一，其主旨精神是"无为""自然""自由"。而且在其基础上，道家警示人们应师法于自然（道），与大自然和谐共处，有理性地规范自我，指导自己的行为，在有限的生命时空内徜徉人的智慧，从而实现人的自由和价值的统一。于是，道家注重生命过程中的"朴实无我""清心寡欲"，理智而不盲从，谦让而不倨傲，无为而不妄为等特征，不仅能够维系人类之间关系的协调与延续，维持社会健康的发展，而且能够体现出人的存在价值与意义。道家救世救人的解脱方法给予后代人们的启示也是极大的，那就是中国历代的许多哲人，乃至一般常人，能够从道家思想中汲取力量，树立坚忍不拔而宁静达观的人生观，高风亮节，不恃权贵，不哗众取宠，能够在困境中经得起严峻考验，安贫守乐，出淤泥而不染，洁身自爱，将人生的苦闷和折磨化解为精神上的逍遥自在，从而放射出生命之光。由此，它有力地批驳了那些视道家为"混世哲学"的看法。

三、顺物游心"乐其性"与治未病思想

（一）游心于淡

道家提倡顺性养生旨在养性，追求达到天地之性——真人之境；同时也强调养神重于养形，要豁达处世，而且，做到"乐其性"还要"无欲"。"无欲"非"不欲"，而是"少私寡欲"（《道德经·十九章》），做到"游心于淡""顺物自然而无容私焉"（《庄子·应帝王》）。熊十力认为，为道者能够涵养本原而无以感染障之，损去物欲，反求诸己，类似佛家"断障"与儒家"克己"。由于道家已看透世俗，不为俗累，潜心养性，顺物游心，宛若大鹏展翅翱翔于太虚之中，神采飞扬，傲世自在，洒然而行。尤其《庄子》更强调"游"，游于天地之间（包括精神、世俗之游），逍遥自在，无拘无束，任意驰骋。在现实世界中，"游"于人间世，不避现状，随顺世俗，"虚而委蛇"，到达"游刃有余"的地步，此为世俗的"游"。这难道不正是道家个体自由的显现吗？但值得注意的是，道家倡导的自由包括个体精神和现实生活处境两方面，其中个体精神的自由是绝对的，现实个体处境的自由则是相对的。于是，道家就是立足于现实世俗生活，主张清净寡欲，顺其自然，既要达到精神上的自由，又要满足个体的需要与自由。如此这样，道家的顺其

自然、顺物游心思想为我们树立起了一种理想的生命价值实现模式。

　　道家的"乐其性"最本质的是心和。而要达到心和，还必须达道，做到"心斋""坐忘"，这也是心和的目标所在。所谓"心斋""坐忘"并不是根本否定欲望，而是不让欲望无限膨胀，以至于溢出各自性分之外。换言之，就是做到"虚而待物"，心境空明，不为外物所累，不让世俗的价值观萦绕于胸，它是体道自由的必由之路，也是超越万物之后的心理状态的表述。这种体道不是以占有多少资源为原则的，而充其量以适度满足基本的物质需要（如衣食、交通、交流和娱乐）为标准，做到如同"鹪鹩巢于深林，不过一枝；偃鼠饮河，不过满腹"（《庄子·逍遥游》）而已，人们也仅是"冬日衣皮毛，夏日衣葛绤；春耕种，形足以劳动；秋收敛，身足以休食；日出而作，日入而息，逍遥于天地之间而心意自得"（《庄子·让王》）。如果人们能够体"道"、悟"道"，最终得生活之"道"，感悟宇宙的大化流行，体悟人生在天地时空中的化生，开阔心胸，超越世俗，不必过多计较世俗生活中的得失，就能够达到"无待"而逍遥的境界，那么一切名利权势等就不会萦绕于心而自由了。由此可见，道家生命价值实现还是在现实性基础上精神性的提升，"吾丧我"就是在生活过程中除去心存杂念、与物纷扰，不以私欲之心占据人的心灵，而要存有"真知""无待"，实现人与道合，从而达到精神上的"逍遥"。也就是说，个体通过不断地提升自我，以个体生命价值实现的形式能够达到"道"的境界。

　　（二）不谴是非

　　道家同样不否认烦恼、忧惧伴随着人的一生，所谓"人之生也，与忧俱生"（《庄子·至乐》），是指正因为人生的困境重重，故而需要寻找出路，摆脱困境。道家通过排忧解难，寻找心灵的安顿处，以"解脱"的形式来建构自我的依赖路径。这实际上揭示了自我解脱的合理性是以释然的"乐其性"为前提的，并不是来源于统治者的意志，也不在于约定俗成；换言之，这就是随顺道理的"时""命"，反对世人在处理得失、穷达、富贵、生死、贤与不肖、毁誉等有着太多的情感寄托，认为"得者，时也；失者，顺也。安时而处顺，哀乐不能入也"（《庄子·大宗师》）。它既具有回归自然的生态性，又具备恬淡抱朴的社会性，是一种全身葆真的生存智慧。在此，道家显现了那不浸于利、不奉于势、高节厉行、独乐其意的风格，对人生苦难的消解和困境中的身心安顿。

因而要达到自由境地，必须顺性自然，不以"是非好恶之情"左右自我，与物对立，与物相累；同时要用真正的"无情"使得人与外界冥合一体，心无所动，无牵无滞，保持心灵虚极、清静，以"道"的宇宙胸怀破除俗见，看透世间纷纷扰扰，不被人世间的种种丧情残性之状所束，淡化世俗观念，泯灭一切差异，达到"道通为一"的"两忘""两行"自由之境。《庄子·在宥》记载："无视无听，抱神以静，形将自正。必静必清，毋劳汝形，毋摇汝精，无思虑营营，乃可以长生。"若能不遣是非，摒除杂念，神形合一，方可长生。应该说，它是"乐其性"的内涵所在。

第四节　净性养心的佛家治未病思想

佛家在中国是晚起的学派，两汉之际由印度传入，经过两千多年的逐渐完善，形成了"净性"养心的治未病思想，备受人们推崇的是戒、定、慧的修持养生方法。对于"疾病"一事，佛家毫不掩饰地指出它是人生必须经历的"生老病死"四大苦之一，为生命的自然现象；不过，疾病并不是不可预防和消除的。在佛家人士看来，疾病可分为两大类：一类是身病，一类是心病。引起身病的致病原因有多种，外感风寒、内伤湿热等造成人体中地、水、火、风的四大要素不相协调，由不良情绪引起的焦虑、忧愁、恐惧等生理功能紊乱，因贪、嗔、痴等邪念导致过度疲劳、饮食不节、酗酒之类的不良行为和生活习惯均可致病。相比于身病，心病是由错误的认识和不健康的精神活动引起，本质上起源于人的妄念贪心，即所谓的世间万象皆因缘而起，因妄起贪爱执着，而产生各种荼毒身心的烦恼。无论是身病还是心病，佛家认为都可以通过修行来预防和治疗，即通过佛法的闻、思、修，致力于持戒、习定和修慧，消除错误的行为和意念，转烦恼为菩提。佛家的养生治未病思想表现为修炼功夫上既重视修心又强调修身，还主张慈悲为怀的精神，追求的是自我解脱的涅槃境界。

一、明心净性与治未病思想

佛家认为，疾病重在未病先防，从改变不当言行和不良心理做起，也就是重在养心。佛家重视心的修养作用，强调通过内心的平静达到明心见性。万全在《养生四要》中指出："佛氏明心见性，正养此心，使之常清常静，常为性情之主。"人只有保持心的清静，才能达到身心和谐之境。

（一）明心见性

佛家认为，明心净性、养性明心本是人的自性，即"人性本净""万法自性"。佛家认为，人的内心保持平常心，清静如水，才能得道。《法苑珠林》指出："夫人所以不得道者，由于心神昏惑；心神所以昏惑，由于外物扰之。扰之者多，其事略三：一则势力荣名，二者妖妍靡曼，三者甘汁肥浓……"人之所以不得道，是由于心神昏惑，内心受外物干扰。造成心神昏惑的东西很多，而且是防不胜防，佛家归纳的权势功名、美色和美酒佳肴，若不加以约束自我，就会反为其所累，给自己带来祸患。佛家拥有"调摄情志"的精神诉求，包括少言语、戒嗔怒、轻名利等。为了不使心神昏惑，"调心"是为首要，其要旨在于保持心底澄净——澄心境。

（二）常清常静

佛家的清静是一种善于放下自我，达到无我的状态。烦恼、愤怒等都对人体健康有很大的影响，能够"善御"自己的情绪，开阔心胸，是保持身心健康的基本内容。《法句经》曰："恚能自制，如止奔马，是为善御。"也就是说，佛家要求善于克制怒气，调节情绪，不管遇到什么事情都要坦然处之，做到心胸无时无处不"坦荡荡"，保持内心的平静宁和。佛家倡导在日常生活中要求尽可能了结外物干扰，使得心无杂念、心静意纯。佛家强调佛界人士要保持良好心态，使精神饱满不要随便动怒、发脾气，不要过喜极悲、思虑太深以及让利欲熏心，指出多生妄念必劳心劳神，等等。基于此，佛家还认为，只要能保持宁静祥和的心境，将外驰的精神收回来内守自身，真气就会畅通全身，身体就不会受到疾病的侵害。这与中医强调"静则神藏，躁则消亡"（《素问·痹论》），以"静"为本的养生之道相一致。

佛家确立戒、定、慧为修持方法，去掉"贪""慎""痴"等杂念，以解脱尘世物欲束缚，达到无欲自性的状态。在佛家看来，人的杂念丛生是源于心中存在的无明，欲望是导致人类苦恼的原因。无明就是恶，只有与自身心中的恶进行斗争，才能开拓人伦之道。佛性的根本问题，是告诉人们如何超越潜在的诱惑力。不难看出，此处提倡明心见性是养生原则的重要内涵之一。中医也明确指出"嗜欲无穷，而忧患不止"（《素问·汤液醪醴论》）。

二、禅定修身与治未病思想

佛家从心身相应的观点出发，在倡导修心的同时也提倡修身。修身分为内修和外修两部分，内修就是"坐禅入定"，外修是佛家健身术，体现着佛家动静结合的功夫论。

（一）禅修内功

佛家的禅定就是一种内修功夫，以调节心绪来保持机体的生理机能活动和心理稳定状态为基本内容，可作为精神治疗的一种方法。佛家主张修习禅定以做到"调五事""弃五盖"为基本内容。"调五事"包括调饮食、调睡眠、调身、调息和调心，做到不过饥过饱、不贪睡或刻意减睡、不剧烈运动，呼吸"出入绵绵"，心要"不沉不浮""不急不宽"。"弃五盖"包括贪欲盖、嗔恚盖、睡眠盖、掉悔盖和疑盖，即修禅抛弃如色、名利、权位、愤恨、报复、睡欲、辩论、怀疑等障碍。

实质上，佛家坐禅是一种人体元气的调息活动，借助元气调息做到意守丹田，调和阴阳，由静入定，进而能够禅悟义理。这是修止的养生方法，通过气息调和、"止心丹田"，"能锁吞万病"。若气血随意念往下行，阴阳调和，则百病不生。《摩诃止观》卷八曰："常止心足者，能治一切病。"在佛家经典中，《洗髓经》便是一本内修之典。

（二）外修健体

佛家的外修健体就是锻炼身体，进行适度的体育锻炼，如打拳等，旨在于活动筋骨、疏通血脉。佛家认为，精、气、神是人体的"三宝"，与生命息息相关，而外功就是以这三个环节为要旨，以意领气，以气行推动血运，内外相合，使得机体达到平衡的状态。在佛家经典中，《易筋经》为外修之书，是一套完整的套路式锻炼功法，广为流传。古代相传的易筋经锻炼法（图1-3）有12势，即韦驮献杵（三势）、摘星换斗、倒拽九牛尾、出爪亮翅、九鬼拔马刀、三盘落地、青龙探爪、卧虎扑食、打躬势、掉尾势。练习时可根据自身的健康状况和身体素质，进行全套完整练习，或有选择地进行某些动作的练习。

三、厚德载福与治未病思想

"厚德载福"也是佛家养生治未病的重要内容之一。佛家提倡吃素的素食主义，包括不杀生的慈悲情怀、环保意识和利他精神。

（一）慈善为本

佛家主张慈悲为怀、约束行为、乐善好施，推崇因果报应，只要保持一

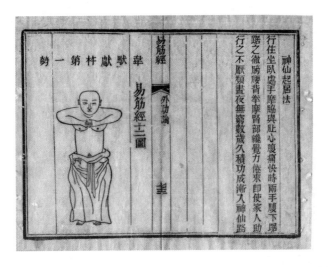

图1-3 《易筋经图说》（1934年北京宝仁堂石印本）所载"韦驮献杵第一势"

颗慈善的心，具备良好的品德，乐于助人，济贫扶困，就能带来精神上的愉快，表现出"外因内果""厚德载福"。"诸恶莫做"与"众善奉行"是佛家修持遵循的基本原则。此处"善"是指心地善良之意，蕴含着"德性"和修德行。其有两层含义：第一层含义是主动去做，养成一种良好的习惯；第二层含义是不染习不好的习惯，是为一种善举。佛家的慈悲行为就表现在"做"与"不做"的相反相成的善举原则上，而遵循"戒杀""不杀生"精神，不杀生而行放生、救生、护生的慈善德行。

佛家的慈善行为是以"四好"为基础的，即存好心、说好话、办好事、做好人。"四摄"是佛家的处世原则，包括四项内容：布施、爱语、利行、同事。布施既有金钱物质的给予又有给人宽容和体恤的无形帮助，爱语表现在待人接物上以关怀和感化他人为目的，利行就是给予他人方便或赞美别人以鼓舞信心的成人之美，同事的含义为同甘共苦渡过难关或享受生活。在佛家看来，人的自我存在着恶的根源，只有佛性才是超越善恶的一种至善的、绝对善的本体之性，只要人类从生命内部的主体性中培养抑制恶的能力，从佛性觉悟的高层次上悟道，才能趋于善的境界。倘要达到善的境界，每个人都需有"自我"约束能力和对欲望的控制力，也就是一种"戒律"。

（二）俭以养德

佛家倡导俭以养德的卫生保健措施和习惯，核心是素食，做到行事有度。佛家居食遵循的是"素食""节食""茶饮"和"戒杀"等，既体现出慈悲行为，又有节俭养生的饮食原则。佛家强调"食为行道，不为益身"，讲究清净的饮食原则，不可用血肉之品来补养自己。佛家基本饮食包括以下五种：

1. 面食、谷类和土豆

此类食物富含纤维、维生素、矿物质和淀粉，大概占佛家素食的1/3。

2. 水果和蔬菜

此类食物品种繁多，也富含大量维生素、纤维素等，基本占佛家素食的1/3。

3. 牛奶和奶制品

此类食物富含钙和蛋白质，以适量摄取为宜。

4. 豆类和坚果类

此类食物富含蛋白质和维生素等，宜适量摄取。

5. 带有脂肪和糖类的食品

此类食物包括甜食、饼干和油炸食品等，以少量摄取为宜。

佛家"素食""节食"理念蕴含着俭以养德的精神，但这种精神没有以损害人体为代价，恰恰相反的是，素食带来很多的益处。一是营养丰富，即佛家的饮食品种含有人体生命所需的基本物质，如糖类、蛋白质、脂肪、维生素、矿物质等，都可从这些食物中摄取而维持人体生命健康。20世纪90年代，美国政府所大力倡导的基本食物营养组合为"全麦谷类＋蔬菜＋种子豆类＋水果"，与佛家的素食理念基本一致。二是抗病防病，表现为素食可以增强人体的抗病能力，如素食中含有的脂肪酸共有13种之多，而肉类仅为6种，且植物性脂肪为非饱和脂肪，可以降低胆固醇，促进胆汁的分泌，避免各类心血管疾病的发生。而且，素食可预防多种疾病，如番茄内含的番茄红素能够明显降低患乳腺癌等癌症的概率，是最佳的维生素C的来源。菠菜富含铁质和维生素B，能够有效防治心血管疾病。另外，佛家提出节食与"若要长生，肠中常清"的观点是高度一致的。唐代百丈禅师作《丛林二十要则》，也强调"疾病以减食为良药"。科学证明，粗茶淡饭，进食八分饱，有助于净化血液、清洁谷道，宜于身体健康，而过度饮食只会加重胃肠道和肾脏负担导致早衰。

佛家的俭以养德是以知足安乐为目标的。知足之人能"失之坦然，得之泰然"，表现在任何情况下都能从当下寻找到好的方面而把握快乐，而不是怨天尤人，更不会毫无节制地追求身外之物，肆无忌惮地挥霍一切。即反对追名逐利、口腹之欲的满足以及追求感观的刺激，而主张淡薄名利、生活俭约。实践证明，那种"不汲汲于富贵，不戚戚于贫贱"的心态，是对健康大有裨益的。

　　总之，养生的关键在于养性，是佛家养生治未病的核心。同时，保持一种清虚守静的心态，做到精神内守、神形合一，乃是养性的根本要求。这样，将精神性的养性放在首位，借助无为恬淡、清心寡欲，再配以运动身体、饮食起居、营养药物等物质性的养形之法，以保养身体、保养精气、形神共养、防病却病等为内容，就形成了佛家养生治未病从精神而物质的完整系统的理论。这对于当代人消除亚健康具有深远的借鉴意义。

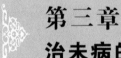

第三章
治未病的中国经典学术思想溯源

在中医学发展的历史长河中，《黄帝内经》《伤寒杂病论》《温病条辨》等经典巨著奠定了中医学的理论基础，其中遵循自然养生，防重于治等治未病思想贯穿在整个理论体系中，不仅从医学的角度明确提出"治未病"的概念，而且奠定了完善的"治未病"理论体系。在健康的获取上，预防疾病发生的获益远远大于对疾病的治疗。养生预防才能获得健康，未病先防，防重于治是这些经典给我们留下的最宝贵的思想财富。

第一节 《黄帝内经》治未病思想

20世纪末，全球医学界提出了最好的医学不仅是治好病的医学，还要是使人不生病的医学。这种思潮与中医"治未病"的思想理念殊途同归、相互吻合。"治未病"体现着中医学的特色和优势，它的独到思想以及丰富的养生理论和经验是当今中国乃至全世界发展预防医学、康复医学、老年医学的宝贵财富。"治未病"思想的形成受到先秦诸子思想的影响。战国时期社会的剧烈变动和学术上的百家争鸣为中医学理论体系的形成提供了有利的氛围。诸子百家的思想或多或少影响中医学的理论构建。其中道家倡导"为之于未有，治之于未乱"（《道德经·六十四章》）的思想和儒家的"君子以思患而豫防之"（《周易·既济》）的思想对中医学中"治未病"的思想有着深刻的影响。可以说《黄帝内经》吸收了当时社会中最先进的学术思想并应用于医学实践当中，形成了中医学特色的"治未病"思想。

一、未病先防的治未病思想

"治未病"就是预先采取措施，防止疾病的发生与发展。现代人理解"治未病"包括三个层面：一是"未病先防"；二是"已病早治"和"既病防变"；三是"瘥后防复"。实际上，它的含义可以从"未病""既病""病后"三个阶段理解，在三个层面上采取防止疾病发生、发展、传变、复发、后遗的措施。治未病是中医治则学说的基本法则。治未病的三个层次是与疾病发生发展相对应的。疾病从无到有，从轻到重经历了隐而未显、显而未成、成而未发、发而未变的过程。

隐而未显：属于体质的范畴，人群中有 1 种平和体质、8 种偏颇体质，中医体质学的研究能够将体质进行区分，揭示其体质与疾病的关系。偏颇体质表明身体有一定的隐患，但当前并不发病，而表现为体质现象不再平和而有所偏颇。偏颇体质表征了人体中气血阴阳的偏多偏少，和精气血津液的流通代谢状况。比如气虚质、阳虚质、阴虚质，分别代表身体有气虚、阳虚、阴虚因素的个体特质。而痰湿质则代表身体水液代谢异常的个体特质。需要注意的是，不论是平和体质还是偏颇体质，都属于现代医学狭义判断中的健康人。表现为个体无明显不适症状，生化指标正常。

显而未成：属于亚健康范畴，表现为身体能感受到不适症状，但又不是很明显，某些生化指标已经接近或者超出正常参考值范围。这种程度的生理状态紊乱往往还不能引起人们的重视，许多人在这时仍然不选择就医，自认为自己还很健康，只是有点不舒服而已。此阶段机体处于"欲病"而"未病"阶段。

成而未发：属于亚临床范畴，与亚健康不同的是并非"未病"或"欲病"阶段，而是"已病"，许多慢病都处于疾病演化过程中"成而未发"的状态。慢病都有缓解期与发作期的不同，在缓解期时，疾病状态持续存在并没有消除，但是机体并不处于发病状态，人基本还能够工作生活。该阶段已经属于现代医学狭义认为的"已病"阶段，病已成，时发，时缓。

发而未变：属于临床范畴。诸如哮喘发作期，呼吸困难，喘声连连，情况危急，属于发病阶段，此时要防止疾病进一步传变。如果没有造成进一步的损害，一定要及早治疗，截断病情传变的通路，防止疾病造成更严重的后果。

治未病包含三种意义：一是防病于未然，强调摄生，强调预防疾病的发生；二是既病之后及早治疗，防传生他变，强调早期诊断和早期治疗，及时控制疾病的发展演变；三是预后防止疾病的复发及治愈后遗症，强调疾病后或缓解期的饮食作息调养。简单地说，"治未病"可以概括为"不生病""早治病""不犯病"。它要求人们在平时就要防病；有了小病就要及早治疗，在传变尚未发生之时就要截断其传变途径，防止其进一步波及其他脏腑，使病情恶化酿成大患；病情好转了之后，也不能肆意妄为，要合理调养防止疾病复发。

（一）不治已病治未病

"治未病"一词，首见于《黄帝内经》。该书有三处明确提出"治未病"的概念。《素问·四气调神大论》指出："圣人不治已病治未病，不治已乱治未乱。"这句话表明了中医人是希望努力成为预防别人生病的圣人，中医学的最高理想是要做让人不生病的医学。想要"不生病"应当做到"未病先防"。"未病先防"应该着眼于平素养护和调摄，未雨绸缪，在未发病前，积极采取措施，有针对性地调理身体，提高健康水平，提高抗病能力，同时避免经受有害身体健康的邪气，杜绝和减少疾病发生。

《素问·四气调神大论》指出，顺应四时阴阳是保身长全的最大原则，即"夫四时阴阳者，万物之根本也""立天之道，曰阴与阳"（《周易·说卦》）。四时阴阳是万物的根本，天地之间的物种远不止数万之数，然而世间万物都遵循着四时阴阳的交替运行规律，顺应天地之间阴阳消长、转化的趋势来调整身体的生命活动，使人身之阴阳变化与天地之间的阴阳变化相顺应，以达到人与自然的协调即"天人相应"的效果。

《素问·脉要精微论》曰："冬至四十五日，阳气微上，阴气微下；夏至四十五日，阴气微上，阳气微下。"天地之间阴阳二气的变化是冬至一阳生，冬至到立春之间的四十五日中，阳气渐渐升发，阴气逐渐收敛，春夏阳气旺，夏至则是阳气极盛的时候。夏至一阴生，夏至到立秋的四十五日中，阴气渐渐浓郁，阳气渐渐潜藏，秋冬阴气旺，到冬至则阴气极盛的时候。"所以圣人春夏养阳，秋冬养阴，以从其根，故与万物沉浮于生长之门。""春夏养阳，秋冬养阴"，是在春夏季节顺应天地的阳气升发之势，使人体阳气同天地之间的阳气一起生长；在秋冬季节顺应天地的阴气闭藏之势，使人体的阴液得以贮藏，这样顺应四时阴阳的养生习惯是获得健康的首要条件。对于"能夏不能冬"的阴气偏盛之人在夏季顺应阳气升发之势，用温热的药物或者艾灸来培补阳气，则能达到"益火之源以消阴翳"的效果。对于"能冬不能夏"的阳气偏盛之人在冬季应顺应阴气潜藏之势，用补阴的药物来补益阴液，则可以"壮水之主以制阳光"。"逆其根，则伐其本，坏其真矣。故阴阳四时者，万物之终始也，死生之本也。逆之则灾害生，从之则苛疾不起，是谓得道。"能顺应四时阴阳的规律则可以"苛疾不起"，如果不能够顺应四时阴阳就要身遭恶疾。

　　《黄帝内经》认为预防养生不仅是生理的范畴，心理因素同样不可忽视。现在医学界共同认为，在人的健康构成中，心理健康是重要的因素。保持心情的愉悦对健康长寿有积极作用。情志是人内心的体验感受，受外界刺激因素和体内五脏功能活动、物质变化二者共同控制。情志现象通过心神的功能表现出来。神是人体生命活动总的体现。《黄帝内经》认为情志源于五脏的精气盛衰，功能强弱，是五脏功能的外在体现，情志现象的发生有赖于五脏的功能活动。《素问·阴阳应象大论》曰："人有五脏化五气，以生喜怒悲忧恐。"五脏功能活动是情志现象的物质基础，情志现象是五脏活动的外在表现。《素问·五脏别论》曰："所谓五脏者，藏精气而不泄也。"五脏主藏精气而不泄，五脏精气又能化气生神。《素问·阴阳应象大论》指出"肝在志为怒""心在志为喜""脾在志为思""肺在志为忧""肾在志为恐"。五脏精气旺盛，则精神积极向上，五脏精气虚弱则人容易产生消极低落的情绪。所谓"精充则神旺"可见无论是积极向上的情绪，还是消极低落的情绪都是五脏精气盛衰所决定的。正如《灵枢·本神》所言："故生之来谓之精，两精相搏谓之神。"情志活动又和人身体中水谷代谢、气血化生有直接关系，《灵枢·平人绝谷》曰："故神者，水谷之精气也。"人在食物饮水充足的环境中便容易产生满足、愉悦的情绪，而在颠沛流离、食物短缺、安全得不到保障的情况下则更容易产生焦虑、紧张的情绪。生理机能的协调与否可以决定情志的正常与否。在五脏中，心神对于情志的影响尤为明显。《灵枢·本神》曰："所以任物者谓之心。"《素问·灵兰秘典论》曰："心者，君主之官也，神明出焉。"《灵枢·邪客》曰："心者，五脏六腑之大主也，精神之所舍也。"都说明了心在情志活动中的重要控制作用。《黄帝内经》非常重视"神"对人体的作用，认为养生之要在于养神。养神在于静神、专神、调神、守神。"恬淡虚无""志闲而少欲"称为静神。应做到心情宽松、平静，少存邪欲之念，勿患得患失，保持思想清纯、精神愉悦。调神则是"专一精神，心无他劳"。人如果见异思迁、嗜欲无穷则一定会苦心钻营、熬心费神，精神压力加剧，对于身体的保养极为不利。"嗜欲不能劳其目，淫邪不能惑其心"称为专神。只有聚精会神，专心致志，"神无营于众物"（《素问·宝命全形论》），才能保持身心健康，神专更能静神。"独立守神"是要保持神气内潜而守持于中不致外越。其神可养，方能身安寿延。调神在于顺应四时：春三月"以使志生"，夏三月"使志无怒"，秋三月"使志安宁"，冬三月“使志若伏若匿，若有私意，若已有得”。所以《灵枢·本神》曰：“智者之养生也，必顺四时而适寒暑，和喜怒而安居处，节阴阳而调刚柔。如是，则僻邪不至，长生久视。”顺应四时寒暑、保持情志畅达，自然能够达到保持身体健康、益寿延年的目标。（图1－4）

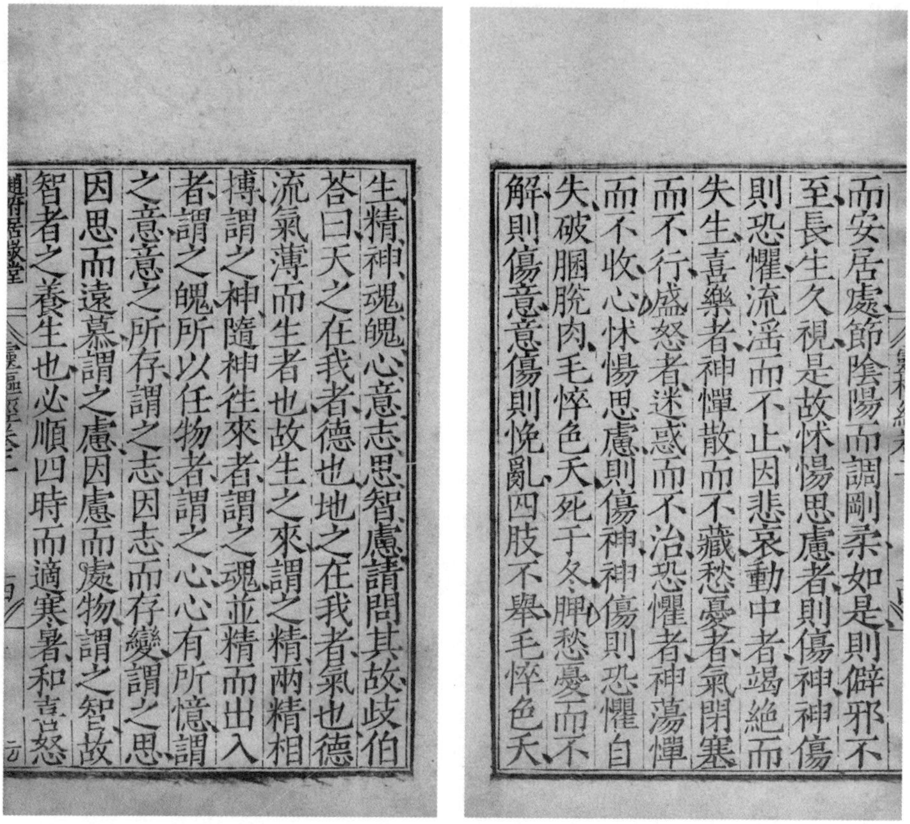

生精神魂魄心意志思智慮請問其故岐伯荅曰天之在我者德也地之在我者氣也德流氣薄而生者也故生之來謂之精兩精相搏謂之神隨神往來者謂之魂並精而出入者謂之魄所以任物者謂之心心有所憶謂之意意之所存謂之志因志而存變謂之思因思而遠慕謂之慮因慮而處物謂之智故智者之養生也必順四時而適寒暑和喜怒

而安居處節陰陽而調剛柔如是則僻邪不至長生久視是故怵惕思慮者則傷神神傷則恐懼流淫而不止因悲哀動中者竭絕而失生喜樂者神憚散而不藏愁憂者氣閉塞而不行盛怒者迷惑而不治恐懼者神蕩憚而不收心怵惕思慮則傷神神傷則恐懼自失破䐃脫肉毛悴色夭死于冬脾愁憂而不解則傷意意傷則悗亂四肢不舉毛悴色夭

图1－4　《灵枢经》（明嘉靖赵康王朱厚煜居敬堂刻本）

饮食习惯对于健康的意义重大。人体中的气血都是从饮食中来的。以血的生化为例，《灵枢·决气》曰：“中焦受气取汁，变化而赤，是谓血。”《灵枢·营卫生会》曰：“中焦……蒸津液，化其精微，上注于肺脉，乃化而为血。”指出脾胃将人体摄入的饮食五味，经过腐熟、化生而成为水谷之精微，然后又经脾胃上奉于心，化为具有营养周身作用的血，以达到滋养机体的作用。所以，后世有“脾胃为后天之本”的说法。人体气血津液的化生，无不从饮食、五谷、五味之气而来。人体与饮食五味具有深入而密切的关系。饮食五味是生命活动的基础和来源，如《素问·平人气象论》曰：

"人以水谷为本，故人绝水谷则死。"丧失了饮食五味的滋养，人体也就无法维持其正常的生命活动。五味饮食既可滋养脏腑，维持生命体征，又可以因其"太过与不及"，而损脏伤腑，破坏人体"阴平阳秘"的平衡状态，从而导致人体疾病的发生，正如《素问·生气通天论》曰："阴之所生，本在五味；阴之五宫，伤在五味。"在人体摄入的饮食中，酒水饮料是构成比重很大的一部分。在古代，饮品主要有汤、水和酒类，在现代还可包括各种饮料、果汁类饮品。《黄帝内经》中有很多论述不可饮酒太过的段落，如《灵枢·论勇》曰："酒者，水谷之精……其气慓悍，其入于胃中则胃胀，气上逆满于胸中，肝浮胆横。"这些论述表明，酒性慓悍滑疾，易引起人体气机的逆乱，从而造成"肝浮胆横"，扰乱人体脏腑正常的生理功能。《素问·生气通天论》又云："大饮则气逆。"《素问·厥论》曰："若饱以入房，气聚于脾中不得散，酒气与谷气相薄，热盛于中，故热遍于身，内热而溺赤也。"则具体说明了伤饮过度所引起的具体病变，即易引起"气逆"与"内热而溺赤"，故古人多把"以酒为浆"（《素问·上古天真论》）视为伤生害命，不得尽天年的原因。

　　同时，想要保持健康也需要避免自然界的恶劣气候环境对身体的损伤。《黄帝内经》认为需要"虚邪贼风，避之有时"。在《黄帝内经》成书的时代，受生产力水平限制，人们的生活环境仍然很差，温饱问题尚需解决。外感疾病是威胁当时人类健康的主要疾病。《素问·生气通天论》曰："是以春伤于风，邪气留连，乃为洞泄；夏伤于暑，秋为痎疟；秋伤于湿，上逆而咳，发为痿厥；冬伤于寒，春必温病。四时之气，更伤五脏。"因此，更要躲避四时邪气，如春季风邪盛，则春天要注意保暖，躲避风邪；夏时避暑热之邪，切勿正午日高之时劳作，避免中暑；长夏避湿邪；秋时避燥邪；冬季寒邪正盛之时，就要避免在户外劳作，以免风寒邪气侵入人体，导致疾病的发生。适时规避风邪，就可避免风湿类疾病或小中风（面神经麻痹）等发生，故《灵枢·九宫八风》曰："故圣人避风如避矢石焉。"在当下，这样的养生原则仍然具有重要意义。年轻人，尤其是青年女性往往为了美观，穿着轻薄，冬天保暖不足，导致机体长久暴露在寒冷之中，这么做必然会让身体处于危险之中，久而久之病邪积累到质变之时就会导致发病。适时规避寒邪，可避免很多不该发生的心脑血管疾病发生，而冬季避开寒邪的侵袭并非难事，而且教训颇多，充分说明了预防的重要性。除了自然界风寒暑湿燥火气运太过导致的邪气之外，当代又产生了很多以前没有的外邪。随着当今工业发展，雾霾天气越来越多。雾霾中包括了许多细颗粒物、粉尘、化学有害气体、相应的过敏原等，要防止其损害，避免疾病发生，都应"避其毒气"，这些都在临床实践中有着重要的指导意义。如雾霾严重的时节要避免户外运动。规避邪气对预防传染病发生、防止其大规模流行更具重要意义，传染性非典型性肺炎、禽流感以及结核病、肝病等传染性疾病都是在治未病思想指导下的具体医疗实践，充分说明了治未病理念的不可替代性。规避邪气还有一个不容忽视的问题，那就是吸烟。同时人们也正逐步认识到，吸烟不仅仅对呼吸系统有损害，而且对血液、心脑血管有极大影响，如动脉硬化、脑血栓形成、脑出血、心肌梗死等疾病，都与吸烟的累积损害密切相关。因此，戒烟是预防这些疾病发生的重要因素。

"正气"是人身体物质基础充裕、功能活动正常的表现。养生的最终目的在于充实人体的正气，《素问·刺法论》曰："正气存内，邪不可干。"（图1-5）《素问·生气通天论》曰："故风者，百病之始也，清静则肉腠闭拒，虽有大风苛毒弗之能害。"《黄帝内经》重视人体正气在养生防病中的作用，认为正气的充足与否能决定不同个体在相同环境中发病与否。《黄帝内经》中"正气"的概念应当包含抵抗力和自稳力两个方面。

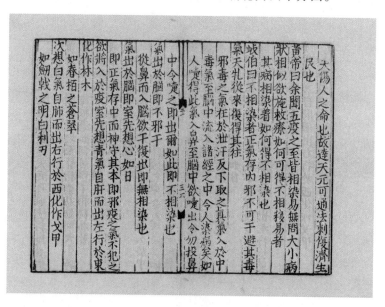

图1-5 《新刊黄帝内经素问》（金刻本）

人的生命活动过程就是人体内阴阳对立双方在矛盾运动的体现。身体中的阳气能推动和促进机体的生命活动，而人体内的阴气则能调控和抑制机体的代谢和各种生命活动。阴阳双方相互交感、相互转化、相互制约，并在运动中不断取得平衡。《素问·生气通天论》指出："阴平阳秘，精神乃治。"并强调从"动中求平""动中求秘"，说明阴阳平衡是一种相对和动态的平衡，而不是绝对的"阴阳相等"或者"阴阳相同"。这种动态平衡称为"阴阳自和"。"阴阳自和"体现的是健康机体的自稳力，具有自我纠正身体疾患的能力。一旦这种阴阳的动态平衡遭到破坏，出现阴阳的偏胜或偏衰，就意味着人体的自稳态丧失。"阴盛则阳病""阳盛则阴病"，阴阳偏离到超出机体自稳能力范围的时候就表现为发病。《素问·刺法论》曰："正气存内，邪不可干。"如果"阴阳和"，则身体的经脉通畅、骨髓坚固、气血调和，人的抵抗力就会更强。如《素问·生气通天论》曰："是以圣人陈阴阳，筋脉和同，骨髓坚固，气血皆从。如是则内外调和，邪不能害，耳目聪明，气立如故。"可见人体的自稳力和抵抗力是互为依靠的。人体内环境的自稳力是人身体抵抗力的基础，而人体的抵抗力又能保护人体内环境的自稳态。二者共同形成了中医学中"正气"的概念。

1. 上工治未病

近年来，随着社会生产方式的转变，城镇化程度越来越高，在特殊的生存环境下，产生了很多新的问题。城市生活节奏快、生活压力大、环境污染严重等问题严重影响人类的身体健康。越来越多的人产生了身体以及精神的不适，比如情绪低落、心慌胸闷、头痛头昏、注意力不集中等异常症状，但检查又未见异常。这种不适在过往医学领域中又不将其作为疾病看待。这种介于疾病与未病之间的状态统称为"亚健康"状态，《黄帝内经》中用"未病""萌芽"等概念来描述这种状态。比如《素问·四气调神大论》曰："圣人不治已病治未病，不治已乱治未乱。"《灵枢·官能》曰："是故上工之取气，乃救其萌芽；下工守其已成，因败其形。"《素问·八正神明论》曰："上工救其萌牙……下工救其已成，救其已败。""治未病""救其萌芽"都是对"亚健康"状态有效防控的指导思想。"治"为广义概念，指除治疗之外还应包括预防、养生、保健、调理等方面。"未病"，指尚未发病的状态，其广义理解应包括健康状态和亚健康状态，即不仅包括人体处于尚未发生疾病的时段，还包括疾病在动态变化中可能出现的趋向和未来时段可能表现的状态等。

中医学认为亚健康状态是多种因素导致的人体气血阴阳失衡，脏腑功能失调的状态。环境因素是导致亚健康的重要因素。现代化的生产方式对环境的破坏剧烈，恶劣的自然生活环境直接影响着人类的健康状况。城市建设引发的饮用水缺乏及污染、空气污染、食品污染使人摄入的水谷、清气质量恶化，进而影响人正常的功能代谢。光污染、声污染会影响人体正常的昼夜节律，使人的生理机能失衡。电磁辐射、装修材料的污染对人的正常组织机体有更加复杂的影响，进而影响人的生殖机能。这些环境的改变都会使人的健康受损。

沉重的社会生存压力是影响人类健康的重要因素之一。一定的工作压力能变成前进的动力，但是人对压力的承受有一定的限度，当此压力超过人体承受力时，就会造成负面影响，破坏人体健康。广东省一项调查显示工作压力是高校教师亚健康形成的首位因素。激烈的竞争，使人们承受着超负荷的体力和心理压力，精力体力严重透支，长期处于入不敷出的状态，久而久之就会损害脏腑影响睡眠质量，造成免疫力低下，进而增加疾病的发生率。

过度的情绪刺激能诱发情绪的恶化。当前生活中面对诸多的问题时，人们经常会因为利益问题产生出算计、猜忌、悲愤、自私、冷漠等负性心理，长此以往将引发心理的不平衡，导致精神障碍。社会关系和矛盾与亚健康的发生密不可分。这种心理情绪对身体的影响强弱与不同个体的个性、性格、气质特征亦有一定联系。性格好强的人经常容易紧张、急躁。性格内向的人经常会有闷闷不乐、默默不欲饮食、情绪压抑等表现。这两种性格的人更容易因为情绪心理而引起亚健康问题。

不健康、不科学的生活与行为方式是导致人健康状态受损的主要因素之一。现代人面临繁忙的工作、学习及社交应酬常常会违反生物钟的规律，逆天地颠倒阴阳规律而作息起居。老子曰："知常曰明。不知常，妄作凶。"不规律的作息会对健康造成重大影响。过快的生活节奏使现代人不重视饮食规律，膳食结构不合理，吃喝无节制，导致五味太过伤五脏。人们在日常生活中，起居作息要保持一定的规律和常度。如果经常毫无规律地起居作息，肆意妄为，夜深不寐，日高不起，或者超负荷超长时间工作，都会使气血消耗，阴阳紊乱，而精神困倦，人体的正气自然不能抵御外邪，疾病也会随之而来。

治未病除了是预防概念，也是一个治疗概念。在疾病的演化传变过程中，医生要仔细观察疾病传变的征象，判断病情的发展方向，截断病情发展的路径，使病情不能向恶性发展，而转为向愈。大约和《黄帝内经》同时代的《韩非子》记载了一个世人耳熟能详的故事——"扁鹊见蔡桓公"。第一次见蔡桓公，扁鹊说："君有疾在腠理，不治将恐深。"第二次见蔡桓公说："君之病在肌肤，不治将益深。"第三次见蔡桓公说："君之病在肠胃，不治将益深。"最后一次见蔡桓公，扁鹊反而没有发表任何看法。蔡桓公很奇怪，便派人去问扁鹊，扁鹊说："（病）在骨髓，司命之所属，无奈何也。今在骨髓，臣是以无请矣。"病情深入骨髓，扁鹊也没有办法起死回生。如果蔡桓公前面三次见面时就能听从扁鹊的建议，便可"疾在腠理，汤熨之所及也；在肌肤，针石之所及也；在肠胃，火齐之所及也"。事实上，临床上经常发生扁鹊见蔡桓公这样的故事，当时的医家不禁发出了"夫病已成而后药之，乱已成而后治之，譬犹渴而穿井，斗而铸锥，不亦晚乎"的感叹。《素问·阴阳应象大论》曰："善治者治皮毛，其次治肌肤，其次治筋脉，其次治六腑，其次治五脏。治五脏者，半死半生也。"治皮毛，即强调早期治疗，疾病尚处于萌芽阶段时，病邪较轻且单纯；正气尚足，修复能力较强；病位较浅，邪气易于速去。此时积极采取措施，有利于促使疾病早期治愈，防止病情进一步发展。如失治误治，邪滞经络，正气更伤，由于人体具有一定代偿能力，其开始对脏腑气血津液的影响不易察觉；但日久反复，多次多处多经络阻滞不通，必将不同程度累及脏腑气血津液及其功能。临床失治于萌芽的病例屡见不鲜，如风寒湿等外邪侵袭，过用苦寒抗生素和抑制性对症处理，可致邪留鼻咽而见鼻炎、咽炎，邪入脏腑而见气管炎、肺炎，甚则传变累及他脏，如心脏、肾脏等。

想要治疗疾病必然要先发现疾病，"善治者"能够在病情轻浅的时候察觉到风吹草动，提前发现疾病做出治疗。病情轻浅之时，症状一般非常轻微，或者就根本没有症状。《素问·汤液醪醴论》曰："夫病之始生也，极微极精。""上工"能如同扁鹊一样第一眼见到蔡桓公便发现蔡桓公身体有疾，从而进行治疗。如果不能做到"上工治未病"，则病情拖延渐重，等发展到众人都能察觉到此人身体有恙之时，已经是病情深入五脏不容易挽回的局面了，而"治五脏者，半死半生也"，这个时候已经不能获得很理想的疗效了。所以《黄帝内经》强调"早发现"对于治未病的重要性。在治疗过程中，把握时机，防止疾病向严重、复杂的方面发展，即《素问·阴阳应象大论》所谓"见微得过，用之不殆"之意，其目的在于防止疾病传变及加重。同时，《素问·灵兰秘典论》也指出："至道在微，变化无穷，孰知其原……恍惚之数，生于毫厘，毫厘之数，起于度量。"观察细致入微是医生必备的素质，能够"见微得过，用之不殆"，是将疾病扼杀在萌芽当中的重要手段。

2. 整体动态，把握健康

健康观是中医学的核心观念之一。中医学的理论体系是在对人体健康深刻理解的基础上建立起来的，其理论的主要内容是围绕着对健康状态的识别、把握、判定和对健康状态保持、维护、恢复而展开的。中医对疾病的认识也是在对人体健康状态认知的基础上建立起来的，其目的也是为了实现疾病状态向健康状态的转化，达到阴阳自和、天人合一、形与神俱的状态，最终目的仍然是要实现人体的健康，达到人体自身及人与自然、社会间的和谐统一。中医对健康的认识受到中国社会、经济和文化等的影响，其关心的中心问题在于中医对于健康状态的定义、判定、维护、保持，以及恢复健康状态的方法，即我们要能知道什么是健康的、什么是不健康的，才能在身体有不健康的隐患、倾向时候，提前发现、及早干预，使用一系列能够维护健康的方法、手段，来实现"不治已病治未病，不治已乱治未乱"的目的。中医不仅仅认为健康是一个生物意义上个体的健康，更会从人与天地的关系及人自身形与神的关系这两个层面来认知、把握人的健康状态。

3. 提挈天地，和于阴阳

《黄帝内经》中的"天""地"概念是对人所处的自然界的抽象和概括。《黄帝内经》对天地万物的认识体现着朴素的唯物观，认为气是构成天地万物的本元，气的运动是世间万物存在的基本形式。一气分为阴阳，阴阳统一于气。"气有阴阳"（《正蒙·神化》），"一物两体，气也"（《正蒙·参两》），"气有阴阳，屈伸相感之无穷，故神之应也无穷"（《正蒙·乾称》）。气是 ，万物之本原为一气，一气分阴阳，气有阴阳为两，"两"存在于"一"之中，"两"表现为对立的两个方面，"一"指对立双方的统一。作为天地本原的气是阴阳对立的统一物，物质世界在阴阳二气的相互作用下，不断地运动变化。《素问·天元纪大论》曰："阴阳者，天地之道也，万物之纲纪，变化之父母，生杀之本始。"天地万物都遵循着阴阳变化的根本规律而运动不息。自然界的变化会影响人体的各个方面,人体必须适应这种变化来维持生命活动。阴阳四季的演变,不仅是万事万物的根本规律,也是人体生命的根本规律。《黄帝内经》对人生命运动以及对人与自然环境关系的认识,是基于以上天地万物存在普遍联系而又运动不息的自然观的认识之上形成的。《黄帝内经》认为人存在的外部环境为天地自然,如《素问·宝命全形论》曰:"夫人生于地,悬命于天;天地合气,命之曰人。人能应四时者,天地为之父母。"人赖以生存的物质来源于天地自然,《素问·六节藏象论》曰:"天食人以五气,地食人以五味。"强调人生于天地自然,同时也依赖于天地自然。所以《灵枢·岁露》曰:"人与天地相参也,与日月相应也。"《灵枢·经水》曰:"此人之所以参天地而应阴阳也。"《素问·咳论》曰:"人与天地相参。"这些表述都认为人与天地具有普遍的联系。这种联系体现在人体的外观形象、生命活动与自然界的物质变化、自然活动有着相关性。《灵枢·邪客》中列举了诸如"天圆地方,人头圆足方以应之。天有日月,人有两目"来阐述"人之肢节以应天地"(《灵枢·邪客》)的观点,形成了整体的天人观。除了人与自然环境拥有统一性之外,人本身也是一个有机的整体。构成人的各个器官脏腑、形体官窍在结构功能上相互联系,共同发挥效能。人身体的不同脏腑、系统、功能相互协调,相互配合,成为一个功能和结构上双重的有机整体。因此,在看待健康时,就不能局部地、片面地、割裂地去看待,必须注重人体自身的整体性和人与自然的整体性。因此,中医学对于健康的定义不是一个静态的固定的描述,而是从整体动态的角度去把握人体的健康状态。

中医学认为天人合一是最重要的健康理念。人与天地万物本是一气所生,宇宙中的一切事物都是由气构成的,气是自然万物形成的最原始、最基本的物质。人处于天地之间,与天地万物共享相同的物质来源,皆由天地之间气所化。《黄帝内经》继承了古代哲学思想中的世间万物都是阴阳二气交感变幻、相互推动、相互作用的结果这一理论基础,如"夫四时阴阳者,万物之根本也"(《素问·阴阳应象大论》),"清阳为天,浊阴为地"(《素问·生气通天论》)。并在此基础上强调了人的生命存在的根本也在于阴阳二气的相互推动和相互作用,指出"人以天地之气生,四时之法成""人生有形,不离阴阳"(《素问·宝命全形论》)和"自古通天者,生之本,本于阴阳"(《素问·生气通天论》)等论述。并且对人体之阴阳做出了划分:"夫言人之阴阳,则外为阳,内为阴；言人身之阴阳，则背为阳，腹为阴；言人身之脏腑中阴阳，则脏者为阴，腑者为阳，肝、心、脾、肺、肾五脏皆为阴，胆、胃、大肠、小肠、膀胱、三焦六腑皆为阳。所以欲知阴中之阴、阳中之阳者，何也？为冬病在阴，夏病在阳，春病在阴，秋病在阳，皆视其所在，为施针石也。故背为阳，阳中之阳，心也；背为阳，阳中之阴，肺也；腹为阴，阴中之阴，肾也；腹为阴，阴中之阳，肝也；腹为阴，阴中之至阴，脾也。此皆阴阳、表里、内外、雌雄相输应也，故以应天之阴阳也。"（《素问·金匮真言论》）人的生命活动与天地四时相应，故能表现出与大自然相应的日、月、年节律。《黄帝内经》中提出正常人体的阳气盛衰应有与一日间阴阳相应的日节律。《素问·生气通天论》曰："故阳气者，一日而主外，平旦人气生，日中而阳气隆，日西而阳气已虚，气门乃闭。"人体正常的生理功能与天地阴阳二气的变化有着密切的联系。适度的睡眠是保证健康的首要因素，《灵枢·大惑论》曰："夫卫气者，昼日常行于阳，夜行于阴，故阳气尽则卧，阴气尽则寤。"可见阴阳二气的消长转换与健康有着千丝万缕的联系。同时，《黄帝内经》还认为治疗疾病和养生的终极目标是恢复"阴平阳秘"的健康状态。如《素问·至真要大论》曰："谨察阴阳所在而调之，以平为期。"强调和于阴阳对于健康状态保持的重要性。

4. 调于四时，谨和五味

《黄帝内经》认为活动应当随着四时之变动而动态适应外界环境的变化，并有相应的现象表现在外。比如脉象可以透露出很多身体内部的状态，健康的人脉搏会随着四时阴阳的周行而随之变化，《灵枢·禁服》认为："春夏人迎微大，秋冬寸口微大，如是者，名曰平人。"正常人的寸口脉冬季较夏季更大，人迎脉夏季较冬季更大。《素问·脉要精微论》曰："万物之外，六合之内，天地之变，阴阳之应……四变之动，脉与之上下。"描述了健康人在一年之间，脉象的变化遵循着天地之间阳气的盛衰，而表现出"春日浮，如鱼之游在波；夏日在肤，泛泛乎万物有余；秋口下肤，蛰虫将去；冬日在骨，蛰虫周密"的四时不同脉象。人体的脉象与四时变动相应，表明人的各项脏腑功能协调，是健康的表现；非其时而有其脉则提示身体可能存在问题，比如冬日脉应沉，而见浮脉，往往说明身体有感受表邪。《素问·平人气象论》则以"春胃微弦""夏胃微钩""秋胃微毛""冬胃微石"来概括四季平脉。平脉指正常人的脉象，人体出现这样的脉象是与天地间的阴阳相通应的。春天时，阳气开始生发，故脉位变浅，但是冬季的寒冷收引之性仍然没有全部消失，故春天脉微弦；夏季阳气充足，人体应之，故气血浮盛于外表，气血充盈脉管，故夏季脉搏洪大有力；秋季阳气肃杀，人应天地养收之气，故气血趋于体内，故秋日之脉虽在体表有浮象但已经脉势减弱；冬季养藏之季，气候寒冷，人应闭藏之气，阳气收藏于体内，腠理致密，以御严寒，故脉位深而脉势有力。此四种脉象为应时之脉象，表明人体能够适应自然界的气候变化，做出相应的调整。这种动态的调整，是《黄帝内经》对于健康的独特认识。

5. 形与神俱，德全不危

人不单单是一个生物学上的自然人，而是具有精神思想、社会因素的社会人。从身体方面讲，良好的营养状况和身体各个系统功能正常运作，从社会精神层面讲，良好的社会生活氛围和正常的精神心理状态，具备二者才是一个健康的人。《黄帝内经》对健康的认识并不局限于机体的内部，而是从社会生活的各个方面如地理环境、风俗习惯、气候特征、文化背景、社会阶层、生活水平、饮食结构、家庭遗传等方面去认识、去把握。不同的地理环境有不同的气候特征和物产特性，一方水土养一方人，生活在特定地区的人群也会体现出各地的特点，在健康到疾病的发展过程中表现出疾病的倾向性。《素问·异法方宜论》曰："东方之域，天地之所始生也，鱼盐之地，海滨傍水，其民食鱼而嗜咸……故其民皆黑色疏理，其病皆为痈疡……西方者，金玉之域，沙石之处，天地之收引也，其民陵居而多风，水土刚强，其民不衣而褐荐，其民华食而脂肥，故邪不能伤其形，其病生于内……北方者，天地所闭藏之域也，其地高陵居，风寒冰冽，其民乐野处而乳食，藏寒生满病……南方者，天地所长养，阳之所盛处也，其地下，水土弱，雾露之所聚也，其民嗜酸而食腐，故其民皆致理而赤色，其病挛痹……中央者，其地平以湿，天地所以生万物也众，其民食杂而不劳，故其病多痿厥寒热。"《黄帝内经》又从生活习惯、生活水平分析了上古之人、当世之人的不同，指出不健康的生活习惯可能导致健康受损。《素问·移精变气论》曰："往古人居禽兽之间，动作以避寒，阴居以避暑，内无眷慕之累，外无伸宦之形，此恬淡之世，邪不能深入也……当今之世不然，忧患缘其内，苦形伤其外，又失四时之从，逆寒暑之宜，贼风数至，虚邪朝夕，内至五脏骨髓，外伤空窍肌肤。"《黄帝内经》根据不同的社会地位把人分为"王公大人"和

"布衣匹夫"，"王公大人，血食之君，骄恣从欲轻人"（《灵枢·师传》），好逸恶劳不作而食，晦淫劳烦，戕伐肝肾，其身体柔脆，肌肉柔弱，血气慓悍滑利；匹夫之士则菽藿为食，多忧劳。社会地位的剧烈变动则更能够对人的精神造成巨大的影响，身体也会由之变动。如《素问·疏五过论》曰："凡未诊病者，必问尝贵后贱，虽不中邪，病从内生，名曰脱营。尝富后贫，名曰失精。"一个富贵之家的人突然家势败落，由贵到贫，身体一定会出现问题的，这种病态不是因为遭受了外来的邪气，而是由于人的精神遭受打击对身体造成了不良影响，故"不在脏腑，不变躯形"（《素问·疏五过论》)。《素问·疏五过论》又论述了"暴乐暴苦""始乐后苦""故贵脱势""始富后贫"等类似情况下人会出现的反应，并指出了因为这些社会经济地位的变动导致的人体受损的情况。春秋战国时期，诸侯混战，有许许多多今日朝堂之上称君、明日图圄之中为囚的事例，国破家亡的情景甚为多见。《史记·太史公自序》云："弑君三十六，亡国五十二，诸侯奔走不得报其社稷者不可胜数。"《孟子·离娄上》载："争地以战，杀人盈野；争城以战，杀人盈城。"失败的贵族沦为平民，一方面心理遭受巨大的落差，另一方面，生活水平大不如从前，颠沛流离，饥寒交迫。久而久之，就会产生很多慢性的消耗性心身疾病。"暴乐暴苦""始乐后苦"这种长期的过度的心理因素刺激，沮丧、挫败、抑郁等心理，本身就已经是不健康的表现，继续发展则会更加严重，由功能性疾病加重为器质性疾病。可以说心理状态的健康、积极向上是身体健康的重要组成，一个真正健康的人应当躯体强健、心态积极、道德完备。

综上所述，中医的健康观应当包含人与自然的层面和人自身的层面。在与自然环境的关系中认为"天人合一"是理想的状态。在人自身层面则注重"形与神俱"和"阴平阳秘"。换而言之，健康是与自然环境、社会环境相协调适应以及自身阴阳自和的结果，是人与天地相应、精气血津液神充盈饱满、形与神俱、阴平阳秘的综合。中医学重视人体的整体性、统一性，强调人与自然、人自身的和谐，强调人与自然、社会的和谐，提倡"因人、因地、因时制宜"及摄生保健等，从人体生命活动整体状态的变化及与自然界的相互关系来把握健康。中医认为健康状态是对生命过程中不同阶段生命特征的概括，人在生命过程中的健康状态是一直变化的，通过客观的外在表征可以反映内在的状态。中医学认为"有诸内必形诸外"，如"形精之动，犹根本之与枝叶也，仰观其象，虽远可知也"（《素问·五运行大论》），故可以采取

"司外揣内"的方法从外在的表征来把握人体的健康状况。健康判定必须兼顾道德情志和行为模式两方面。"身强曰健，心怡曰康"。在《黄帝内经》中，提出了一个"平人"的健康概念，"平人者，不病也"（《素问·平人气象论》）。这个概念包括人的身、心健康及与四时、环境、社会的变化的协调平衡。判断平人的标准是从多个维度建立的：从精神、精气角度看，"阴平阳秘，精神乃治；阴阳离决，精气乃绝"（《素问·生气通天论》），"恬淡虚无，真气从之，精神内守，病安从来"（《素问·上古天真论》）；从形体、气血角度看，"阴阳匀平，以充其形，九候若一，命曰平人"（《素问·调经论》），"形肉血气，必相称也，是谓平人"（《灵枢·始终》）；从机体功能角度来看，"人一呼脉再动，一吸脉亦再动，呼吸定息脉五动，闰以太息，命曰平人"（《素问·平人气象论》），"不病者，脉口、人迎应四时也，上下相应而俱往来也，六经之脉不结动也，本末之寒温之相守司也，形肉血气必相称也，是谓平人"（《灵枢·终始》）。

二、神形兼顾，养生调摄

中国传统文化很早就认识到神寓于形体之中，没有了形体就无所谓神。故《荀子·天论》曰："形具而神生。"《黄帝内经》更是强调脏腑形体官窍是人体的器质构成，精、气、血、津液是器官活动的代谢原料和产物，通过这些精微物质的代谢，生命活动赖以维持。生命活动通过活动、应答、举止、神情等方面体现出来，而神就是这些活动的总概括。因此，在实施治未病的养生调摄过程中，一定要形神兼顾。

（一）形神兼顾

《黄帝内经》把人看成一个有机联系的整体，人体内的各个部分之间是联系的、不可割裂的，又是互相制约的、互为作用的。《黄帝内经》认为在人生命互动的过程中，人的精神、形体是有机联系的。精神是人体活动的功能性体现，而形体健康是人体器质性状态的代表。故而在《黄帝内经》中用"形"和"神"的概念来概括器质性和功能性的状态。精、气、血、津液是产生神的物质基础，神不能脱离了物质性而存在。《素问·八正神明论》曰："血气者，人之神。"《素问·六节藏象论》曰："气和而生，津液相成，神乃自生。"都说明了精、气、血、津液作为人身体的物质基础，是神赖以产生的根基。《灵枢·平人绝谷》曰："血脉和利，精神乃居。故神者，水谷之精气也。"水谷精气的滋养，血脉运行的和畅，是神正常运行的前提。故《素问·上古天真论》曰："形体不蔽，精神不散。"指出形体健壮才能精神旺盛。相反的话，就会"形蔽血尽"则"神不使也"（《素问·汤液醪醴论》）。这些都论述了形为神之寄托，即器质性是功能性的承载，功能性化生于器质性。

另外，神在形的基础上产生，但神对形有制约调控的作用，人体各脏腑器官组织的生理活动都是在神的支配和调节下有序进行的。《素问·灵兰秘典论》中用"君臣相使"的理论模型来说明了脏腑的功能，指出了五脏六腑虽然分工不同，但是一定要相互配合，相互作用，才可以达到"不得相失"的境界。可见为了保证身体各脏腑器官的器质性良好，必须有人体各部分在功能性上的协调。而《黄帝内经》中用"神"这个概念来总括人体各种功能的活动，并认为"神"的功能主要通过"心神"来表达。《素问·灵兰秘典论》曰："主明则下安……主不明则十二官危。"该论述强调了心神对全身机能的统领作用，认为人体器官的协调运转是依赖于"心神"的调节和控制的。人处于复杂的社会和自然环境中，为了获得健康的身体和精神状态就必须与自然、社会环境相适应，这些都依赖于"心神"的调节和控制。《灵枢·本脏》曰："志意者，所以御精神，收魂魄，适寒温，和喜怒者也……志意和则精神专直，魂魄不散，悔怒不起，五脏不受邪矣。"这说明人体能够适应自然变化，缓冲各种因素引起的情绪波动，从而保持内脏机能、保障生命安全的首要因素就是"神"的功能调节作用。如果在疾病中出现"失神"的状况，机体丢失了神的主宰功能，无从调节，则表示病情深重，预后不佳。正如《素问·五常政大论》曰："神去则机息。"而《灵枢·天年》则更加概括地总结道："失神者死，得神者生。"

《黄帝内经》认为，一个健康的人应当是形和神的统一体，如《灵枢·天年》曰："血气已和，荣卫已通，五脏已成，神气舍心，魂魄毕具，乃成为人。""气血和""营卫通""五脏成"属于形，是器质性的范畴，是机体器质良好的表现，神气、魂魄，则属于神"功能"的范畴。生命的构成，不外形神两端，而机体的良好才能"精充神旺"。只有形神俱安，才能身体康健，得享天年。《灵枢·天年》中"五脏坚固，血脉和调，肌肉解利，皮肤致密，营卫之行不失其常，呼吸微徐，气以度行，六腑化谷，津液布扬，各如其常，故能长久"的描述，可以说是《素问·上古天真论》中"故能形与神俱，而尽终其天年，度百岁乃去"的具体表现。

（二）节制有常

情志、起居、饮食、运动、医药、房室是后天对健康和体质的重要影响因素。《素问·阴阳应象大论》曰："是以圣人为无为之事，乐恬淡之能，从欲快志于虚无之守，故寿命无穷，与天地终，此圣人之治身也。"心胸豁达、生活习惯良好能够使人保持健康状态。而如果不加以养护爱惜反而如《素问·上古天真论》所言"以酒为浆，以妄为常，醉以入房，以欲竭其精，以耗散其真，不知持满，不时御神，务快其心，逆于生乐，起居无节"，则一定会身受戕害，"故半百而衰也"。由此可以看出，《黄帝内经》认为人身体健康需要养护、爱惜。而对身体的爱惜则要遵循"节制有常"的原则。"节制有常"的思想与儒家的"中庸之道"颇有相通之处，强调"中和""和谐"，反对极端，反对"过犹不及"，在对待事物的态度上讲究一个"度"的问题，强调"适中""不偏不倚"，倡导身体的平衡和谐。在生理状态下，人体阴与阳之间，既有对立、消长的关系，又有依存、转化的关系。在人体一系列复杂的生理活动过程中，必须保持阴阳相对的平衡状态，因为只有不断地消长和不断地平衡，才能推动事物的正常发展，才能维持人体正常的生命活动。反之，如果人体的阴阳失去了平衡关系，就叫作"阴阳失衡"，属于病理状态。故《素问·调经论》曰："阴阳匀平，以充其形，九候若一，命曰平人……气血不和，百病乃变化而生。"这种保持"节制""适中"，反对"过犹不及"提倡"规律性"的思想对于保持人身体的阴平阳秘有重要的指导意义。

（三）情志有节

《黄帝内经》指出人体的心理活动，喜、怒、忧、思、悲、恐、惊本是人的正常情志变化，但如太过即七情过激就会使人体气机紊乱而生病。过喜伤心，过怒伤肝，悲忧过度伤肺，思虑过度伤脾，惊恐伤肾已被人们所共知。现代生活中，由于情志过激而导致疾病的比比皆是。比如糖尿病、心脑血管疾病、消化系统疾病，每每因情绪波动引起或诱发加重。在预防方面，如能做到宽厚仁德、善待他人、淡泊名利、潜心养生，则疾病无由产生。所谓"凡气之温和者寿，质之慈良者寿，量之宽宏者寿，言之简默者寿。盖四者，仁之端也，故曰仁者寿"。《素问·上古天真论》强调的"恬淡虚无，真气从之""高下不相慕"都是强调心胸豁达对于健康长寿的重要性。《素问·汤液醪醴论》曰："今精坏神去，荣卫不可复收。何者？嗜欲无穷，而忧患不止，精气弛坏，营泣卫除，故神去之而病不愈也。"物欲太重，则会心里一直患得患失，思虑过甚。反之如果能如《灵枢·本脏》所说"志意和，则精神专直，魂魄不散，悔怒不起"，则可以"五脏不受邪矣"。可见，"少欲宽心"是情志养身中的重要原则，正如《素问·上古天真论》所言："是以志闲而少欲，心安而不惧，形劳而不倦，气从以顺，各从其欲，皆得所愿。"

（四）保精节欲

房劳太过会影响身体健康。《黄帝内经》认为人的天赋寿命当在百岁以上，其所以夭亡的原因，就在于不知养生的缘故。《黄帝内经》认为人体生长衰老的整个生命过程，就是五脏功能自然盛衰变化的生理过程，其中尤以肾气的自然盛衰为关键，正如姚止庵《素问经注节解》所言："男女之壮也，并始于肾气盛实；其后也，亦由于肾气之衰微，人之盛衰，皆本源于肾，此故总以肾结之。"肾主藏精，在体合骨，生髓。《素问·六节藏象论》记载："肾者，主蛰，封藏之本，精之处也。"肾主封藏，藏精气而不泄。肾精充则髓盈，骨髓充则骨坚劲强，动作有力耐劳，此谓"作强"；脑髓足则精神健旺，动作或心思均精巧灵敏，此谓"伎巧"。因为人的生殖活动是依赖于肾主生殖功能的推动而实现的。人的生殖活动会严重影响人的健康状态，《普济方》曰："男子二八精气溢泻，必三十而娶；女子二七天癸至，必二十而嫁。欲其二气充实，然后交合，交而孕，孕而育，育而寿；倘若婚嫁不时，真气早泄，未完而伤，是以交而不孕，孕而不育，育而不寿者多矣。"可见早婚早育，生育太多，房劳太过会更加损耗肾精，而肾精是人体生长衰老的根本，所以保持肾气充实，延缓肾精的自然衰减限期，是减慢人体衰老的一个重要方面。节制欲望，免于房劳太过，不太早太晚生育，避免多生多育，保持肾精合理有度施泄是保持身体健康长寿的有效途径。肾又为元气之根，"受五脏六腑之精而藏之"，所以后天脏腑所藏之精对肾精的滋生，是充实肾气的重要来源。如《灵枢·天年》说："五脏坚固，血脉和调，肌肉解利，皮肤致密，营卫之行，不失其常，呼吸微徐，气以度行，六腑化谷，津液布扬，各如其常，故能长久。"由此可见，养生的任务就在于运用各种方法，保持五脏精气，尤其是肾气的充实，以预防疾病的发生，延缓衰老的过程。说明加强后天调养，保持脏腑之气旺盛来充养先天肾气，是延年益寿的重要方法。

（五）饮食有节

《素问·六节藏象论》曰："天食人以五气，地食人以五味。"人维持正常生理活动要靠食物的供养，人体通过饮食来获得后天之精，后天之水谷精微是人体正气充实的源泉。后天食物中蕴含了人生命活动必需的物质和能量，《素问·脏气法时论》曰："五谷为养，五果为助，五畜为益，五菜为充，气味合而服之，以补精益气。"所以，饮食对于人体健康的影响巨大。饮食既不能太多，也不能太少，要按时进食。饮食除了要注意定时定量之外还应该注意荤素搭配、口味均衡。《黄帝内经》中将这些原则归纳为"谨和五味，食饮有节"。《素问·上古天真论》指出要做到"饮食有节"，过饥过饱都会伤害脾胃的运化功能，进而有损人体健康。《素问·痹论》曰："饮食自倍，肠胃乃伤。"《素问·生气通天论》指出："因而饱食，筋脉横解，肠澼为痔。因而大饮，则气逆……"食量没有规律会对身体造成伤害，暴饮暴食会导致身体内邪气积聚。《灵枢·百病始生》曰："卒然多食饮，则脉满，起居不节，用力过度，则络脉伤……肠胃之络伤，则血溢于肠外，肠外有寒，汁沫与血相抟，则并合凝聚不得散，而积成矣。"《素问·六节藏象论》曰："五味入口，藏于肠胃，味有所藏，以养五气，气和而生，津液相成，神乃自生。"食物如同药物都有五味偏性，食物的五味与五脏相应，五味偏嗜会导致五脏的强弱失调，改变五脏的生克乘侮、相互制衡，从而影响人体健康。《素问·生气通天论》指出要"谨和五味"，提示注意口味均衡，对于喜欢吃的食物也要有所节制，偏嗜某种口味会影响人体健康。并列举了五味偏嗜所导致的不良后果："是故味过于酸，肝气以津，脾气乃绝；味过于咸，大骨气劳，短肌，心气抑；味过于甘，心气喘满，色黑，肾气不衡；味过于苦，脾气不濡，胃气乃厚；味过于辛，筋脉沮弛，精神乃央。"《灵枢·九针论》则指出五味太过会影响疾病的治疗、预后、转归："病在筋，无食酸；病在气，无食辛；病在骨，无食咸；病在血，无食苦；病在肉，无食甘。口嗜而欲食之，不可多也，必自裁也，命曰五裁。"荤素搭配也是影响身体健康的重要因素，《素问·生气通天论》指出："膏粱之变，足生大丁，受如持虚。"如果饮食中太多膏粱厚味，势必会导致身体内痰湿壅滞，痰湿郁而化热则会导致许多疮疡类的疾病。《素问·脏气法时论》提出"五谷为养、五果为助、五畜为益、五菜为充，气味合而服之，以补精益气"的著名食谱理论，与现代提倡的"以谷物为主食，多吃水果蔬菜，兼食肉蛋禽类"的说法是一致的。总之，饮食应当注意按时、按量、类杂、味全。

（六）不妄作劳

老子曰："人法地，地法天，天法道，道法自然。""道法自然"是中华民族的文化基础之一，同时也是中医学基础理论的核心思想之一。老子曰："有物混成，先天地生，寂兮寥兮，独立不改，周行而不殆，可以为天下母，吾不知其名，字之曰道。"老子明确把道提升到了"宇宙天人的总规律"的本体论高度，认为天地万物必须依"道"而行，道是天地万物的支配者，是天地万物的创生者，是天地万物的本原。《黄帝内经》同样强调"其知'道'者""合于'道'"的重要性。清静自然是中医养生中一个重要的原则。自然指自然而然、本然如此、不加干预的状态。先秦诸子倡导顺势而为，顺应事物发展本性的处事原则。《素问·生气通天论》曰："苍天之气，清净则志意治，顺之则阳气固，虽有贼邪，弗能害也，此因时之序。"认为清净可以固阳气保护身体不受贼邪侵扰。同时《淮南子·原道训》也说："静而日充者以壮，躁而日耗者以老。"《素问·痹论》指出："静则神藏，躁则消亡。"认为清净能够藏神，躁动不安则会耗神。《素问·生气通天论》强调："清静则肉腠闭拒，虽有大风苛毒，弗之能害。"认为清静有抗衰防老、抵御外邪的作用。静以养神，不妄动念，不为名利所扰，谨防心浮气躁，"内无眷慕之累，外无伸宦之形"（《素问·移精变气论》）。不管是过量的体力劳动还是脑力劳动对身体都有一定的劳损，消耗人体气血津液。劳累过后，人体正气虚弱容易感受外邪，气血津液的亏耗也会导致内伤疾病的发生。疾病就会因而发生。《黄帝内经》倡导劳逸适度的养生理念"不妄作劳"并指出了一些活动太过对于人体的伤害。《素问·宣明五气》说："久视伤血，久补伤气，久坐伤肉，久立伤骨，久行伤筋。"这些论述都表达了为了保护形神，不宜劳作太过的观点。当然"不妄作劳"不是安坐不动，而是适度活动。劳作要适度，适度劳动有益身体气血的周行、水谷的代谢。《素问·上古天真论》曰"形劳而不倦"，说明运动应当有一定限度，适当运动有益身体健康。《黄帝内经》中提到许多运动养身的方法，如导引、按跷、吐纳等。这些方法都能达到适量的运动，不至于运动太过而伤身。

第二节 《伤寒杂病论》治未病思想

东汉张仲景在继承《黄帝内经》理论体系的基础上，经过长期的临床观察和实践，形成了一系列较为全面、富有特色的"治未病"思想，他将这一思想贯穿于《伤寒杂病论》始终，并使其得到了进一步丰富和发展，对后世医家"治未病"思想的产生有重大影响。

张仲景能继承和发展"治未病"思想，与其生活的时代背景有莫大关系。张仲景生于东汉末年，当时社会动荡，战乱连年，疫疠猖獗，百姓死伤惨重，张仲景的家族也未能幸免于难。在《伤寒杂病论》原序中，张仲景记载："余宗族素多，向余二百，建安纪年以来，犹未十稔，其死亡者，三分有二，伤寒十居其七。感往昔之沦丧，伤横夭之莫救。"面对如此艰辛的世道，张仲景开始发奋研究医学，"乃勤求古训，博采众方，撰用《素问》《九卷》《八十一难》《阴阳大论》《胎胪药录》，并平脉辨证，为《伤寒杂病论》合十六卷。虽未能尽愈诸病，庶可以见病知源，若能寻余所集，思过半矣"。

《伤寒杂病论》是我国第一部融理法方药于一体，特别重视理论联系实际的临床著作，是中医药发展史上的一部具有辉煌价值和重大影响的巨著。历代医家都十分重视对《伤寒杂病论》的研究与学习，称其为"启万世之法程，诚医门之圣书"。它以中医的整体观念为指导思想，以脏腑经络学说为理论依据，并运用六经辨证论治理论，论述了疾病的发生、发展、传变规律，开创了预防为主、防治结合之先河，进一步诠释了《黄帝内经》的预防思想，且措施更加具体与完善。张仲景在书中采用内养和外防两条途径，针对外感热病和内伤杂病，从未病先防、既病防变、瘥后防复三个方面，采用顺应四时、调节饮食、调畅情志、针灸导引、临床早诊治等手段，以达到《黄帝内经》中所说之"圣人不治已病治未病，不治已乱治未乱"的目的。这一思想不仅有效提高了临床疗效，对后世中医预防医学之发展也起到了重大作用。但《伤寒杂病论》成书之后，由于战火纷飞、兵荒马乱，不久原书就散佚不全。后经过西晋太医令王叔和重新整理编次，宋代林亿等校订之后，将《伤寒杂病论》分为《伤寒论》（图1－6）与《金匮要略》二书，得以流传。因此，我们研究张仲景的"治未病"思想，也从《伤寒论》与《金匮要略》二书入手。

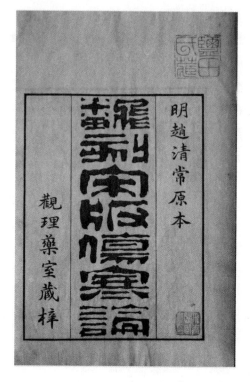

图1-6 《翻刻宋版伤寒论》

一、未病养慎，防病发生

疾病的发生，一般有两方面的原因，一是机体自身的功能紊乱和代谢失调，二是致病因素作用于人体后产生的损害和不良影响。这两方面又可以相互作用，机体自身的功能紊乱和代谢失调会使得致病因素更容易侵入，而致病因素作用于人体后会加重机体的阴阳失衡状态。整个疾病的发生、发展、转归过程错综复杂，但概括起来就是正邪交争过程，也就是邪气作用于机体的损害和正气抗损害之间的矛盾的斗争过程。正气是决定发病的内在因素，而邪气是发病的重要条件。正能胜邪，则机体的"阴平阳秘"的状态得以维持，就不会发病；一旦邪胜正负，机体的阴阳平衡状态被打破，就会发生疾病。因此，未病先防的关键就在于保养正气与防邪侵害。正如《黄帝内经》所言之"正气存内，邪不可干""虚邪贼风，避之有时"。中医学的养生理论就此应运而生，就是要提高生命活力，提高生命质量，延缓衰老，延长生命。

中国医学家一直非常重视养生学。早在秦汉之际，中国社会上的养生风气就很盛行，《黄帝内经》《老子》《淮南子》等古代经典中的养生学思想，对后世的养生学发展有很大影响。至魏晋、南北朝、隋、唐时期，养生学得到了进一步的丰富和发展，涌现出一批著名的养生家，如晋朝的葛洪、南朝的陶弘景、唐朝的孙思邈等。张仲景虽然生活在社会较为动荡的东汉末年，但是社会上仍然非常重视养生，也涌现了一批杰出的养生学家。在长沙马王堆发掘的汉文帝初元十二年（公元前 168 年）的墓葬中，存在不少养生方面的文物，如《导引图》《养生方》《却谷食气》《十问》等。《导引图》介绍了 44 幅导引姿势，包括呼吸运动、徒手体操和持养生器械的体操。《养生方》记载了养生的方药，而《却谷食气》《十问》论述养生理论和一些具体方法。东汉哲学家王充也是一位养生家，他在其代表作《论衡》中，论述生死寿夭、延年之道方面的内容近二十篇，如《论衡·气寿》曰："夫察气厚则体强，体强则其命长；气薄则其体弱，体弱则命短。"其中明确指出了先天禀赋强者，其寿命长，先天禀赋弱者，其寿命短。华佗是东汉时代的著名医家，也是杰出的养生家。华佗有一段关于养生的著名论述："人体欲得劳动，但不当使极耳。动摇则谷气得消，血脉流通，病不得生。譬如户枢不朽是也。"根据这样的养生学思想，他创立了"五禽戏"（图 1 - 7 ~ 图 1 - 11），模仿虎、熊、鹿、猿、鸟五种动物动作姿态，既能动摇使谷气得消，血脉流通，又不会运动太过，伤损身体。

在这种养生风气盛行的社会背景下，张仲景自然也对养生十分重视，其养生理论和方法见于《伤寒论》和《金匮要略》多篇，内容全面而具体。在《伤寒杂病论》的序文中，仲景明确提出了要重视养生，不能"轻生"，不可舍本逐末，也就是不能不爱惜生命、肆意地损害健康。其论曰："怪当今居世之士，竟不留神医药，精究方术，上以疗君亲之疾，下以救贫贱之厄，中以保身长全，以养其生。但竞逐荣势，企踵权豪，孜孜汲汲，唯名利是务。崇饰其末，忽弃其本，华其外而悴其内。皮之不存，毛将安附焉……举世昏迷，莫能觉悟，不惜其命，若是轻生，彼何荣势之足云哉？而进不能爱人知人，退不能爱身知己，遇灾值祸，身居厄地，蒙蒙昧昧，蠢若游魂。哀乎！趋世之士，驰竞浮华，不固根本，忘躯徇物，危若冰谷，至于是也。"

在《金匮要略·脏腑经络先后病脉证》中，张仲景提出了"养慎"的观点："若人能养慎，不令邪风干忤经络。适中经络，未流传脏腑，即医治

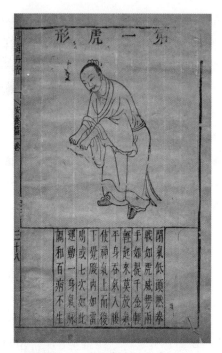

图1-7 "五禽戏"之虎形

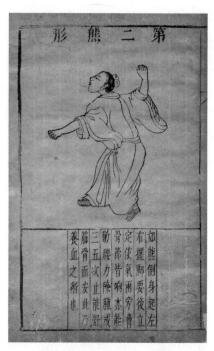

图1-8 "五禽戏"之熊形

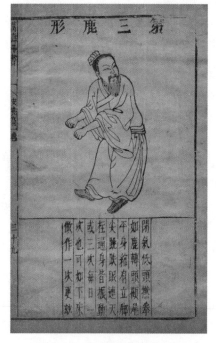

图1-9 "五禽戏"之鹿形

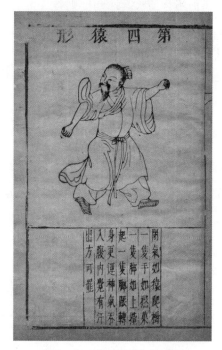

图1-10 "五禽戏"之猿形

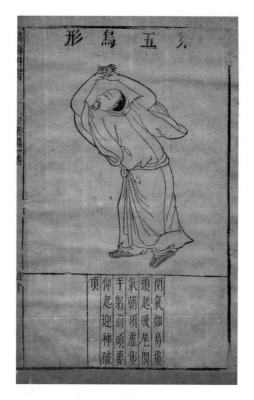

图1-11 "五禽戏"之鸟形

之。四肢才觉重滞，即导引吐纳，针灸膏摩，勿令九窍闭塞。"这是张仲景提出的养生的最为基本的原则，可谓言简意赅，养生所做的全部事情尽蕴含于此二字之中。所谓"养慎"，即内养正气，外慎风邪。"养"字言养护人体和煦的生生之机，"慎"字言避开各种于生命有害的惨郁肃杀之因。养生方法多矣，终不越此二字所规定的方针。知其要者，一言而终，仲景可谓知养生之要者。

"养"就是要保养正气，提高机体的抵抗力，使得精气充足、元真通畅、气血阴阳和谐、脏腑功能协调。首先，精气的充足非常重要。精气泛指人体的一切正常精微物质，包括精、气、血、津液。精、气、血、津液、神在人体生命活动中占有极其重要的位置。《灵枢·本脏》云："人之血气精神者，所以奉生而周于性命者也。"它们是人体脏腑经络、形体官窍进行生理活动的物质基础，是构成人体和维持人体生命活动的基本物质。只有物质充足，才能使得人之精神旺盛、体魄健强，才能抵御一切有害因素对身体的损害。

机体气血津液不足，精气衰少，则导致脏腑失养，人体的抵抗力减弱，容易发生疾病。故张仲景云："血弱气尽，腠理开，邪气因入，与正气相搏。"所以要时时刻刻保护自己的精气不受损伤，保证精气充足。另外，精气的流通、输布顺畅也十分重要。张仲景说："若五脏元真通畅，人即安和。"五脏元真也就是人体的精、气、血、津液等物质。只有精气流通，脏腑才能各得所养，机体的新陈代谢才能正常进行，而人体与自然界天地阴阳之气才能顺利交通。仲景说"勿令九窍闭塞"，就是在提醒世人重视精气的流通。最后，仲景还特别重视气血阴阳和谐、脏腑功能协调。《金匮要略·脏腑经络先后病脉证》记载："脾能伤肾，肾气微弱，则水不行；水不行，则心火气盛；心火气盛，则伤肺；肺被伤，则金气不行；金气不行，则肝气盛。"由此可以清楚地看到，脏腑之间协调配合对健康的重要性。健康是一种气血阴阳和谐、脏腑功能协调的状态。在正常情况下，气血阴阳和谐，无太过不及，脏腑协调配合，无乘侮贼害，否则便是疾病，或易致疾病。《伤寒论》里有"肝乘肺""肝乘脾"之论，便是脏腑功能失调的表现。

"慎"就是要慎起居，适寒温，节饮食，避邪气。仲景说："客气邪风，中人多死。千般疢难，不越三条：一者，经络受邪，入脏腑，为内所因也；二者，四肢九窍，血脉相传，壅塞不通，为外皮肤所中也；三者，房室、金刃、虫兽所伤，以此详之，病由都尽。"邪气伤人的途径，或导致阴阳气血、脏腑功能失调，进而损伤脏腑；或阻碍血脉，导致壅塞不通；或直接耗伤气、血、津液、精、筋肉、骨骼。例如《金匮要略·五脏风寒积聚病脉证并治》中就论述了风寒中伤五脏的各种病变。健康是一种无邪状态，邪气是健康的大敌，是养生的大敌，张仲景提醒世人要善于避免邪气伤害才能不"轻生"，要既不使外邪进入身体，又不使内邪于体内滋生，提出了"不令邪风干忤经络""更能无犯王法，禽兽灾伤""房室勿令竭乏，服食节其冷热苦酸辛甘"等，也就是除了要躲避六淫、戾气，还要不犯王法以免受身体和精神之刑罚，避免虫兽、外伤等各种致病因素的伤害，还要节制房室，勿令肾之元阴、元阳竭乏，更要注意饮食冷热、五味均衡、节制洁净。如此这般，才能做到防邪于未然。

虽然"养""慎"并重，"客气邪风"为致病的重要条件，但是否引发疾病，关键还在于人体正气之盛衰。正气强盛，能适应反常的气候变化，人体则平和无病，反之正气不足，抗病能力减弱，则易遭受"客气邪风"的侵袭，导致疾病发生。因此，增强体质，提高正气抗邪能力是未病先防的关键，只有体质增强，"不遗形体有衰，病则无由入其腠理"。

张仲景提出了许多"养慎"的具体方法，真正将理论运用于实践，可总结为顺时养生、饮食养生、运动养生、调神养生、房室养生、服药养生、避邪养生等方面。

（一）顺时养生

张仲景从中医学的整体观念出发，认识到人作为大自然的一部分，其生命活动应当顺应大自然的四时变化，与四时规律一致，要与自然完美的适应、协调、融合。《金匮要略·脏腑经络先后病脉证》曰："夫人禀五常，因风气而生长。"这就是仲景阐释的天人相应的观点，人依靠天地之气而生，也依靠天地之气而长，也就是说人体的生理、病理变化都会受到天地阴阳变化的影响。《伤寒论·平脉法》记载："人之脉象春弦、秋浮、冬沉、夏洪。"脉象反映着脏腑功能的变化，是阴阳气血升降、浮沉、盛衰、消长的体现，实际上这也反映了人体对天地阴阳变化的适应。

但是，"风气虽能生万物，亦能害万物，如水能浮舟，亦能覆舟"。如果不能顺应自然四时之变化，或者四时之气变化太过，超出了人的适应能力，则很容易导致疾病的发生。《金匮要略·脏腑经络先后病脉证》中提出与时令不相符之反常气候可以引发疾病，如"以未得甲子，天因温和，此为未至而至也；以得甲子而天未温和，此为至而不至也；以得甲子而天大寒不解，此为至而不去也；以得甲子而天温如盛夏五、六月时，此为至而太过也"。

若能随机应变，顺应四时阴阳规律，预测变化趋势，顺势调节起居、饮食，甚至是服药，就可保持身体健康。起居方面，如张仲景在《伤寒论·伤寒例》中提出："君子春夏养阳，秋冬养阴，顺天地之刚柔也。"如调摄不当，则可致"客气邪风，中人多死"。《伤寒论·辨脉法》记载："春气温和，夏气暑热，秋气清凉，冬气冰冽。"又有云"夏月热盛""冬月寒盛"。于是，《金匮要略·果实菜谷禁忌并治》提出："夏月大醉汗流，不得冷水洗著身，及使扇，即成病。"夏日天气炎热，人体大量汗出是为了及时散热，若用冷水洗澡，则容易使腠理骤闭，使湿热蕴于体内，生出病变。尤其是饮酒之后，酒本为湿热之品，更加重人体的汗出散热过程，此时骤闭腠理，易使湿热留结于里而生病。饮食方面，如《金匮要略·禽兽鱼虫禁忌并治》指出："春不食肝，夏不食心，秋不食肺，冬不食肾，四季不食脾。"张仲景提示世人饮食也要注意顺应四时变化。用药方面,如张仲景在《伤寒论·辨太阳病脉证并治》第168条论白虎加人参汤时提到:"此方立夏后,立秋前乃可服。立秋后不可服。正月、二月、三月尚凛冷,亦不可与服之,与之则呕利而腹痛。"张仲景明确提示医者要注意用药顺应四时阴阳盛衰。

(二)饮食养生

张仲景非常重视饮食养生,《金匮要略·禽兽鱼虫禁忌并治》中记载:"凡饮食滋味,以养于生,食之有妨,反能为害。自非服药炼液,焉能不饮食乎?切见时人,不闲调摄,疾疾竞起;若不因食而生,苟全其生,须知切忌者矣。所食之味,有与病相宜,有与身为害,若得宜则益体,害则成疾,以此致危,例皆难疗。"张仲景认为人们依靠食物来维持生命活动,但是不同的饮食对人体会产生不同的影响,如果适宜,则对人体有益,一旦不适宜,则有害处,故善于养生者应当注意饮食的技巧。

中医理论认为,疾病的发生、发展与脾胃功能的盛衰关系极为密切,故张仲景提出了"四季脾旺不受邪"这一预防为主的思想。脾胃为后天之本、气血生化之源,饮食物进入人体后被脾胃化生为水谷精微,流溢全身,滋养脏腑,补充气血,为生命之必需。脾胃强健,正气充足,抗邪有力,气血阴阳俱荣,自能减少疾病的发生。脾胃为仓廪之官、水谷之海,二者共同主持饮食物的受纳运化,故饮食最易伤脾胃。重视脾胃,首先要注意调理饮食。

饮食养生中,张仲景特别强调重视食物的质和量,提倡饮食应当保持营养、五味、寒温的平衡,要节制和清洁,注意因时、因人制宜。以现在科学的角度看来,虽然张仲景的有些认识值得商榷,但是其中也不乏古人们生活经验的积累,有很多积极的意义。

1. 饮食要保持营养、五味、寒温的平衡

张仲景明确提出应当"服食节其冷热苦酸辛甘"。

饮食五味,不可有失偏颇,五味入五脏,长期嗜好某种性味的食物,容易导致该脏脏气偏盛,脏腑功能失调而发生多种病变。正如《素问·五脏生成》所云:"多食咸,则脉凝泣而变色;多食苦,则皮槁而毛拔;多食辛,则筋急而爪枯;多食酸,则肉胝皱而唇揭;多食甘,则骨痛而发落。"张仲景对于摄入食物的营养和五味要均衡节制的观点与历代医家的主张可谓不谋而合。《金匮要略·脏腑经络先后病脉证》曰:"夫肝之病,补用酸,助用焦苦,益用甘味之药调之。酸入肝,焦苦入心,甘入脾……"这正是仲景所云"所食之味，若得宜则益体"之意。

饮食当适寒温，张仲景指出食物要冷热适宜，不可过热，亦不可过凉，更不可忽冷忽热，否则可能损害健康，导致疾病。《金匮要略·禽兽鱼虫禁忌并治》有"食肥肉及热羹，不得饮冷水"的记载，《金匮要略·果实菜谷禁忌并治》中有"食冷物，冰人齿""食热物，勿饮冷水"等记载。此外，《伤寒论》和《金匮要略》中关于诸汤药的服法，仲景皆指出要"适寒温"，也就是使药液温度不凉不热，如此便能保护胃气，不致伤害胃气。

2. 饮食量要保持节制

饮食保持节制，主要是指无太过和不及。《黄帝内经》所谓"饮食自倍，肠胃乃伤"，人类的身体需要饮食物提供所需的营养和能量才能维持正常的功能活动，但是其需求量是有限度的，正所谓"过犹不及"，进食过多则会反生病变，对身体十分有害。反之，进食过少，身体的气血津液化源不足，无法维持正常的生理功能活动，亦会导致疾病的发生。进食不可太过和不及，这一思想在张仲景的《伤寒杂病论》中被反复强调。《金匮要略·血痹虚劳病脉证并治》在论大黄䗪虫丸时说："五劳虚极羸瘦，腹满不能饮食，食伤、忧伤、饮伤、房室伤、饥伤、劳伤，经络营卫气伤，内有干血，肌肤甲错，两目黯黑。"明确指出的病因就有"食伤""饮伤""饥伤"，也就是身体为饮食所伤，包括过量饮食，损伤脾胃，以致痰湿内生，阻滞气血；或饮食不足，营卫气血化源匮乏，导致疾病丛生。《金匮要略·腹满寒疝宿食病脉证治》论宿食为病，张仲景或用大承气汤下之，或用瓜蒂散吐之，这些都说明食物过量，损伤脾胃，不得不将宿食清除才能使机体向愈。《金匮要略·果实菜谷禁忌并治》中有"贪食食多不消心腹坚满痛治之方"，其中"贪食，食多不消"就明确指出过量进食引起食物难以消化完全，进而会引发胃脘、腹部等处的疾病。《金匮要略·果实菜谷禁忌并治》中还有大量关于食物不可进食过多的劝告，如"桃子多食，令人热，仍不得入水浴，令人病淋沥寒热病""梅多食，坏人齿""李不可多食，令人胪胀""林檎不可多食，令人百脉弱""橘柚多食，令人口爽，不知五味""梨不可多食，令人寒中""樱桃、杏，多食伤筋骨""安石榴不可多食，损人肺""胡桃不可多食，令人动痰饮""生枣多食，令人热渴气胀""小蒜多食，伤人心力"等。

3. 饮食要保持清洁和无毒

张仲景明确提出饮食一定要注意食物的品质，食物不熟，未到时令，或者已经变质，则不可进食，否则会"伤人""害人""杀人"，如"凡蟹未遇霜，多毒""杏酪不熟伤人""果子生食，生疮""果子落地经宿，虫蚁食之者，人大忌食之""生米停留多日，有损外，食之伤人""凡肝脏自不可轻啖，自死者弥甚""诸肉及鱼，若狗不食，鸟不啄者，不可食""肉中有如米点者，不可食之""六畜肉，热血不断者，不可食之""秽饭馁肉臭鱼，食之皆伤人"等。

食物有毒，或者某一个部位有毒，或者出现奇异形状、异常现象者，一定要小心鉴别，万万不可进食，如"葵心不可食，伤人，叶尤冷，黄背赤茎者，勿食之""蜀椒闭口者，有毒""虾无须及腹下通黑，煮之反白者，不可食之""鳖目凹陷者，及厌下有王字形者，不可食之""凡水及酒，照见人影动者，不可饮之"等。

还有某些食物本来无毒，但是和其他食物一起食用后就会产生不良影响，如"羊肉不可共生鱼、酪食之，害人""饮白酒，食生韭，令人病增""薤不可共牛肉作羹食之，成瘕病。韭亦然""食糖、蜜后四日内，食生葱、韭，令人心痛""蓼和生鱼食之，令人夺气，阴核疼痛"等。

此种表述在《金匮要略·禽兽鱼虫禁忌并治》《金匮要略·果实菜谷禁忌并治》中有大量记载。

4. 饮食要因人、因时制宜

饮食当注意"补不足，损有余"，因人制宜。根据每一个个体不同的身体情况，其得宜的饮食不同。虚者补益为得宜，实者泻之为得宜，寒者温之为得宜，热者清之为得宜，多膏粱厚味者，粗淡为得宜，藜藿辛苦之人，适量增加禽畜肉为得宜。首先张仲景非常注意要因人的体质状态不同而饮食，如"羊肉，其有宿热者，不可食之"。其次，妊娠妇女的饮食是否得宜，不仅关系到妊妇本身的身体健康，也关系到胎儿的发育，张仲景十分重视妊娠妇女的饮食情况，如"麋脂及梅李子，若妊妇食之，令子青盲，男子伤精""妇人妊娠，不可食兔肉、山羊肉及鳖、鸡、鸭，令子无声音""妇人妊娠，食雀肉，令子淫乱无耻""妊妇食姜，令子余指"。最后，张仲景十分重视病人的饮食禁忌，如《金匮要略·禽兽鱼虫禁忌并治》记载"肝病禁辛，心病禁咸，脾病禁酸，肺病禁苦，肾病禁甘"，《金匮要略·果实菜谷禁忌并治》记载"扁豆，寒热者不可食之""病人不可食胡荽及黄花菜""时病瘥未健，食生菜，手足必肿"等。

饮食要因时制宜，张仲景有相当多的篇幅加以著述，提到无论早晚、四季，甚至每个月都应当注意。如张仲景提到"春不食肝，夏不食心，秋不食肺、冬不食肾，四季不食脾"，说明饮食应注意季节，避开各脏之旺季，以防损伤他脏，导致脏腑失调。又有云"夜食生菜，不利人""夜食诸姜、蒜、葱等，伤人心""正月勿食生葱，令人面生游风""二月勿食蓼，伤人肾""三月勿食小蒜，伤人志性""四月、八月勿食胡荽，伤人神""五月勿食韭，令人乏气力""六月、七月勿食茱萸，伤神气""八月、九月勿食姜，伤人神""十月勿食椒，损人心，伤心脉""十一月、十二月勿食薤，令人多涕唾"等。

（三）运动养生

张仲景在《金匮要略·脏腑经络先后病脉证》中说："四肢才觉重滞，即导引、吐纳、针灸、膏摩，勿令九窍闭塞。"也就是说一旦感觉四肢沉重、呆滞、不灵活，就应当及时地做一些导引、吐纳等运动，或者施用针灸、推拿、按摩等技术，调畅气机、流通血脉、通利关节、增强正气，使身体避免因气血闭塞、经络不通而出现疾病。仲景列举的"导引"和"吐纳"，无论是古代还是现代，不仅可以作为防病治病的措施，也常作为养生保健的手段。导引又作"道引"，是中国古代的一种呼吸运动与躯体运动相结合的养生保健和医疗方法。《庄子·刻意》成玄英疏："导引神气，以养形魄，延年之道，驻形之术。"吐纳又称"调息"，也是中国古代的一种养生方法，其操作方法为把肺中的浊气尽量从口中呼出，再由鼻孔缓慢地吸进新鲜的空气，使之充满于肺，即"吐故纳新"。

（四）调神养生

人类是情感动物，有喜、怒、忧、思、悲、恐、惊七种心理活动。情志可直接影响人的精神状态，进而影响脏腑功能活动和气血运行状况，因此情志对于人体健康的影响可能是超乎想象的。如果情志活动过久或过强，超出了人体的耐受能力和调节范围，就会影响脏腑气机，导致身体气机升降失衡，阴阳气血失调，产生多种疾病或者为疾病的发生埋下伏笔。张仲景在《伤寒杂病论》的原序中批评当时的一些人"但竞逐荣势，企踵权豪，孜孜汲汲，唯名利是务。崇饰其末，忽弃其本，华其外而悴其内。皮之不存，毛将安附焉……举世昏迷，莫能觉悟，不惜其命，若是轻生。彼何荣势之云哉？而进不能爱人知人，退不能爱身知己，遇灾值祸，身居厄地，蒙蒙昧昧，蠢若游魂。哀乎！趋世之士，驰竞浮华，不固根本，忘躯徇物，危若冰谷，至于是也"。精神情志，贵在调和，正如《灵枢·本脏》所言："志意和则精神专直，魂魄不散，悔怒不起，五脏不受邪矣。"一旦汲汲营营地追名逐利，必然不能保持心境的平和，还易导致情志不畅，百病丛生。例如张仲景在《金匮要略·奔豚气病脉证治》中记载："奔豚病，从少腹起，上冲咽喉，发作欲死，复还止，皆从惊恐得之。"可见奔豚病的发生，就与情志的异常有很大关系。

（五）房室养生

张仲景很早就注意到房室养生对于人体健康的重要性。《金匮要略·脏腑经络先后病脉证》中言"千般疢难，不越三条"，其中一条就是"房室、金刃、虫兽所伤"，仲景将房室伤视为一种重要的致病原因，《金匮要略·血痹虚劳病脉证并治》就有"五劳虚极羸瘦，腹满不能饮食，食伤、忧伤、饮伤、房室伤、饥伤、劳伤，经络营卫气伤，内有干血，肌肤甲错，两目黯黑"的记载，张仲景认为房室养生非常重要，提出了"房室勿令竭之"的养生策略。房室是人类的正常生理活动，主要依赖于肾的功能活动，并要消耗一定的肾精、肾气。肾藏精，为封藏之本，不宜过度耗泄肾精，应当固肾惜精、节欲保精，以保持身体强健。如果房室不节，就会导致肾精、肾气的过度耗伤，出现腰膝酸软、头晕耳鸣、健忘乏力、精神萎靡、性功能减退，如男子就会出现阳痿、遗精、早泄等症状。同时肾为先天之本，在人的生长、发育、成熟、衰老的过程中，肾起着主导作用，房室不节可能导致早衰短寿，正如《素问·上古天真论》所言："……醉以入房，以欲竭其精，以耗散其真，不知持满，不时御神，务快其心……故半百而衰也。"这也就是民间常言"纵欲催人老""房劳促短命"的道理。

（六）服药养生

张仲景也提出了可以适当服用药物的养生方法。如《金匮要略·妇人妊娠病脉证并治》记载："妇人妊娠，宜常服当归散。"对于妊娠的妇人，由于其血液用于养育胞胎，多数表现为血虚状态。中医认为肝主藏血，血虚首先表现为肝血虚。五行中木疏土，肝虚必然影响肝的疏泄功能，继而影响脾的运化。所以妊娠的妇人多数都有肝脾两虚的证候，常服养血疏肝、健脾除湿的当归散，以防病在先，防患于未然。再如《金匮要略·疟病脉证并治》中，治疗牝疟的蜀漆散，方后服法为"未发前"和"临发时"服用，起到预防的作用，防止疾病再次发作。

（七）避邪养生

《金匮要略·脏腑经络先后病脉证》中云："客气邪风，中人多死。"张仲景提出"若人能养慎，不令邪风干忤经络"，则可以免于发生疾病。张仲景所说的"邪风"泛指一切有损健康、影响脏腑正常功能活动、导致疾病产生的不正之气和不利因素。致病因素很多，《伤寒杂病论》中提到的致病因素除了六淫邪气中的风、寒、湿、火、暑等，还有毒气、饥伤、酒伤、饮伤、蛔虫、食物中毒、虫兽伤、蛊、金刃伤、房室伤、过劳、忧伤、惊恐、痰饮、宿食等。

非常有特色的是张仲景在《金匮要略·脏腑经络先后病脉证》中论述各种养生保健、预防疾病的方法时，还提出"无犯王法"。触犯法律，不仅会使身体因囚禁、刑罚而遭到损伤，更会对人的精神造成重大打击，导致人极易出现惊、恐、忧等不良情志活动，严重影响生命健康。

二、既病早治，防其传变

（一）既病早诊早治

已经发生疾病，张仲景提倡要注意早期诊断和早期治疗，争取将疾病控制于萌芽状态，避免事态扩大，这就要求医者具有准确的预判能力，而病人具有早诊早治的意识，如此，对于疾病的治疗才能够占得先机。张仲景劝诫世人："凡人有疾，不时即治，隐忍冀差，以成痼疾。小儿女子，益以滋甚。时气不和，便当早言。寻其邪由，及在腠理，以时治之，罕有不愈者。患人忍之，数日乃说，邪气入脏，则难可制。"《金匮要略·脏腑经络先后病脉证》云："适中经络，未流传脏腑，即医治之，四肢才觉重滞，即导引、吐纳、针灸、膏摩，勿令九窍闭塞。"若不慎感受外邪，须邪气尚在经络，四肢初觉重着不适，而未深入脏腑之时，及早使用导引、吐纳、针灸、膏摩等方法治疗，使机体气血通畅，增强机体抗病能力，消灭病邪于萌芽之时，阻止病邪深入传变。又如《金匮要略·肺痿肺痈咳嗽上气病脉证治》云："始萌可救，脓成则死。"《伤寒论·辨太阳病脉证并治》第6条云："一逆尚引日，再逆促命期。"此皆在强调早诊早治、准确处理的重要性。

其一，根据特异脉证早诊早治。疾病过程中的表现纷繁复杂，抓准具有特点的脉证，有利于医生抢占先机，从而及早给予病人准确治疗。张仲景十分重视对特征性脉证的把握。

《伤寒论》中有大量根据特异脉证早诊早治的表述，六经病都有极具特征的提纲证，就是为了可以使医家尽快准确发现疾病的本质，及早为病人治疗，避免耽误病情，恐生他变，如"少阳之为病，口苦，咽干，目眩也"的描述就非常典型。但是从整篇来看，《伤寒论·辨太阳病脉证并治》的条文多达178条，仲景如此重视太阳病，就是因为太阳统摄营卫，主一身之表，为诸经之藩篱，外邪犯人，自表而入，太阳首当其冲，即所谓伤寒一日，太阳受之，可见太阳病是外感疾病的早期阶段，是治病防病的关键期，所以仲景花大量笔墨讨论太阳病，并设种种兼证及误治变证和类似证的证治，反复示人"病在表，当先解表，表不解者，不可攻之"，以告诫医者治病宜早，在疾病之初，要不失时机地给予正确治疗，尽量祛邪于萌芽阶段。《伤寒论·辨太阳病脉证并治》第3条："太阳病，或已发热，或未发热，必恶寒，体痛，呕逆，脉阴阳俱紧者，名为伤寒。"太阳病一般要发热，而初期可有未发热的情况，但恶寒是其必见症，只要见到恶寒，不必等到发热即可用药。再如《伤寒论》第54条："病人脏无他病，时发热自汗出而不愈者，此卫气不和也，先其时发汗则愈，宜桂枝汤。"指出疾病不在营而在卫，不在里而在表，属于伤寒营卫不和之自汗症，用桂枝汤治疗。其用药的时间十分重要，必须于病人不热无汗之时提前用药，此时营卫较为平衡稳定，易于调节，用之取汗，则邪去卫和正安而愈。除此之外，仲景在诊断小柴胡汤证第101条中指出"伤寒中风，有柴胡证，但见一证便是，不必悉具"，意在强调不论伤寒、中风，只要见到邪犯少阳的一部分主症，就可应用小柴胡汤，不必待诸症悉备再用药，以免贻误病情。

《金匮要略》中亦有大量根据特异脉证早诊早治的表述。《金匮要略》强调人体的脉象色泽应与自然界的节令相符，认为"非其时色脉，皆当病"。《金匮要略·脏腑经络先后病脉证》云："寸脉沉大而滑，沉则为实，滑则为气，实气相搏，血气入脏即死，入腑即愈，此为卒厥。"《金匮要略·血痹虚劳病脉证并治》云："夫男子平人，脉大为劳，极虚亦为劳。"又云："男子平人，脉虚弱细微者，喜盗汗也。"《金匮要略·胸痹心痛短气病脉证治》云："平人无寒热，短气不足以息者，实也。"外形似健康人，但通过症状观察，发现了悖于常理的征象，是亚健康状态，通过分析也可以预知即将发作的疾病，及早诊断治疗，可以防微杜渐。《金匮要略·百合狐惑阴阳毒病脉证治》记载升麻鳖甲汤治疗阴阳毒，张仲景提到"五日可治，七日不可治"，认为早期虽毒邪已盛，但正气未衰，故易于治愈，日久则毒盛正衰，较难治疗，若能在关键时刻阻止病势的发展及时救治，多可使疾病痊愈，这就是早期治疗的重要意义。《金匮要略·痉湿暍病脉证治》记载："太阳病，无汗而小便反少，气上冲胸，口噤不得语，欲作刚痉，葛根汤主之。"《金匮要略·肺痿肺痈咳嗽上气病脉证治》记载："上气喘而燥者，属肺胀，欲作风水，发汗则愈。"《金匮要略·奔豚气病脉证治》记载："发汗后，脐下悸者，欲作奔豚，茯苓桂枝甘草大枣汤主之。"又云："发汗后烧针令其汗，针处被寒，核起而赤者，必发奔豚，气从少腹上至心，灸其核上各一壮，与桂枝加桂汤主之。"此皆为未病先防，防患于未然，"欲作"和"必发"是仲景的预判，他强调疾病将发未发之时，此时是治疗的关键时机，是疾病的萌芽阶段，应当机立断进行治疗。

其二，根据体质早诊早治。疾病发展的预判需要依据，张仲景在《伤寒杂病论》中有大量关于长期处于某种体质状态的人的描述，如平人、强人、赢人、瘦人、虚家、湿家、汗家、淋家、疮家、酒客家、亡血家、旧微溏、素盛今瘦、其人本虚等。张仲景非常善于根据人体质之不同来进行疾病的发展及预后的判断，从而选取最准确的方药，进行有效的早期诊断和治疗。

关于平和质人群的诊治，张仲景认为平和质之人由于其先天禀赋良好，后天调养得当，体质较为强盛，脏腑功能状态强健壮实。因此其对外界环境的适应能力较强，平素较少患病，即使发病，病情也较为单纯，对药物的反应性良好。如《伤寒论》第 141 条中白散的服法中提到"强人半钱匕，赢者减之"（图 1 - 12），第 152 条十枣汤的服法中提出"强人服一钱匕，赢人服半钱"。张仲景意识到对于体质强盛之人，应当及早使用较大剂量的药物治疗疾病，使疾病迅速痊愈，防止病久使体质产生偏颇。

关于气虚质（B 型）人群的诊治，张仲景认为气虚质之人往往卫外不固，易患外感。《伤寒论》第 10 条提出"风家，表解而不了了者，十二日愈"。此"风家"即经常受风患病之人，常常是气虚体质之人，其正气不足，腠理不固，所以经常感邪。仲景提出此种体质的患者表证已解，但仍感不适，因为其正气尚未恢复，此种人不必用药，只待正气恢复，正盛邪去。正气和体质的关系尤为密切，正气的强弱，从根本上来讲取决于体质的强弱。体质强，则对外邪的抵抗力、耐受力以及维持自身内环境和谐稳定的能力才强。表证已解，只是治标，恢复其体，才是治本。

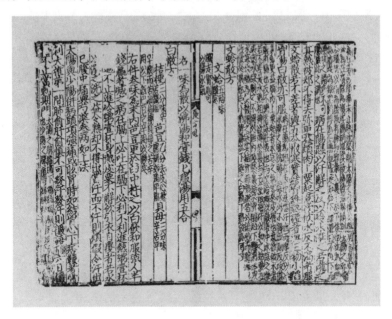

图1-12 《注解伤寒论》（元至正二十五年西园余氏刻本）

关于阳虚质（C型）人群的诊治，张仲景认为阳虚质之人常常表现为形寒肢冷，特别是中焦虚寒。如《伤寒论》第81条提到"旧微溏者"不可用栀子汤，可见仲景治疗疾病时十分关注患者的体质情况。病人经常虚寒便溏，足见其为阳虚体质，栀子汤可以清宣上焦郁热，对于阳虚体质之人来说过于寒凉，不宜使用。此时患者上焦有热，中焦有寒，有热为一时之证，有寒为长期之体，治疗当同时兼顾治病调体，当用栀子干姜汤，以栀子治病解证，用干姜调整体质。又如《伤寒论》第66条仲景观察到一些素体阳虚之人，如果使用汗法不当，未顾护脾气，很容易出现脾阳虚致水湿内停，阻滞气机，导致腹胀满之候。又如《伤寒论》第352条"其人内有久寒"，使用当归四逆加吴茱萸生姜汤治疗。仲景发现此种病人不仅有血虚寒凝经脉，还有长久的阳虚证候，脏寒已久，其实就是阳虚体质者。因此在治疗疾病的过程中，非常注重用吴茱萸、生姜、清酒温暖其内脏，改变其易发寒证之体。

关于阴虚质（D型）人群的诊治，张仲景认为阴虚质之人体内阴液亏虚，这种亏虚，并不只是津、液，还有精、血。仲景在治疗疾病时极其注意对阴虚体质之人的顾护，并非见其病、见其证就用其法，而是注意方体相应。《伤寒论》第 85 条："疮家，身虽疼痛，不可发汗，汗出则痓。"疮家经常流脓出血，导致其津液损伤，营血亏虚，常为阴虚质之人，外感后身疼痛也不可发汗，发汗会导致其津液损伤更甚，营血更虚，加重阴虚体质倾向，甚至引发肢体拘挛变证。第 86、87、88 条提到的衄家、亡血家、汗家，此三家或出血，或失津，皆为阴虚体质之人，即使外感也不可辛温发汗，否则会加重其阴虚之势，引发他变。第 166 条瓜蒂散涌吐痰实，伤津耗气，加重阴虚，诸亡血虚家不可用。第 196 条所述疾病是因患者素体津血不足，患阳明病后，邪热郁于肌表所致，治不可单纯使用清热之法，当关注其阴虚津血不足之体，调体以治病。

关于湿热质（F 型）人群的诊治，张仲景认为湿热质之人湿热内蕴，治疗时要特别注意避免辛温、辛热药物的使用。《伤寒论》第 17 条提出"酒客家"即常年嗜酒之人，湿热内蕴，属于湿热体质，桂枝汤辛甘而温，助湿生热，加重偏颇，不可使用。第 84 条提出"淋家"多为湿热体质之人，湿热下注，导致久患淋证。此时有太阳表证，但也不可用汗法，因为辛温发汗，不仅加重湿热，还会引起津液损伤，甚至灼伤血络，迫血妄行，引起其他变证。第 102 条小建中汤证之人，是由于脾虚运化无力，气血生化乏源，导致心失所养，出现心脾两虚之候，而后复被邪扰所成，治当温中补虚、补气养血，使正盛邪退，体现调体以治病的思想。其方后出现的"呕家"不可用，就是指湿热体质之人不可用。湿热质之人，常由于湿热困阻中焦，使中焦气机阻滞，升降失司，很容易出现胃失和降而呕吐的症状。小建中汤偏于甘温，甘则滋腻，温则助阳，加重湿热体质偏颇的倾向，故不可用。

关于血瘀质（G 型）人群的诊治，张仲景认为血瘀质之人身体内有血液运行不畅的倾向或者已形成了瘀血内阻的病理基础，其内在的长期存在的血瘀体质常与短期存在的病证相互搏结而为病。《伤寒论》第 237 条，仲景发现有一种病：其人喜忘，查其体为血瘀质，是因为体内素有瘀血阻于下焦，使心神失养。如果未观察到其血瘀体质，则很难解释清楚其喜忘、屎虽硬大便反易而色黑的症状，使治疗陷入迷雾之中。一旦把握住病人这一体质基础，泄热与逐瘀并用，体病兼治，药到病除。

张仲景还十分重视妇人的体质情况，强调根据体质对妇人疾病早诊早治，其对于妇人疾病有很多深刻而独到的见解。《金匮要略》专列了《妇人妊娠病脉证并治》《妇人产后病脉证治》《妇人杂病脉证并治》三篇，详细介绍了妇人不同时期可能的患病情况，根据其经、带、胎、产、乳不同时期的体质特征，准确把握疾病的诊断和治疗，从而达到早诊早治的目的。例如，《金匮要略·妇人产后病脉证并治》云："新产妇人有三病，一者病痉，二者病郁冒，三者大便难，何谓也？师曰：新产血虚，多汗出，喜中风，故令病痉；亡血复汗、寒多，故令郁冒；亡津液，胃燥，故大便难。"因产后气血亏虚，汗出体弱，易中风邪，血虚不能濡养筋脉，风邪易于化燥伤津，故令病痉；气虚腠理不密，寒邪乘虚侵袭，正气内虚不能驱邪外达，逆而上冲，故令郁冒；亡血伤津，肠胃失濡，故大便难。这就是张仲景根据产后妇人的特殊体质特点总结出的"产后三病"。又如《金匮要略·妇人杂病脉证并治》指出："妇人之病，因虚、积冷、结气，为诸经水断绝，至有历年，血寒积结，胞门寒伤，经络凝坚。"张仲景指出了妇人杂病发生的三大主因：虚、积冷、结气。妇女月经的按时来潮、胎孕的妊养、乳汁的化生满溢，都是以血为用，易耗损血液，故女子易气血两虚，易因虚致病。同时女子为阴柔之体，与男子相比阴盛阳衰，脏腑功能偏弱，因此妇女要避免身体受寒。另外，女子在情感上常多愁善感，感情细腻，容易气机郁滞而发为情志疾病，正如《严氏济生方·妇人论治》云："若是四时节气，喜怒忧思，饮食房劳为患者，悉与丈夫同也……又况慈恋、爱憎、嫉妒、忧恚、抑郁不能自释，为病深固者，所以治疗十倍难于男子。"

（二）既病防传防变

任何一种疾病都不是孤立存在的，当某一疾病发生时，可依其发展变化规律趋向而变生他病，因此不仅要治疗已发之病，而且要防止其传变，杜绝新病的发生。如《金匮要略·脏腑经络先后病脉证》提出应当"适中经络，未流传脏腑，即医治之"。张仲景提示倘若不慎让邪气入侵到经络，要尽早医治避免其深入脏腑。《伤寒论》第16条云："太阳病三日，已发汗，若吐、若下、若温针，仍不解者，此为坏病。"说明疾病一旦传变，病情会变得更加严重和复杂，更加不利于疾病的向愈，成了"坏病"，所以一定要尽全力阻止疾病的传变。

其一，防脏腑传变。《素问·玉机真脏论》有"五脏有病，则各传其所胜"的记载，张仲景有非常类似的看法。《金匮要略·脏腑经络先后病脉证》开篇即云："问曰：上工治未病，何也？师曰：夫治未病者，见肝之病，知肝传脾，当先实脾。四季脾旺不受邪，即勿补之。中工不晓相传，见肝之病；不解实脾，唯治肝也。"这是非常典型的根据五行乘侮亢害的原理进行脏腑传变的例子，仲景"当先实脾"的治疗方法体现了"治未病"思想。肝之病变，多传变至脾，因为肝属木，脾属土，木克土，补土以御木之克伐，先安未受邪之地，照顾未病之脏腑，以防疾病传变发展，病情加重。此段文字阐明脏腑疾病有先后次序相传的规律，揭示了脏腑之间互相联系制约、对立统一的关系，充分体现了中医学整体观。在治疗肝脾相关类疾病的过程中，张仲景也强调肝脾同调、气血同调、血水同调，以此独特的理论创立诸多行之有效的方剂，如当归芍药散、奔豚汤、酸枣仁汤、温经汤等。如《金匮要略·奔豚气病脉证治》记载："奔豚气上冲胸，腹痛，往来寒热，奔豚汤主之。"肝气郁结化热，随冲气上逆而发奔豚，故以奔豚汤主之。方中甘李根白皮清肝热而平降冲气，黄芩清热平肝泻火，当归、白芍、川芎养血柔肝解郁。为防肝木乘脾土，肝邪传脾而致脾胃升降失常，继而出现呕逆之症，故于泻肝之时调理脾胃，伍甘草和中益脾，半夏、生姜和胃降逆，葛根既可清肝热，又能升脾阳而助胃降，诸药共奏泻肝实脾之功。又如《金匮要略·妇人杂病脉证并治》记载："妇人腹中诸疾痛，当归芍药散主之。"当归芍药散治疗肝郁气滞腹痛，方中重用白芍柔肝缓急止痛，重用川芎理气活血解郁，当归养肝和血。为防肝病犯脾而致脾虚生湿，故配茯苓、白术、泽泻健脾利湿，肝脾同调。这都提示我们在治疗时除对病变之脏进行处理外，还必须考虑到其他有关的脏腑，控制其传变，来达到治未病的目的。

　　《金匮要略》中散在各篇的方药也反映了张仲景在处理疾病时，非常注意预防脏腑间的传变。比较典型的如张仲景治疗肺系之咳喘类病证，多用大枣、生姜。大枣甘温，归脾、胃经，能补中益气、养血安神、缓和药性。生姜性味辛温，有散寒发汗、化痰止咳、和胃止呕等多种功效。咳喘病虽发于肺，然治不离脾，根据虚则补其母的理论，补脾即为实肺。当实邪阻肺，需要攻邪时，要注意顾护脾气，否则脾气受损，反生痰浊，更助邪气。当痰饮郁肺，需要化痰时，也应补脾，因脾为生痰之源，肺为贮痰之器，故咳喘诸方常用大枣、生姜补中益气。再如张仲景治阴虚肺气上逆咳喘之麦门冬汤，方中君药麦冬，润肺养阴、益胃生津，佐大枣十枚与人参、粳米、甘草合用健脾护胃，以资生化之源，使脾能生化津液，上输于肺，则肺津得复，虚火自降。

　　其二，防六经传变。张仲景提出了包括循经传、表里传、越经传等一系列传变规律及治疗方案。循经传的规律是按六经顺序依次相传，始于太阳，次则阳明，次则少阳，次则太阴，次则少阴，终于厥阴，传经的判断以时日为标志，如一日太阳，二日阳明，三日少阳等。这一系列规律为"既病防变"的重要体系。

张仲景辨治外感病，依六经传变规律，提出预测疾病的"传与不传"及病情好转痊愈恶化的时间。如《伤寒论》第4条："伤寒一日，太阳受之，脉若静者，为不传；颇欲吐，若躁烦，脉数急者，为传也。"第5条："伤寒二三日，阳明、少阳证不见者，为不传也。"第8条："太阳病，头痛至七日以上自愈者，以行其经尽故也。若欲作再经者，针足阳明，使经不传则愈。"此皆着眼到了即将受邪之经。

治疗上，张仲景也十分关注未受邪之经。例如《伤寒论》第97条云："血弱气尽，腠理开，邪气因入，与正气相搏，结于胁下。正邪分争，往来寒热，休作有时……小柴胡汤主之。服柴胡汤已，渴者，属阳明，以法治之。"张仲景很详细地叙述了小柴胡汤证的病因是"血弱气尽，腠理开，邪气因入"，而此时已从太阳转属少阳，正邪处于"分争"之中，故而需用小柴胡汤来治半表半里之邪，使邪去正安，同时依据六经传变理论，仲景提出如若服小柴胡汤后，出现渴的症状，则说明柴胡汤未能达到目的，邪已转入阳明，则需运用阳明病的治法进行治疗。再如《伤寒论》第277条："自利不渴者，属太阴，以其脏有寒故也，当温之，宜服四逆辈。"本证属中焦脾虚寒湿，不用理中汤，是由于考虑到太阴脾为先天之本、少阴肾为后天之本，生理病理上可相互影响，如治疗不当脾阳虚可进一步发展为脾肾阳虚，所以在病将由太阴涉及少阴时，选用四逆辈，以补火生土，可提高疗效，又可防病由太阴发展至少阴。

其三，防过治传变。张仲景反复强调，治疗疾病一定要"中病即止"，不可攻击过度，防止损伤正气，以致病邪内陷，发生变故。非常典型的如张仲景介绍桂枝汤服用方法时提出："温覆令一时许，遍身漐漐微似有汗者益佳，不可令如水流漓，病必不除。若一服汗出病瘥，停后服，不必尽剂。"也就是宜取遍身微汗，全身湿润为度，不可汗出过多，否则会丢失津液，或气随汗泄，疾病很难痊愈。若汗出病解，即停后服，不必把药全部服完。再如用攻下药治病，张仲景也注意"以知为度"，中病即止，提出"若一服利，则止后服""若更衣者，勿服之"等。因为攻下药容易伤损胃气，丢失阴液，中病即止，得大便通利就停药，可免于克伐正气。此外，如大青龙汤"一服汗者，停后服"，大陷胸汤"得快利，止后服"，栀子豉汤"得吐后，止后服"等服法都是张仲景提示不可过度用药。

在《金匮要略》方中防止药物峻猛而损伤正气的用药方法也是防止过治损害身体，引起他变。如十枣汤、皂荚丸和葶苈大枣泻肺汤中大枣的应用，因芫花、甘遂、大戟、皂荚等药性峻猛，易伤正气，故佐大枣缓和药性，安中益脾，使下而不伤正。又如治疗干血劳的大黄䗪虫丸中大黄、桃仁、虻虫、水蛭等活血破瘀药力量峻猛，又最易伤气，故配甘草、白蜜益气和中，并峻剂丸服，防止伤正气。再如在《金匮要略·肺痿肺痈咳嗽上气病脉证治》中，以小青龙加石膏汤、厚朴麻黄汤、射干麻黄汤等为代表的方剂中可以看到，凡是干姜或生姜、细辛、半夏同用的方剂中必用五味子收敛肺气，散中有收，顾护正气。

三、瘥后调摄，防其复发

病人的身体痊愈以后，身体正气尚未完全恢复，如果不加重视调理保养，很容易让疾病死灰复燃。张仲景就十分重视疾病瘥后的调护，强调大病之后阴阳未调，气血未复，或余邪不尽，稍有疏忽，旧疾就有可能复发。《金匮要略·脏腑经络先后病脉证》中云："五脏病各有得者愈，五脏病各有所恶，各随其所不喜者为病。"这就是说应当随五脏所喜，避其所恶，来调护身体。而《伤寒论》的最后更是专设《辨阴阳易差后劳复病脉证并治》一篇，示人治疗瘥后劳复诸病的辨证论治方法，也意在启发人们注意防止疾病复发。《伤寒论》中提到的瘥后复证有阴阳复、劳复、更发热、食复等，强调要重视对疾病痊愈后的调养护理，要保持饮食的适宜以及精神和体力上的安静休养，方能巩固疗效，防止疾病复发，以收全功。"瘥后防复"是张仲景对临床实践经验的总结，也是张仲景"治未病"预防医学观的重要组成部分。

（一）饮食防复

正所谓"留得一分胃气，保得一分生机"。大病初愈后，人的胃气尚未完全恢复，需要特别重视固护胃气，保养脾胃，尤其是饮食的摄入方面，如《金匮要略·果实菜谷禁忌并治》中就有"时病瘥未健，食生菜，手足必肿"的记载。张仲景在书中对饮食提出了诸多需要注意的问题。

据统计，张仲景在《伤寒论》和《金匮要略》里记载的方药中，甘草出现频率最多，大枣也在《金匮要略》方药中出现不下 40 次。以著名的十枣汤为例，《伤寒论》152 条言及服十枣汤后"得快下利"，使水饮停聚胸胁之证得以解除后，采取"糜粥自养"的方法。大量逐水药物易伤人体正气，配伍甘温质润的大枣缓解药的毒性，配以糜粥养护胃气，补土制水，祛邪不伤正气。《伤寒论》第 391 条有"吐利发汗，脉平，小烦者，以新虚不胜谷气故也"的记载，提示霍乱吐泻病后脾胃虚弱，不能消化食物，应注意饮食调理，以防复病。《伤寒论》第 398 条云："病人脉已解，而日暮微烦，以病新瘥，人强与谷，脾胃气尚弱，不能消谷，故令微烦，损谷则愈。"疾病新瘥，出现日暮时心烦之象，是由于病后脾胃气弱，不慎饮食，或勉强进食导致饮食难化，人与天地之气相应，傍晚时分体内脾胃之虚阳得不到天阳之气的资助，消化能力更弱，食物积滞肠胃生热，上扰神明，故表现出心中微烦。此证非宿食停滞，故不须药物治疗，只要节制饮食，不可厚味，即可自愈。此正如民间所言："忍得一分饥，胜服调脾剂。"

（二）精神防复

精神状态对病情预后有很大影响，张仲景十分重视病后的精神调护，例如《金匮要略·妇人杂病脉证并治》云："妇人咽中如有炙脔，半夏厚朴汤主之。"论述了妇女痰凝气滞于咽中的梅核气的证治，此病多由于情志不舒，气郁生痰，痰气交阻，上逆于咽喉而成。又云："妇人脏躁，喜悲伤欲哭，象如神灵所作，数欠伸，甘麦大枣汤主之。"脏躁的临床症状主要为情志不宁，常常无缘无故地悲伤欲哭，临床多选用甘草、小麦、大枣等宁心补气安神药辅助疗之，安定其情绪，必要时医者应辅之以心理疏导，则疗效更佳。正如《黄帝内经》所云："恬淡虚无，真气从之，精神内守，病安从来？"如果情志不恢复正常，梅核气、脏躁等情志原因导致的疾病很容易复发，而一旦人的精神愉快，心情舒畅，气机调畅，气血平和，其抗邪能力就会增强，则不易使疾病复发。

（三）起居防复

张仲景特别重视病后起居调养，以防止病后复发。例如《伤寒论》393 条云："大病瘥后，劳复者，枳实栀子豉汤主之。"此"劳复"，就是指因过劳而复发者。大病初愈，正气未复，余热未清，脾胃未调，一旦妄动作劳，或因工作劳累，或思想太多，或舟车劳顿，或久站久坐，都可能导致疾病复发，应当慎起居，不妄作劳。

张仲景对于中医学"治未病"思想的发展做出了极大贡献，总结《伤寒杂病论》中的"治未病"思想，丰富全面，颇具特色。

首先，张仲景提出"养慎"的观点，内养正气，外慎邪气，其内容极为全面，无论是从整体观念发展出的天人相应，顺应四时，还是到饮食、起居、情志、运动、劳逸等均有涉及。这与当今医学任务重心前移，即从防病、治病转为维护增强健康、提高生命质量的想法不谋而合。在养生风气盛行的今天，张仲景关于养生的许多见解都值得我们借鉴。

其次，张仲景对诊疗过程特别强调一个"早"字，寓防于治，寓治于防。无论是未病之时、欲病之时，还是已病之后，可谓时时早、处处早，特别要求医生对病人的病情能有一个提前的预判，在疾病发展到更复杂、更严重之前，及时治疗疾病，能够把握抢先一步的时机非常关键。当今的中医预防医学中的"三级预防"学说从病因预防阻止疾病发生，到临床前期的早发现、早诊断、早治疗，再到临床预防以阻止疾病恶化，与此一脉相承。

最后，张仲景还特别注意个体化。《伤寒杂病论》中反复强调不同体质、性别、年龄人群的诊治都各有不同，通过这些特殊性可以有效指导医生对于疾病诊断、治疗和预后，这一特色贯穿于诊断、治疗、保健养生、康复等全过程。现在的医学模式也从以疾病为中心的群体医学转变为以人为中心的个体化医学，医生更加注意病人个体之间的差异性，张仲景的思想为此提供了许多宝贵经验。

第三节　温病学派治未病思想

至清代，"治未病"思想更趋完善，已经发展到了鼎盛时期，加之清代温病学说逐渐发展完善，二者的结合在防止温病传变方面做出了重要贡献，历代医家从不同的角度、不同的层次对治未病的思想进行了诠释、运用和发展，为现代养生防病打下坚实的基础。

一、传变未病态

（一）先安未受邪之地

叶天士是温病学派创始人，他对于"治未病"的研究颇深，其在《温热论》中指出"务在先安未受邪之地"，此句出自《温热论》"若斑出热不解者，胃津亡也，主以甘寒，重则如玉女煎，轻则如梨皮、蔗浆之类。或其人肾水素亏，虽未及下焦，先自彷徨矣。必验之于舌，如甘寒之中加入咸寒，务在先安未受邪之地，恐其陷入易易耳"一句，是指温病病入中焦，出现斑疹、发热等表现，本应斑出热亦随之消退，今斑已出但热不解，乃胃津亡而水不济火也，由于热邪不燥胃津必耗肾液，假如平素肾水不足，病虽未及下焦，仍当防其陷入。因此，在治疗上用玉女煎或梨皮甘寒清胃养阴之法以制阳热，主张在甘寒养胃的同时，加入咸寒之品以滋肾养阴，病虽未及下焦，就扶助下焦肝肾抗邪之力，肾阴充足则邪热无传入之机而病不致恶化，防止温邪陷入，以此来阻断病势的发展，达到既病防变的目的。这种提法，对后世影响深远，阐明了"治未病"就是要在疾病过程中主动采取措施、防变于先、控制病势发展的思想。章虚谷注中补充说："若肾水素亏者，热尤难退，故必加咸寒如玄参、知母、阿胶、龟板之类，所谓壮水之主以制阳光也。"

温病易耗津液，故除了尽早祛邪泄热，叶天士也强调要及时、早期地同时滋养阴液，以期达到最大限度地保护阴液，使邪去而津液不伤，起到对疾病的治疗兼防变的作用。《温热论》中说："救阴不在血，而在津与汗。"叶氏滋阴的目的不在于杂病中滋补阴血法治疗的阴虚证、血虚证，而是通过不同的手段，使其生津养液和防止汗泄过多、泻下太过而导致津液的损伤。叶天士再谓："热邪不燥胃津，必耗肾液，且二经之血，皆走其地……阳血若见，安胃为主，阴血若见，救肾为要。"可见叶氏对胃肾二脏之津液非常重视。所谓"安胃"，可有清、泻、润等法，润者用甘凉之品濡润；"救肾"者，即救肾阴，此时救阴，使不至于导致"阴下竭"的危象。

然而，除了及时用药以防病势急进之外，先安未受邪之地之"安"字，尚有"勿犯"一意，即在卫汗之，到气清气，入营透热转气，未受邪之地安之勿扰之意。如卫分证的治法为"在卫汗之可也"。温邪在卫，泄卫以保津。"汗之"指可以用辛凉透达之剂，微微发汗，宣肺透解使邪热外达。当温邪之气尚在卫分，最忌使用辛温或寒凉之品。若误用辛温则耗伤津液，出现清窍干燥之象；误投寒凉反而导致凉遏表邪，可见神明内乱，谵语癫狂。气分证的治疗原则是"到气才可清气"。当温邪入气，清气以生津。气分证的证候特点是邪正相争剧烈，用药以祛邪为主，在津伤时加入生津之品，这是

"清气"的含义。"才可"二字提示了用清气法的严格性，必须确定在邪入气分后，才可用清气法，不可早用、滥用，以防寒凝郁遏之弊。意在告诫人们不要过早运用清热方法，尤其是邪尚在卫分更要注意。温邪陷营，初入营分的初期阶段，尤可透热转气；一旦营热炽盛，则主以清营救津，加上轻清之品，使营分之热亦得以从气分透解，祛邪于危重之际。清营汤中的银花、连翘等药正是为透热而设。切勿尽投凉血滋腻药，否则引邪入血，造成热邪深入，此亦为"先安未受邪之地"的体现。

此类思想在吴鞠通的著作之中也多有体现，他在《温病条辨》中对治未病做了更进一步的论述。如《温病条辨》中说："太阴温病，气血两燔者，玉女煎去牛膝加元参主之。""加元参者，取其壮水制火，预防咽痛失血等证也。"此属上焦受病，然温病性热耗津伤液，下焦为肝肾之所处，津血之所在，耗津伤血则易传变下焦，为防止病传，方中加元参，以其"足少阴肾经之君药也""治空中氤氲之气，无根之火"之功，壮水之主，以充阴液，防止温热邪气下传，这正是"先安未受邪之地"的体现。

又"下焦温病，但大便溏者，即与一甲复脉汤。温病深入下焦劫阴、必以救阴为急务。然救阴之药多滑润，但见大便溏，不必待日三、四行，即以一甲复脉法，复阴之中，预防泄阴之弊"。一甲复脉汤主证本为"温病下后，大便溏甚，一日三四次，脉仍数者"，此处提早一甲复脉汤给药时间，乃因"大便溏"，为救津液所用的滋阴之品多滑泄，故以牡蛎收敛固涩，防止滑润泄阴之弊，也是固护阴液、防病于未传的表现。

（二）透解莫待传陷而入

叶天士《温热论》有言："若舌白如粉而滑，四边色紫绛者，温疫病初入膜原，未归胃腑，急急透解，莫待传陷而入，为险恶之病。"即用宣透膜原法透邪外出，即时透解，以防邪陷内传，病情恶化，其中"透解莫待传陷而入"一句言及时透邪外出以防邪气深入的重要性。又如邪气尚在卫分之时，"或透风于热外，或渗湿于热下……不尔，风挟温热而燥生，清窍必干，谓水主之气不能上荣，两阳相劫也""前言辛凉散风，甘淡驱湿，若病仍不解，是渐欲入营也"，可见温病传变迅速，尚在卫分之时，若不及时治疗驱邪于未传，则或伤津耗液而生燥，或顺次传化以入营，故当及时透邪莫待传陷。

温病是由温热之邪引起的以发热为主症，具有热象偏重、易化燥伤阴等特点的一类急性外感热病，大多发病急、传变快、病情重，并且具有一定的传染性和流行性。因此在治疗温病的整个过程中，首要的就是及时祛除邪热，防其传变。《温热论》中到处可见"急"字即说明这一点，叶氏治温并非一味顺应调节，而是着重疾病的常与变，对常见温病，则遵循卫气营血的阶段性治则，对险恶之证，则着眼防变，而重视治未病。

如"营分受热，则血液受劫，心神不安，夜甚无寐，或斑点隐隐，即撤去气药……急急透斑为要"。叶氏强调急急透斑，目的是使陷入之热有外透之机，而避免成为痼结难解之疾，热灼营阴，损伤阴血。斑点隐隐虽然系热入营分，热毒逐渐深入的表现，但非斑点显露，说明邪热仍有外达之势。因此透邪必不可少，所以叶氏强调应以急急透斑为要。汪曰桢谓："急急透斑，不过凉血清热解毒。"故这里的"透斑"，不是指着升散提透，乃指凉血清热解毒而言，若不慎误用升散之药，反导致热毒愈炽，津气愈耗。"舌色绛而光亮，胃阴亡也，急用甘凉濡润之品。"舌色绛而光亮，亦称为"镜面舌"，乃胃阴消亡之象，当以甘凉濡润之品濡养胃阴。胃阴不足可劫伤真阴，所以应急急濡养胃阴，防止热邪乘虚深入下焦。叶氏在养胃阴的用药上，大多以甘凉或甘寒濡润之品，如沙参、麦冬、花粉、石斛、玉竹、芦根等。"绛而不鲜，干枯而萎者，肾阴涸也，急以阿胶、鸡子黄、地黄、天冬等救之，缓则恐涸极而无救也。"这是温邪深入下焦，真阴劫烁，阴液大亏，常见于温病后期，邪少虚多之时，证情已属危急，应给予大剂量咸寒滋肾补阴之品。当急用阿胶、鸡子黄等咸寒之品峻补下焦之真阴，以救欲竭之阴，否则精气耗竭，危局更难以挽回。"若舌上苔如碱者，胃中宿滞挟浊秽郁伏，当急急开泄，否则闭结中焦，不能从膜原达出矣。"此乃胃中有宿滞，挟秽浊郁伏于内，治疗应当给予开泄法。除了用芳香辛散之品除秽，还得用开通宣泄之法以开其秽浊，泄其宿滞，以免闭结中焦，使邪气不能外达，导致加重病情。"舌黑而干者，津枯火炽，急急泻南补北。"津枯火炽是肾阴枯竭而心火亢盛。当以滋肾救阴、清心泻火之法，即泻南方心火、滋北方肾水，如黄连阿胶汤之类。"若燥而中心厚者，土燥水竭，急以咸苦下之。"土燥水竭是阳明腑实燥热太甚，胃土焦燥伤津之极，而热炽下劫肾水所致。此时应以咸苦之品急下存阴，如投承气类，攻下腑实，则使肾水免受其灼。温病验齿若见"上半截润，水不上承，心火上炎也，急急清心救水，俟枯处转润为妥"，这是肾水亏虚不能上润其根，心火燔灼上炎之象，进一步可损伤下焦肝肾。因此治疗急当滋养肾水、清心泻火，使肾水得复可以上润，心火得降而不致灼阴，防止热邪进一步损伤下焦，则见牙齿上半截干燥部分可自行转润。

吴又可《温疫论》中也说："数日之法，一日行之，因其毒甚，传变亦速，用药不得不紧。"又说："大凡客邪贵乎早治，承人气血未乱，肌肉未消，津液未耗，病人不致危殆，投剂不至挈肘，愈后亦易平复。欲为万全之策者，早拔去病根为要耳。"显然，他的"早逐"和仲景《伤寒论》"急下存阴"思想一脉相承，包含了"先安未受邪之地"，却邪去实，未实先泻的思想。即祛除温邪，应早于气血津液严重耗伤，肌肉消耗，正气虚损之时；反之一旦错过时机，以温邪杀人之速，正气必然很快被耗伤，当客邪与虚弱的素体结合，即所谓"主客交浑"，则疾为痼疾，纵使有方可循，也不那么好治了。

另外，吴鞠通也指出，上焦病不治，则传中焦胃与脾也；中焦病不治，则传下焦肝与肾也。即应当及时用药截断病势，以防其传变，陷入更深。另外，《温病条辨·原病篇》第十五条引《素问·刺热》经文"肝热病者，左颊先赤；心热病者，颜先赤；脾热病者，鼻先赤；肺热病者，右颊先赤；肾热病者，颐先赤。病虽未发，见赤色者刺之，名曰治未病"，指出虽未发病，然面见赤色为热病之先兆，当以及时针刺等治法泄其热邪，先其证而用药，即是"治未病"。《温病条辨·中焦篇》第八十七条："自利不爽，欲作滞下，腹中拘急，小便短者四苓合芩芍汤主之。"此时已有湿热内蕴，小便不利之候，虽未出现滞下之证，却已有欲作之象，当及时用药以防泻下致进一步耗津伤液。《温病条辨·下焦篇》第十三条："热邪深入下焦，脉沉数，舌干齿黑，手指但觉蠕动，急防痉厥，二甲复脉汤主之。"此时舌干齿黑已是肝肾阴伤，手指蠕动则是阴虚风动的先兆，未待其发作而及时用药可以及早截断病程，防止病邪传陷。

二、见微知著，防微杜渐

（一）辨征象

叶天士除了其首创的卫气营血辨证外，也对丰富温病诊断做出了重大贡献，其善于察舌验齿，也辨斑疹白㾦，大大地丰富了温病的诊断范围。

1. 辨舌

舌诊是中医独特的诊断方法之一，在温病的诊断上具有更高的实用价值。因五脏六腑皆通过经络与舌相连，如心之别络系舌本，脾脉连舌本散舌下，肾脉挟舌本，肝脉络舌本等。舌分质和苔两部分。"质"是由肌肉、经脉等组成的实体，"苔"是由胃气蒸腾脾湿，津液搏结舌面，或脏腑之气随胃气外达，或邪气上升及食物残渣等，附着于舌上所形成的一层苔状物。五脏六腑化生的气血津液都上注于舌。只有在人体气血充足、调和的情况下，才能见到舌体柔软、活动自如、颜色淡红光泽，苔薄白的正常舌象。正如《舌苔统志》说："舌为心之苗，其色当红，红不娇艳，其质当泽，泽非光滑，其象当毛，毛无芒刺，必得淡红上有黄白之苔气，才是无邪之舌。"舌苔由胃气熏蒸而成。正常人的薄白苔乃是胃有生气的表现，如章虚谷说："无病之人，常有微薄苔，如草根者，即胃中之生气也。"人以胃气为本，五脏六腑皆秉气于胃，因此胃气不仅指消化功能，也是全身机能的体现。

舌质舌苔的变化，在温病的辨证中，具有特殊意义，是临床上不可忽视的诊断方法之一。因为温热毒邪，热变最快，极易伤津，湿热毒邪蕴结中焦，气液阻滞，其中正邪盛衰、热变津伤、湿热滞化等的消长进退，可以从舌和苔的色泽、润燥、荣晦等变化中显示出来。它可以使我们据以得出病位表里、病势顺逆、病性寒热、津伤湿滞等程度的判断。且由于舌质和舌苔二者各反映了温病不同阶段的变化，所以，临床上又有苔候气病、质候血病的区别。即卫、气分证，病邪浅深，胃气盛衰，重点在于察苔；营、血分证，内脏虚实，重点在于辨质，而且舌质对判断预后尤为重要。

叶天士尤其注重舌象的变化。其察舌之法，精确详细，尤为独到。如若见舌上苔白如碱，这是胃中宿滞挟秽浊郁伏于内，此时当急急开泄，否则容易造成中焦闭结，邪气不能从膜原外出，病情就有加重的可能。另外，在温病后期，若出现绛舌，当须辨别于血分之绛舌。若是虽绛而不鲜，干枯而萎，这是温病后期肾阴枯涸之象，宜急投阿胶、鸡子黄、地黄、天冬等滋肾之品，以救欲竭之肾阴，缓则恐怕肾阴涸竭，难以挽回。若舌中心干而四边色红，且舌中心有或黄或白的苔垢，并见烦渴、烦热等症者，为上焦气分热炽，灼伤津液所致。此时勿以为邪热入营而用血分药，宜凉膈散散其无形之热即可。

2. 验齿

察舌之后，还可验齿，是温病诊断中观察牙齿及牙龈色泽、润燥等变化的一种独特方法，由于少阴肾经和阳明胃经的血都经过齿龈部分，所以在病深动血的时候，往往会在齿龈上表现出来，是温病独特的诊断方法之一，乃叶天士创立。他讲："温热之病，看舌之后，亦须验齿。齿为肾之余，龈为胃之络，热邪不燥胃津，必耗肾液。"这就说明，由于温热最易耗伤胃津，劫灼肾液。它的热毒轻重、津伤的程度，都可从齿与龈两方面显示出来。因此，齿诊在温病诊断上也有一定参考价值。

验齿包括验牙齿和验齿龈两部分。如齿光燥有泽，一般为胃热津伤，或阳热郁卫，或燥伤肺胃之津。如齿枯燥无泽，为肾阴枯竭，热深病重。如若见齿上半截润、下半截燥，这是肾水不能上承于心，而心火燔灼所致，治宜急清心火而救肾水，使枯干的牙齿得以转润为妥。

齿龈是胃肾二经之血所过之处，在热病过程中，观其色泽的紫、黄，不但可知热盛动血的情况，而且可辨所伤在胃、在肾。其色紫如干漆的为阳血，系阳明热盛。凡深红微肿为胃火，紫赤为热郁，紫暗为血瘀。若其色黄如酱瓣的属阴血，为热留下焦，肾阴亏耗，此湿热熏蒸，病发黄疸。

3. 斑疹白㾦

斑疹、白㾦是温病中常见的体征，在温病的诊断上占有很重要的地位，通过辨斑疹、白㾦的色泽、形态、分布、疏密等情况，可以了解病情之轻重、邪正之盛衰，对评估疾病的预后有重要意义。

斑疹是邪热深入营血的重要标志，色泽有红、紫、黑三种，标志着邪热已入营血，辨其色泽对于判断邪热轻重具有一定的意义，同时结合其他症状，就能做出比较正确的诊断。而斑疹的出现说明邪有外达之趋势，故宜见而不宜多见，见到斑疹表明邪热经透发斑疹有出路，是好事。但多见则表明邪重毒盛，所以又不宜多见。如《温热论》论述，若紫而点小，多为心包热甚；如紫而点大，则为阳明热甚。若斑色黑，则热毒更重，但预后不一：若黑而色泽光亮者，虽属热毒深重，但气血尚属充实，如施治及时、准确，亦有可能转危为安；若见斑色黑而晦暗，则不仅热毒深重，而且正气已衰，为正不胜邪之象，预后多属不良，宜急加养正之品。若斑色黑而隐隐，但四旁色赤者，此属邪毒郁伏不能外达之象，治疗用大剂量清热凉血之品。

白㾦是湿热病的特殊体征，叶天士论白㾦，文字虽不多，但很精当。"再有一种白㾦，小粒如水晶色者，此湿热伤肺，邪虽出而气液枯也，必得甘药补之。或未至久延，伤及气液，乃湿郁卫分，汗出不彻之故，当理气分之邪。或白如枯骨者多凶，为气液竭也。"白㾦在湿温病、暑温夹湿、伏暑病中都可见到。形如粟米，高出皮肤，状如水晶，内有淡黄色浆液。一般出现在热病一周之后，多见于颈项和胸腹，四肢少见，一般数量不多，偶有大片出现者。因湿热之邪留恋气分，湿遏热伏，郁蒸肌表而致。尤以湿热误用滋腻药最易发生。温病中出现白㾦，标明湿热邪气留恋气分，也说明邪有外达之机，临证可根据白㾦的形态辨别湿热病的邪正消长情况。

若是掌握察舌验齿、辨斑疹白㾦的内容，在一定的意义上，可以实现早期诊断，发现疾病转变预后之征兆。而且《温热论》用一半的篇幅来论述，实在是叶氏的独到见解，丰富了温病学的内容。

（二）辨体质

温病学说对体质的认识也十分深入。清代医家叶天士是温病学的奠基者，对于温病学理论体系的形成做出了巨大的贡献，被称为"温热大师"。同时，叶氏对中医的体质学说也有着全面的继承和发展，在《临证指南医案》中首次提出"体质"一词。对于外感热病的发生，叶氏非常重视体质因素的作用，正如其在《呕吐门》中说："凡论病，先论体质、形色、脉象，以病乃外加于身也。"其后，吴鞠通在《温病条辨》中对体质方面也多有着墨，并结合临床，论述颇详。

1. 体质与发病

《临证指南医案》强调体质是发病的内在因素，而六淫邪气只是外部因素作用于内在体质而引起发病的。论及体质因素和外感病的关系时，叶氏认为"凡论病，先论体质、形色、脉象，以病乃外加于身也"，指出疾病是在体质的基础上感受邪气而发。《温病条辨》认为个体体质的特殊性，往往导致对某种致病因子的易感性。如阴虚体质多发为湿热类温病，即《温病条辨》所谓："《经》谓'冬不藏精，春必病温'，又谓'藏于精者，春不病温'，又谓'病温，虚甚死'，可见病温者，精气先虚。"《温病条辨》又云："温病之人，下焦精气久已不固。"此精气之先虚或不固，实指"少阴素虚"之"未病先虚者"。湿热类温病患者多是"平素阳虚"体质，"中阳本虚""内伤水谷之酿湿，外受时令之风湿"而病。

而体质因素对于感邪后的传变，《临证指南医案》描述道："大凡六气伤人，因人而化，阴虚者火旺，邪归营分为多，阳虚者湿胜，邪伤气分为多。"即其认为体质决定着病邪传变的快慢和趋向，大抵阴虚之人，感受热邪后易化燥伤阴、入营动血；阳虚之人，感受湿邪易寒化阻气伤阳，如"暑门龚案"中讲"瘦人之病，虑涸其阴"和"呕吐门蔡案"中说的"肥人之病，虑虚其阳"。对于心阴不足者，温邪可直接越过气分，快速传入营血分，如《温热论》中提到"温邪上受，首先犯肺，逆传心包"。吴鞠通《温病条辨》认为，疾病的传变既取决于病邪的性质、毒力的轻重、治疗是否得当及时，又受体质状况的影响。温病传变方式主要有两种，一为顺传，即"上焦病不治，则传中焦""中焦病不治，即传下焦""始上焦，终下焦"，"正气尚旺"者多见此传；一为逆传，即"肺病逆传则为心包"，常见于邪盛而正气"不甚壮实"的患者。指出"暑兼湿热，其有体瘦质燥之人，感受热重湿轻之证，湿先从热化尽，只余热结中焦"，而呈现"口燥咽干、渴欲饮水、面目俱赤、舌燥黄、脉沉实"等症状。

2. 体质分类

对于体质的分类，叶天士在《临证指南医案》中主要论述了木火体质、阳气不足体质、阴弱体质等。大致而言，面色白者，一般为阳虚体质，面色苍者，一般为阴虚体质。阳虚体质者须时时顾其阳气；阴虚体质者时时顾其津液。长期嗜酒之人则体内多湿，叶氏指出："又有酒客里湿素盛，外邪入里，里湿为合。在阳旺之躯，胃湿恒多，在阴盛之体，脾湿亦不少。"故在其治法当中时时顾及祛湿。例如，《临证指南医案·卷七·痢》第2案中提到患者肌柔白嫩，乃是气虚之体质，加之夏季易感受湿热之气，暑伤气分，又有食积为患，案中初诊提到患者"肌柔白嫩，乃气虚之质。且性情畏药，只宜少与勿过"；复诊又提到"色白气弱，未敢峻攻"。可见叶氏治病时处处顾及病者之体质。书中又载："梁，木火体质，复加郁勃，肝阴愈耗，厥阳升腾，头晕目眩心悸，养肝息风，一定至理，近日知饥少纳，漾漾欲呕，胃逆不降故也，先当泄木安胃为主。"此外，还有"孙，形躯丰溢，脉来微小，乃阳气不足体质"等论述。

吴鞠通在《温病条辨》中提到"正气尚旺之人"或"藜藿壮实"者当是平和之体；"中气本自不足"当是气虚质；"中焦阳气素虚""真阳素虚""清阳日薄""老年阳虚积湿""中阳本虚"当是阳虚质；"纯阳火多，阴未充长""少阴素虚""老年八脉空虚，阴精亏耗""体瘦质燥之人"当是阴虚质；"饮家""肥人"当是痰湿质。

3. 体质调治

在诊疗方面，叶氏亦说："人在气交，法乎天地，兼参体质施治。"即在祛除外在邪气的同时，还要对体质进行调整治疗。

在《温热论》中对辨体和施治亦做了相关论述："吾吴湿邪害人最广，如面色白者，须要顾其阳气……法应清凉，然到十分之六七，即不可过于寒凉，恐成功反弃。"指出素体阳气不足之人，在患湿热病时，治疗中要注意顾护阳气。又说："中焦阳气属虚之人，偶感温病，医以辛凉甘寒，或咸寒清温热，不知十衰七八之戒，用药过剂，以致中焦反停寒饮。"对于湿热邪气虽应以清凉为主法，但到邪去十分之六七，就应减少或不再用寒凉药物，防止邪虽去，但人体阳气亦衰微的情况出现。对于"面色苍者，须要顾其津液，清凉到十分之六七，往往热减身寒者，不可就云虚寒，而投补剂，恐炉烟虽熄，灰中有火也"。此处讲病人素体阴虚火旺者，治疗时要注意顾护津液，防其津液损伤出现邪热内炽。在清热祛湿治疗后出现"热减身寒"时，又不可妄投温补之药，因其为阴虚火旺之体，此时炉中之焰虽已熄灭，然其灰中仍有余火，妄投补剂恐助其死灰复燃，化燥成温，从而损及营、血。且"阴素虚，不可行承气者，增液汤主之"，养阴液与攻实邪并用。吴氏高度肯定了增液汤的祛邪护阴作用，认为此方"妙在寓泻于补，以补药之体，作泻药之用，既可攻实，又可防虚"。又如气虚体质宜"邪祛及半，必兼护养正气，仍佐清邪"，治疗中要祛邪益气兼顾，温病过程中若中气素虚则不能胜药，易出现虚烦似狂的表现，则宜补益中气以防传变。

痰湿质宜苦辛法，"肥人"感温病，易成结胸或痞证。《温病条辨》认为，"阳明暑温，水结在胸者"，以小陷胸汤加枳实主之；"浊痰凝聚，心下痞者"用半夏泻心汤加减。两方均加枳实，"苦辛通降，开幽门而引水下行"。湿热质须清利法，湿温患者多有"中阳本虚"或嗜食辛辣厚味生湿蕴热的体质基础。因湿热胶结，如油入面，治疗颇为棘手。"徒清热则湿不退，徒祛湿则热愈炽。"《温病条辨》主张"酒客多蕴热，先用清中，加之分利，分必顾其脾阳"；若"酒客久痢，脏真未伤而湿热尚重，故虽日久仍以清热渗湿为主"。可见，湿热质患湿温者，当治以分利湿热。用药宜苦辛清热并举，俾湿热两解。湿热解后，当培补脾阳，慎食辛甘，以防再度聚湿生热，致生诸症。

三、既病防变

（一）用药准确

温病传变存在阶段性的规律，叶天士创"卫气营血"辨证之法，吴鞠通则以上、中、下三焦以分之，病情发展的规律性也决定了用药的层次性。

叶天士于《温热论》中总结卫气营血辨证用药规律："大凡看法，卫之后方言气，营之后方言血。在卫汗之可也，到气才可清气，入营犹可透热转气，如犀角、玄参、羚羊角等物，入血就恐耗血动血，直须凉血散血，如生地、丹皮、阿胶、赤芍等物。否则前后不循缓急之法，虑其动手便错，反致慌张矣。"

卫分证是指温邪初犯人体肌表，治法为"在卫汗之可也"。温邪在卫，泄卫以保津。"汗之"指可以用辛凉透达之剂，微微发汗，宣肺透解使邪热外达。文中提到"若论治法，则与伤寒大异也"，温病和伤寒初起治疗大相径庭，以此告诫后人当初感温邪时，莫以辛温之法治之，但即以辛凉轻剂解表为主。至于用药，则以银翘散、桑菊饮为代表方。此外，若夹风则透风于热外，可加入薄荷、牛蒡子之类轻清疏散；夹湿则渗湿于热下，则加入芦根、滑石之类利湿而不伤阴。目的也是阻止温邪化热入里，以防其纠缠日久而损伤津液。当温邪尚在卫分，用辛凉透达之剂微微发汗即可，切忌使用辛温或寒凉之品，以免损伤正气。

气分证是温邪化热入里的阶段，治疗原则是"到气才可清气"。当温邪入气，清气以生津。气分证的证候特点是邪正相争剧烈，用药以祛邪为主，在津伤时加入生津之品，这是"清气"的含义。初入气分，则急以清热透表、祛邪外出；当热邪入腑，邪热内结，劫烁津液，则急下以存津，勿使入津枯液竭之境。

营血分证的治疗原则是"入营犹可透热转气……入血就恐耗血动血，直须凉血散血"。营分初热和营热炽盛的临床表现，在程度上有明显的差别，所以在治疗上也有不同。温邪陷营，初入营分的初期阶段，尤可透热转气；一旦营热炽盛，则主以清营救津，加上轻清之品，使营分之热亦得以从气分透解，祛邪于危重之际。清营汤中的银花、连翘等药正是为透热而设。切勿尽投凉血滋腻药，否则引邪入血，造成热邪深入。血分证是热病恶化的现象，提示病情进入困境，必须果断及时采取凉血散血的治疗方法，以阻止病情进一步恶化。此外，为防其阴竭于危急之时，在甘寒之中加入咸寒之品，安其已伤之阴，以生地、丹皮、犀角、赤芍等药物为主加减化裁。

吴鞠通则以三焦辨证为纲，提出"治上焦如羽，非轻不举；治中焦如衡，非平不安；治下焦如权，非重不沉"的治疗法则。

上焦温病，指温病的初期，邪从口鼻而入，病位在手太阴肺经，病性为风热。疏风清热，轻清宣肺则上焦风热之邪可除，逆治误治则传入中焦，逆传则入心包。故吴氏提出："治上焦如羽，非轻不举。"羽者，羽毛，轻而浮越。即治上焦温病要用像羽毛般轻清上浮之方药，否则不能直达上焦病所。上焦温病，法用辛凉宣散，浮上达表；药用体轻味薄、辛凉甘润、微苦微寒之品。吴氏治上焦温病，以辛凉之品为主，如辛凉甘微苦、辛凉甘微寒、辛凉芳香等，遣方用药多选质轻上浮之品，性味辛凉甘润、微苦微寒。以桑菊饮、银翘散、五汁饮、雪梨浆、鲜白扁豆花、细生地黄等轻清之品为代表。禁沉降下行及味厚腻滞之药物。银翘散，《温病条辨》："用东垣清心凉膈散，辛凉苦甘。病初起，且去入里之黄芩，勿犯中焦；加银花辛凉，芥穗芳香，散热解毒，牛蒡子辛平润肺，解热散结，除风利咽，皆手太阴药也……此方之妙，预护其虚，纯然清肃上焦，勿犯中下，无开门揖盗之弊，有轻可去实之能，用之得法，自然奏效。"

中焦温病，指温病极期，由上焦温病传来，病位在阳明胃经和太阴脾经，病性为里热证、里实证，在治法上以清法和下法恢复中焦脾升胃降的生理功能为主。故吴氏提出"治中焦如衡，非平不安"，即治中焦病证应像秤杆那样，使其达到相对平衡，不偏不倚，恢复其正常的生理状态，既不能失之太薄，亦不可过于厚重，以中正平和为佳。中焦温病，热盛津伤，腑实燥结，治宜甘寒泄热生津，通下存阴扶正。温邪传入中焦，多从燥化，易形成热盛津伤的阳明经证和腑实内结之腑证。因温邪最易伤津耗气，故应祛邪固护津液为先，即"存得一分津液，便有一分生机"。阳明经证以邪热内炽、阴液耗损为主，治宜寒凉清气、甘寒生津，气阴两伤者，益气生津，药用石膏、知母、细生地等甘寒微苦之品清热养阴，方如白虎汤、增液汤等，禁用苦寒之品，即"温病燥热，欲解燥者，先滋其下，不可纯用苦寒也，服之反燥者"。并说"于应用芩连汤内，必大队甘寒以监之，但令清热化阴，不令化燥"。热邪内结之腑实证，吴氏除用仲景大、小、调胃承气汤减轻苦温之枳朴用量以急下存阴外，更辨证创立了新加黄龙汤等通下而不耗正伤阴之方，足见吴氏辨证立法制方之严谨。强调治中不犯上下、不可误下及下之过度、以邪去而津气不伤为当，可谓下之无微不慎。暑温、湿温弥漫三焦，力畅中焦，上下兼顾。"湿温之在中焦，太阴居多。"邪入太阴则从湿化，治疗重在中焦脾土，但湿热熏蒸，往往涉及三焦。如湿热蕴肺，则肺气闭而不宣，蕴于中焦则清浊不分，胶滞难去，流于下焦则水道不畅。故吴氏用宣气畅中、渗湿之法使三焦之邪各得其所。宣气用杏仁、桔梗等，畅中则选藿香梗、白豆蔻、法半夏等辛平之物，温而不燥，既可行气化湿畅中，又无苦寒腻滞之弊。渗湿则选茯苓皮、通草等甘淡渗湿之品，冀无伤阴助热之弊，方如三仁汤、杏仁滑石汤、一加正气散、二加正气散、三加正气散等，充分体现出"治中焦如衡"之法。

下焦温病，指温病末期，由中焦温病传来，病位在少阴肾经与厥阴肝经，病性以里虚热证为主的虚实夹杂证，多表现为肝肾阴虚的证候。此时邪去八九，阴津仅存一二。因此主张"温病深入下焦劫阴，必以救阴为急务"，提出"治下焦如权，非重不沉"，即治疗下焦温病，要像秤锤那样重而向下，否则不能直达下焦病所。阴损阳亢，虚风内动，宜血肉有情之品育阴填精，介类重镇潜阳。温邪传入下焦，耗损肝肾之阴津，水不涵木，虚风内动，多见手足蠕动，甚或发痉发厥。吴氏以血肉有情之品育阴填精，介类重镇潜阳。如熟地黄、阿胶、龟板、牡蛎等，方用加减复脉汤，大、小定风珠，专翕大生膏，一甲复脉汤，二甲复脉汤，三甲复脉汤等。不仅药味厚浊，且用量亦不一般。如干地黄用至六钱、八钱乃至一两，牡蛎二两，龟板一两，专翕大生膏中熟地黄用至三斤，曰"至下焦深远，草木无情，故用有情缓治"。

其他医家对温病用药也多有发挥。如王孟英诊治温病主要遵循叶天士的卫气营血理论，并提出了自己的见解。如病邪在肺时，王氏认为"治必轻清"。如邪已传入气分，虽应以清气为大法，但其性质有温热、湿热之异，故具体治法也不同。邪热传入营分者，主张治以王晋三犀角地黄汤。对于气血两燔者，提出用白虎汤加生地、黄连、犀角、竹叶、莲子心等，以两清气营。同时，王氏也创制了一些治疗温病的名方，如甘露消毒丹、清暑益气汤等。这些治法和方剂至今仍然指导着温病的诊治。王氏继承了叶天士、吴鞠通等前人的学术思想，强调在温病治疗过程中，必须重视对阴液的顾护，并善于利用一些食品来代替药物养阴生津。例如他把青果、萝卜汁称为"青龙白虎汤"，用以清养肺胃；用梨汁润肺、清胃、凉心、涤热息风，称其为"天生甘露饮"；用甘蔗汁清热和胃、滋养阴液，称其为"天生复脉汤"；认为西瓜清肺卫、解暑热、除烦止渴，称为"天生白虎汤"，等等。

如张锡纯认为《伤寒论》六经分编之中，其方之宜于温病者不胜枚举，其显然可见者如麻杏甘石汤，用治温病不必有汗与喘之兼证，但其外表未解，内有蕴热者亦可用。热之轻者，麻黄宜用钱半，石膏宜用六钱；若热之重者，麻黄宜用一钱，石膏宜用一两。张氏用此方时，又恒以薄荷叶代麻黄（其分量宜加倍），服后得微汗，其病即愈。薄荷叶原为温病解表最良之药，而当仲景时犹未列于药品，故当时不用。大青龙汤，张氏认为"脉浮缓""身不疼但重""无少阴证"与温病相符。《医学衷中参西录·温病之治法详于伤寒论解》云："是以伤寒初得脉浮紧；温病初得脉浮缓。伤寒初得身多疼；温病初得身恒不疼而但重。伤寒初得恒有少阴证；温病始终无少阴证。此数者皆为温病之明征也。"张氏用此方时，恒以连翘代桂枝，温病宜凉不宜热，故用桂枝不如用连翘，而当日仲景不用者，因其未列入药品。小青龙汤，外能解表，内能涤饮，中风、伤寒、温病皆可用。用于温病宜加生石膏，以制麻、桂、姜、辛之热方效。至温病传经已深，白虎汤、白虎加参汤、大小承气汤、大小陷胸汤、黄芩汤等，皆可用于温病。此外，一切凉润、清火、育阴、安神之剂，亦可应用。此外，张氏认为内虚之人易受外感，而阴虚蕴热之人，尤易患温病。故无论风温、春温、兼阴虚者，其发表、清解、降下之时，皆宜佐以滋阴之品，若生山药、生地黄、玄参、阿胶、生鸡子黄之类均可酌用，或宜兼用补气之品，若白虎汤之加人参，竹叶石膏汤之用人参，诚以人参与凉润之药并用，不但补气，实大能滋养阴津。

（二）给邪出路

温病乃由温邪侵袭所致，其常用治法有解表法、清气法、清营凉血法、通下法、滋阴法等多种治法，在《内经》中即有"火郁发之""其在皮者，汗而发之"等论。至叶天士创立卫气营血辨证，制定了"在卫汗之""到气清气""入营透热转气""入血凉血散血"的治则。喻嘉言在《尚论篇》中说："未病前，预饮芳香正气药，则邪不能入，此为上也。邪既入，则以逐秽为第一义。上焦如雾，升而逐之，兼以解毒；中焦如沤，疏而逐之，兼以解毒；下焦如渎，决而逐之，兼以解毒。营卫既通，乘势追拔，勿使潜滋。"强调逐邪的重要性。吴鞠通在《温病条辨》中提出了"凡逐邪者，随其所在就近而逐之"的重要原则。也就是说，要选择与病位邻近的途径以逐邪外出。如舍近求远，不仅达不到预期目的，反会招致病邪弥散内陷或损伤正气的不良后果，所谓祛邪误治。吴又可曾谓："大凡客邪贵乎早逐"，强调"疫邪首尾以通行为治"，认为"诸窍乃人身之户牖也，邪自窍而入，未有不由窍而出……汗、吐、下三法，总是导引邪从门户而出，可为治之大纲。"

不过具体治法上，虽三法都为宣通导引，唯下法使用较多，吐法次之，汗法最为少用。又邪初在膜原，吴又可用达原饮疏利达邪，俟其内溃，而致邪从汗解。邪初离膜原而见黄苔，急用达原饮加大黄方，既疏利又通下逐邪。邪在膜原浮越三阳而见内结，则以三消饮，既消外经之邪，又消内结之邪，还续消不内外并表里之邪。若邪入里，则积极主张用攻下之承气祛邪。

温病乃由外邪所致，运用适当的治疗方法给邪气以出路，使邪气通过有形之质及早出于体外，既是驱邪又是护正，促使机体早日康复。

1. 汗法

温病发汗之法主要适用于风热病邪、燥热病邪侵袭人体，初起见卫分证的治疗。温邪侵袭，伤及津液，但疾病初起，伤津不甚，邪实为主，所以急以祛邪之法治之，通过发汗，给邪以出路，使之随汗液外出，邪去而正安。

但是温病是否当汗，在理论上是个使人困惑的问题。从温热易伤阴津而言，应该忌汗，正如吴鞠通所述："温病最善伤阴，用药又复伤阴，岂非为贼立帜乎？"但对病位在表的卫分证来说，非汗又难以逐邪外出，故吴氏又谓："温病亦喜汗解。"两者矛盾如何解决？"妙在导邪外出，使营卫气血调和，自然得汗，不必强责其汗也。"此论甚为中肯，温病汗法使用辛凉轻剂，正体现了对立的统一。证为热毒在表，故用凉药清热解毒，直接扑灭；又以辛药达表促汗，逐邪外出，辛凉相合，辛制凉遏，邪不内传而外解；凉抑辛散，微汗解邪而不伤阴，互相协同，相得益彰。解表透邪之法，一般说来是以辛凉解表为主，而不是主用辛温发汗之品，但对湿邪在表者，可用辛温芳香化湿之剂，对表气郁闭较甚而恶寒较明显、无汗的表热证，亦每在辛凉之剂中配合少许辛温之品，以增加透邪达表之力。

2. 下法

下法主要适用于温病阳明里实已成的气分证或里热亢盛时的治疗。肠腑以通为用，温邪与肠道之糟粕、瘀血相结，有形之邪居于肠腑，阻滞气机，劫夺津液，当通下以祛邪；里热亢盛，欲成腑实，当及早祛除邪热，燥结便无由产生。温病以"邪为本，热为标"，因此，祛邪解热是其治疗的关键。

温病用下，经过历代温病学家的发展，确乎左右逢源，得心应手，特别是在通下的目的、意义和应用指征上，有着极为深刻的见解。吴又可指出"承气本为逐邪而设""实为开门祛贼之法"，由于是"因邪热致燥结，非燥结致邪热"，故主张"逐邪勿拘结粪"。叶天士在论述湿温用下法时指出

"湿温病大便溏为邪未尽，必大便硬，慎不可再攻也，以粪燥为无湿矣"，明示便溏为用下指征。王孟英认为："温热为阳邪……移其邪由腑出，正是病之去路。"由上可见，温病用下之目的是借通便为途径以逐邪外出，便秘当下，便通亦可下，便秘与否不再是用下的鉴别指征，诸凡热毒在里蕴结难解者，均可酌情施予。至于以承气汤为基础化裁的方剂，仅《温病条辨》所载就有新加黄龙汤、承气合小陷胸汤及宣白、牛黄、增液、护胃、导赤、桃仁诸承气汤等 8 方之多，适应证极为广泛，可资参考。

通腑泄热，温病运用下法强调"下不厌早"。王孟英指出，温病使用下法"移其邪由腑出，正是病之去路"。因此，强调"注意逐邪，勿拘结粪"，认为能早祛除邪热，燥结便无从产生，不受痞、满、燥、实悉俱的限制，用下意在祛邪泄热而不在燥屎。如叶天士《温热论》中对"上焦气热灼津"之证的治疗，即使未见腑实，仍用凉膈散清上泻下，目的便在于"散其无形之热"。温病下法是以通便为手段，以泻热存阴为目的。特别在急症治疗时，吴又可认为祛邪愈早对病情愈有利，治疗要趁疫邪立足未稳，正气尚强之时，速战速决，切勿拘于"下不厌迟"之说而贻误时机，此即"一窍通诸窍皆通，大关通而百关尽通之理"。因此，戴北山有"伤寒下不嫌迟，温病下不嫌早"之说。

3. 利法

主要适用于温病气分证的治疗。以利尿之品，使邪从小便而去，临证时亦可配合其他治法使用，以利于病邪祛除。

利小便亦是逐邪外出的有效手段之一。温病用此法，主要是排出湿热。吴鞠通说"湿以下行为顺""辛淡渗湿，使膀胱开而出邪"。湿热阻滞下焦，按就近逐邪的原则，自应通利小便以除之。湿性沉重下趋，上中二焦之湿，亦可顺其性而用之。若湿热蕴郁三焦，蒙蔽清阳而气机不展，可予本法祛湿以通阳，此即叶天士"通阳不在温，而在利小便"之意。至于湿邪内盛，水泻不止，亦可分利小便以逐邪，吴鞠通谓："通前阴所以守后阴也。太阳不开则阳明不合，开太阳正所以守阳明也。"为使病邪有更多的外解途径，有时虽无湿象，亦可伍用清利小便之品，如银翘散、清营汤中的竹叶，即有此意。

另外在湿温证中，往往酌加渗湿利湿之品，以使邪由小便外泄，以甘淡渗湿之剂利尿渗湿，使邪从小便而去。即"治湿不利小便，非其治也"，如石芾南《医原》所言："启上闸，开支河，导湿下行以为出路，湿去气通，布津于外，自然汗解。"

此外，涌吐、透疹等亦是逐邪外出的方法。概言之，逐邪外出的途径总与机体之窍有关，闭者通之，通则顺乘之。这里应予指出者，一是药物的作用是多方面的，某些以逐邪外出为主要目的的方药亦具直接灭邪的作用，不可拘泥执着；一是汗、下、利诸法虽为逐邪外出所必需，然同时亦有伤阴之弊，临床应据病情采取相应措施予以防范。

4. 补正以驱邪

温病治疗在重视祛除病邪的同时，也从不忽视正气的调养和顾护，因为温病的整个过程就是邪和正的相互消长。两者密切相关，不可分割，在一定意义上，祛除病邪正是为了安正，前人所说的"急下存阴"即寓有此意，因为邪不除则正必伤，邪不去则正难复。当然，随着病程发展，正虚表现逐步显著，从而出现正虚邪实的局面时，则治疗就非单纯祛邪所能胜任，而必须采取扶正祛邪并进的邪正合治之法，如常用的扶正攻下、滋阴清热等法，就是针对正虚邪实的特定病机而确立的治法，至于后期邪退正虚之际，则扶助正气便成为主要治法而居于治疗的主导地位。

温病是由温邪引起的一类急性外感疾病，其临床表现以发热为主症，病理特征是热象偏重，易化燥伤阴，所以吴鞠通说："温热阳邪也，阳盛伤人之阴也。"温邪入侵人体，正气奋起抗邪，邪正激烈相争，正邪相争的结果常常是正气耗损，而阳热亢盛、热象偏重是温病"邪实"的主要属性，邪热亢甚必然耗伤人体之阴液，邪热愈重，阴伤愈明显。在温病的各个发展阶段，伴随着邪热的存在都有程度不一的阴伤现象，特别是在温病后期阴伤的表现尤为突出，不仅"热盛"能加重"伤阴"的程度，且"伤阴"也能助长"热盛"之势，所以热盛伤阴、阴液不足是温病正损的基本特点。在温病的发展过程中，阴液的存亡对病变的发展和预后具有重要的影响，如王孟英指出："耗之未尽者，当有一线生机可望，若耗尽而阴竭，如禾苗之根已枯矣，沛然下雨，亦曷济耶。"吴鞠通亦说："若留得一分津液，便有一分生机。"可见温病扶助正气，当首重滋阴养液。由于温邪易于伤阴，所以往往在温病初期即有阴液的耗伤，在温病的发展过程中，阴液的损伤逐步加重，而在温病的后期阴伤的病理表现尤为突出，常常成为病变的主要矛盾，因而顾护津液是贯穿于温病治疗全过程的一个重要的指导思想。故吴锡璜说：

"治温病宜刻刻顾其津液。"叶霖说:"温热存阴,最为紧要。"

四、瘥后调摄

(一)并防"食复"

举凡大病新瘥,欲求早日康复,都须重视饮食的调理,而温病尤其如此。盖温病属急性热病,大都发病急骤,变化多端,病情危重。新瘥之际,邪热虽退而犹未尽,正气未复而脾胃弱,此时若医嘱不清、病家大意或调理不得其法,极易因饮食不当而致"食复",从而出现重复发热、胀满结实或大下利不止等症。不但治多棘手,而且其甚者常预后不良。明清时代,温病学家在与温病做斗争的长期临床实践中,目睹耳闻了瘥后因饮食不当所造成的种种险证,因而视愈后的饮食调养为治温病的"后一段工夫,所关甚巨"。

其中,首推明末医家吴又可。吴氏在其所著《温疫论》中,特立"调理法"一篇,专作讨论,以示重要。所提出的饮食调理的具体方法,立足于照顾胃气,至为允当,实有承前启后的作用。其后,喻氏的《寓言草》、叶氏的《临证指南医案》、吴氏的《温病条辨》、俞氏的《通俗伤寒论》、何氏的《重订广温热论》等亦均有所论述和阐发。《临证指南医案》说:"从来三时热病,怕反覆于病后之复。""自来热病,最怕食复劳复,举世共闻,非臆说也。"吴鞠通认为温病瘥后,最易因食而复,在《温病条辨》中强调"阳明温病,下后热退,不可即食,食者必复……勿令饱,饱则必复,复必重也",并指出温病易伤阴动风而致痉,要"于其未痉之先……以法治之,而痉之源绝矣",又说"全在见吐泻时,先防其痉",并认为温病的病后调理虽较治病为易,但其作用不轻于治病。

合而观之,温病瘥后饮食调理之法,已臻完备矣。而逮至后期,往往"大邪退后,余热未尽,元气已虚,胃虚少纳,脾弱不运,稍动则复"(《通俗伤寒论》)。因此,瘥后一方面由于"客邪新去,胃口方开,几微之气,所当接续",故除考虑配合药物调理外,尤须重视饮食的调养,应待热退苔净、缓缓进食。热退苔净,示邪已去矣,斯时进食,则不致病复。如俞根初《通俗伤寒论》说:"伤寒温热之症,多属胃肠伏邪,早已失其消化力,最宜忍饥耐饿,平卧安静,热退舌净无苔,始可渐进粥饮汤。"吴鞠通《温病条辨》指出其中道理:"大抵邪之着人也,每借有质以为依附。热时断不可食,热退必须少食,如兵家坚壁清野之计,必俟热邪尽退,而后可大食也。"吴氏治温病阳明腑实证，认为下后虽然热退，余焰尚存，不可即与饮食，必须"坚壁清野"一昼夜以后，才稍可缓缓与食"清而又清之物"，未恐余邪假食滞而复作。吴氏强调"若稍重浊，尤必复也""饱则必复，复必重也"。

粥食需从稀到稠，循序渐进，庞安常说："凡病瘥后，先进清粥汤，次进糜粥。"吴又可说："夫大病之后……宜先与粥饮，次糊饮，次糜粥，循序渐进，先后勿失其时。"俞根初说："热病热退之后，胃气尚虚，余邪未尽，先进清粥汤，次进浓粥汤，次进糜粥。"显然，宋、明、清不同时代的三位医学大家见解竟同出一辙，此绝非巧合。盖米粥既富有营养，又易为脾胃所消化吸收。《本草纲目》言其"能畅胃气，生津液也"，又谓其"所补不细，又极柔腻，与肠胃相得，最为饮食之良"。叶天士说："先与糜粥，使胃中得濡……"因此，米粥十分适宜于瘥后津枯液耗之肠胃。根据吴又可的经验，要像烧炉火那样，"昼夜勿令断绝以备不时之用，思谷即与"，若"稍缓则胃饥如灼，再缓则胃气伤，反不思食矣。既不思食，若照前与之，虽食而弗化，弗化则伤之又伤"，即所谓饥时既伤于前，强食又伤于后。

另一方面，瘥后应注意清余热益气阴。外感热病是一个邪正相争过程，余邪未尽、气阴已伤是其主要病理特征，发热为其典型表现。瘥后发热多为低热，可因余邪未尽引起，也可因气阴两虚而虚热内生。饮食之中可多加滋阴清润之品养阴精充津液，如甘蔗、梨、荷叶、西瓜等。

在瘥后而食复之时，要辨证施治。如《伤寒论》有以小柴胡汤和解表里以清余热，"伤寒瘥以后，更发热，小柴胡汤主之"，有用竹叶石膏汤益气生津、清泄余热。清代吴鞠通称："既曰余邪，不可用重剂明矣，只以芳香轻药清肺络中余邪足矣。"（《温病条辨》）选用清络饮清宣余邪，透发余热，治疗暑温。经发汗后，暑证悉减，但头微胀、目不了了，余邪未解者，或暑伤肺经气分之轻证，从热病瘥后余热调治来看，主要抓三个方面：一为清余邪，一为滋阴液，一为扶正气。对于外感热病恢复阶段，阴液已伤、余热深伏阴分、夜热早凉、热退无汗等证，临床常用滋阴透热法，选用清透伏热的药物，如柴胡、秦艽、青蒿、地骨皮与滋阴之品生地、鳖甲等配伍而成代表方。

（二）静养怡情

温病瘥后应调摄精神情志，防止不良刺激。正如《内经》谓："精神内守，病安从来？"说明人的精神情志活动，与人体的抗病康复能力密切相关。

人的情志活动，即喜、怒、忧、思、悲、恐、惊，与疾病关系十分密切。不良情志因素的刺激对病者的影响很大，温病患者也是如此。如叶天士在《外感温热篇》中指出，温病"盖战汗而解，邪退正虚，阳从汗泄，故渐肤冷，未必即成脱证，此时宜令病者，安舒静卧，以养阳气来复，旁人切勿惊惶，频频呼唤，扰其元神，使其烦躁"。吴又可《温疫论》中也说，温病瘥后"静养节饮食，不药自愈"，因温病为外感温热之邪所致。温为阳邪，主动，故温病瘥后应使病者宁神静养，以使耗伤之元气得以恢复。如若不然，患者会因不良的情志因素刺激，而相火暴发，余热复作。王孟英《温热经纬·疫证条辨》指出，热病瘥后调理时要调摄病人的精神情志，并正确认识外感热病的发生和转归，"瘥后，虚烦，心神不安者，审证而用得其宜，贵乎医者之神悟矣"。可见，热病瘥后首要安心养病，使情志和畅而气血调和，以利康复。同时，针对外感热病恢复期余邪未尽、气血不足易出现心悸、失眠、多梦等情志失调症状的特点，必要时可配合相应扶正祛邪药物治疗。如《温热经纬》："后触事易惊，梦寐不安，乃有余热夹痰，宜用竹茹、黄连、石菖蒲、半夏、胆星、栀子、知母、茯苓、旋覆花、橘红等药。""缓后，惊悸、怔忡、心神不安，属血虚，宜清心、养血安神，用朱砂安神丸。"清代医家张锡纯对热病瘥后精神调理的作用也给予了极大的关注，他认为"二阳之病发心脾，谓其病自心脾而来也"，治疗宜"戒病者淡泊寡欲，以养其心"，并以资生汤治疗由精神因素所致的阴虚劳热证，所倡精神调理与药物治疗相结合的方法临床确有良好的疗效。

温病瘥后，元气未复，余邪未清，过劳则易余热复炽。明代吴又可在《瘟疫论》中指出："疫邪已退，脉证俱平，但元气未复，或因梳洗沐浴，或因多言妄动，遂致劳复发热，前证复起。"何廉臣说："不必大费气力，即梳洗、沐浴、多语、更衣之类，亦能致复。"可见温病瘥后的患者防止过劳是非常重要的。尤其房劳，更当多加注意。《集验方·卷第一·伤寒、温病瘥后禁忌》云："虽瘥尚虚未复，阳气不足，勿为劳事，余劳尚可，御内即死，临死当吐舌数寸……盖正疾愈后六十日，已能行射猎，以房室则吐涎而死。及热病房室，名为阴阳易之病，皆难治，多死。"因温热瘥后，气血未充，早犯房室，则内损真气，外触邪气而复作。犯者必见头重不举、目中生花、腰胁疼痛、小腹里急绞痛、憎寒发热等症，或阴火上冲头而烘热、胸中烦闷，故不可不禁。

中华文明济生之雨露甘霖

下篇 治未病实践

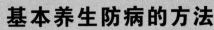

第四章
基本养生防病的方法

在治未病思想指导下，中医在养生保健和临床实践中积累了大量的经验并形成了完善的体系。首先，为了保障健康，预防疾病，每个人都需要注意一些基本的养生原则和方法。基本养生方法主要涉及精神养生法、传统运动养生法、起居养生法、药食养生法及其他养生法，不仅是养生保健的具体方法，更是中华传统文化的载体，其内含的中华传统世界观、人生观、价值观，尤其是治未病的思想，值得现代人研究和借鉴。

第一节　形神合一之形神共养

中医学认为形神是统一的，即心理和生理、精神和形体是相互依存、相互影响、密不可分的整体。在二者相互关系中，精神心理是主宰，能够影响身体生理的正常运行或生病；但精神心理又有赖于形体而存在，即形体是精神心理的物质基础。因此中医治未病强调形神共养，神易动难静，保养精神以"精神内守"为主；形喜静懒动，保养形体需要保养人体的气血阴阳，以生活规律、饮食有节、劳逸适度、避其外邪、坚持适量运动为主。

形神合一主要体现在心理与生理、精神与物质、本质与现象等的统一性。所谓形，指形体，构成形体的肌肉、血脉、筋骨、脏腑等组织器官起物质基础作用；所谓神，指情志、意识、思维等心理活动现象，以及生命活动的全部外在表现。二者存在相互依存、相互影响、密不可分的辩证统一关系。神本于形而生，依附于形而存，形为神之基，神为形之主。

形神合一保障了人的正常生命活动，其中"神"是生命的主宰。人的生命活动概括起来可分为两大类：一类是以物质、能量代谢为主的生理性活动；另一类是精神性活动。在人体整体生命活动中，心神起统率和协调作用。只有在心神的统率调节下，生命活动才表现出各脏器组织的整体特性、整体功能、整体行为、整体规律，故《素问·灵兰秘典论》云："凡此十二官者，不得相失也。故主明则下安……主不明则十二官危，使道闭塞而不通，形乃大伤。"也正如张景岳提出的："神虽由精气化生，但统权精气而为运用之者，又在吾心之神。"人体不但自身各部分之间保持着密切的相互协调关系，而且与外界环境例如自然环境、社会环境等也有着密切的联系。保持机体内外环境的相对平衡协调，也是靠"神"来实现的，故《素问·至真要大论》提出："天地之大纪，人神之通应也。"神动则气行，神注则气往，以意领气，驱邪防病，这也是气功健身的道理所在。《灵枢·本脏》云："志意者，所以御精神，收魂魄，适寒温，和喜怒者也。志意和则精神专直，魂魄不散，悔怒不起，五脏不受邪矣。寒温和则六腑化谷，风痹不作，经脉通利，肢节得安矣。"由此可见，神在机体卫外抗邪中起着主导作用。

人类的精神活动相当复杂，中医用"五神"（神、魂、魄、意、志）、"五志"（喜、怒、忧、思、恐）等概念加以概括，并在长期的生活和医疗实践基础上，运用"五行学说"与五脏联系起来，认为这些精神活动是脏腑的功能表现，而且都是在"心神"的主宰下进行的，所以张景岳在《类经》中提出："人身之神，唯心所主……此即吾身之元神也。外如神、魂、魄、志、意五种五志之类，孰匪元神所化而统乎一心。"

神以形为物质基础，"形具"才能"神生"。战国思想家荀况在《荀子·天论》中说："天职既立，天功既成，形具而神生。"这里的"天"是指自然界，"形"指人之形体，"神"指精神。其意为：人的形体及精神活动都是自然界的规律在起作用，是自然界物质变化的必然结果，只有具备了人的形体结构，才能产生相应的精神活动。《黄帝内经》有形体与精神关系的论述，如《灵枢·本神》提出"肝藏血，血舍魂""脾藏营，营舍意""心藏脉，脉舍神""肺藏气，气舍魄""肾藏精，精舍志"。不仅阐明精、气、营、血、脉是"五神"的物质基础，而且说明五脏的生理功能与"五神"活动的关系。五脏藏精化气生神，神接受外界刺激而生情，神活动于内，情表现于外，这就是五脏与神、情的密切关系。

中医养生学把精、气、神视为人身"三宝"，强调精、气、营、卫、血、津液等精微，是"神"活动的物质基础。《素问·上古天真论》指出"积精"可以"全神"，"形体不敝，精神不散"；《素问·八正神明论》指出"血气者，人之神，不可不谨养"；《灵枢·平人绝谷》指出"血脉和利，精神乃居"。陶弘景在《养性延命录》中提出"神者精也，保精则神明，神明则长生"，可见精的盈亏关系到神的盛衰；李东垣在《脾胃论》中提出"气乃神之祖，精乃气之子。气者，精神之根蒂也，大矣哉！积气以成精，积精以全神"，说明精气足才能使神的活动健全。以上这些论述，都是强调血气精微是神活动的基础，人体的物质基础充盛，人之精神则旺盛。正是因为精神思维活动需要大量的气血精微来供应，所以临床上认为劳神太过，则心血暗耗，心血亏虚，则神志不宁，神志不宁，外表出现各种心理活动异常。

从本原上说，神生于形，但从作用上说，神又主宰形，形与神的统一，形成了人体生命这一有机统一的整体。《灵枢·天年》云："血气已和，营卫已通，五脏已成，神气舍心，魂魄毕具，乃成为人。"只有血气、五脏、精神、魂魄毕具，才会表现出生命力，才会是一个活体的人。同篇又云："五脏皆虚，神气皆去，形骸独居而终矣。"明确指出死亡的概念就是形神分离。张景岳在《类经》中，进一步阐发了"形神合一"的生命观，提出："人禀天地阴阳之气以生，借血肉以成其形，一气周流于其中以成其神，形神俱备，乃为全体。"可见，人体生命运动的特征，即是精神活动和生理活动的总体概括。

人的生命活动十分复杂，以物质、能量代谢为特征的脏腑功能活动，和以脏腑的生理活动相应的高级精神活动（意识、思维、情感等）的协调统一，是在"心神"主导作用下完成的。现代研究表明，社会—心理因素并不是人类情绪变化的唯一刺激因素。自然现象的变化同样可以引起情绪发生相应变化。如四时更迭、月廓圆缺、颜色、声音、气味、食物等，都可作用于人体，使之发生情绪改变，进而影响人体生理活动。这说明人体的生理和心理活动会随时随地相互影响，两者有机地统一在一起。

形神共养，即不仅要注意形体的保养，而且还要注意精神的摄养，使得形体健壮，精神充沛，二者相辅相成，相得益彰，从而使身体和精神都得到均衡统一的发展。中医养生学的养生方法很多，但从本质上归纳起来，不外"养神"与"养形"两大部分，即所谓"守神全形"和"保形全神"。

一、守神全形

在形神关系中，"神"起着主导作用，"神明则形安"。故中医养生观是以"调神"为第一要义，养生必须充分重视"神"的调养。调神摄生的内容很丰富，可以从多方面入手：①清静养神：精神情志保持淡泊宁静状态，减少名利和物质欲望，和情畅志，协调七情活动，使之平和，无太过与不及。②四气调神：顺应一年四季阴阳之变调节精神，使精神活动与五脏四时阴阳关系相协调。即顺应自然界生、长、化、收、藏的特点，让人的精神情志亦张弛有度。③气功练神：通过调身、调心、调息三个主要环节，对神志、脏腑进行自我锻炼。④节欲养神：虽说性欲乃阴阳自然之道，但过度则伤精耗神，节欲可保精全神。⑤修性怡神：通过多种有意义的活动，如绘画、书法、音乐、下棋、雕刻、种花、集邮、垂钓、旅游等，培养自己的兴趣爱好，使精神有所寄托，并能陶冶情操，从而起到移情养性、调神健身的作用。总之，守神而全形，就是从"调神"入手，保护和增强心理和形体健康，达到调神和强身的双重目的。

二、保形全神

形体是人体生命存在的基础，有了形体，才能具备相应的生理功能和精神活动。因此，保养形体至关重要，人的气血津液是精神情志活动的物质基础。张景岳在《景岳全书》中提到"内形伤则神气为之消糜"，又云："善养生者，可不先养此形，以为神明之宅；善治病者，可不先治此形，以为兴复之基乎。"他着重强调神依附形而存在，形盛则神旺，形衰则神弱，形体衰亡，则生命走向终结。如何做到保形全神？形体需要不断地从自然界获取生存物质，进行新陈代谢，维持人体生命活动。"保形"重在保养精血，《景岳全书》就提到"精血即形也，形即精血"。《素问·阴阳应象大论》指出："形不足者，温之以气，精不足者，补之以味。"阳气虚损者，要温补阳气，阴气不足者，要滋养精血，具体可通过药物调理和饮食调养，以保养形体。此外，人体本身就是自然界的组成部分，保养身体必须遵循自然规律，做到生活规律、饮食有节、劳逸适度、避其外邪、坚持锻炼等，才能有效增强体质，促进健康。

养神和养形有着密切的关系，二者不可偏废，要同时进行。"守神全形"和"保形全神"，是在"形神合一"理论指导下，对立统一规律在养生学中的运用，其目的是达到"形与神俱，而尽终其天年"。

三、动静互涵

动静是自然界生生不息的根本法则，二者相互对立又相互依存。具体就养生而言，静以养神和动以养形是不可分割的整体。养神从清静养神到神用专一，都是静以养神的范畴；运动可促进精气流通，气血畅达，谷气得消，增强抗御病邪能力，提高生命力，故体欲常动。

动和静，是物质运动的两个方面，也是两种不同的表现形式。人体生命运动始终保持着动静和谐的状态，维持着动静对立统一的整体性，从而保证了人体的正常生理活动。《周易》提出"一阴一阳之谓道""刚柔者，立本者也"。宇宙间的一切事物无不是阴阳对立统一的结果，在阴阳交错往来中，阳进阴退，阳隐阴显，相互作用，相反相成，化生不息。王夫之《周易外传》云："动静互涵，以为万变之宗。"辩证法认为，孤阳不生，独阴不长。故阴阳互涵互根是宇宙万物的根本法则，也是生命活动的真谛。《思问录》提出"太极动而生阳，动之动也；静而生阴，动之静也""方动即静，方静旋动，静即含动，动不舍静""静者静动，非不动也"。《张子正蒙注》云："动而不离乎静之存，静而皆备其动之理，敦诚不息，则化不可测。"这就是说"动"不离"静"，"静"不离"动"，"动静"相互对立又相互依存。因此，只承认运动或者只承认静止的观点都是不对的，只承认一方面而否认另一方面，把运动和静止割裂开来，是违反事物运动变化的本质的。朱熹亦明确指出："静者，养动之根，动者所以行其静。"动与静互为其根，无静不能动，无动不能静，阴静之中已有阳动之根，阳动之中自有阴静之理，说明动静是一个不可分割的整体。古代哲学认为，既无绝对之静，亦无绝对之动。"动静"即言运动，但动不等于动而无静，静亦不等于静止，而是动中包含着静，静中蕴伏着动，动静相互为用，才促进了生命体的发生、发展、运动、变化。

生命体的发展变化，始终处在一个动静相对平衡的自身更新状态中。事物在平衡、安静状态下，其内部运动变化并未停止。当达到一定程度时，平衡会被破坏而呈现出新的生灭变化。正如《素问·六微旨大论》所言："岐伯曰：成败倚伏生乎动，动而不已，则变作矣。帝曰：有期乎？岐伯曰：不生不化，静之期也。帝曰：不生化乎？岐伯曰：出入废则神机化灭，升降息则气立孤危。故非出入，则无以生长壮老已；非升降，则无以生长化收藏。"这里清楚地论述了动和静的辩证关系，并指出了升降出入是宇宙万物自身变化的普遍规律。人体生命活动也正是应和这万物自然之性。周述官在《增演易筋洗髓·内功图说》中提出："人身，阴阳也；阴阳，动静也。动静合一，气血和畅，百病不生，乃得尽其天年。"由此可见，人体的生理活动、病理变化、诊断治疗、预防保健等，都可以用生命体的动静对立统一观点去认识和分析问题，并指导临床实践。

从生理而言，阴成形主静，是人体的营养物质的根源；阳化气主动，是人体的运动原动力。形属阴主静，代表物质结构，是生命的基础；气属阳主动，代表生理功能，是生命力的反映。具体的脏腑功能亦是如此，以心肾为例，心属火主动，肾属水主静，只有"水火既济""心肾相交"，才能保持正常生理状态。实际上，人体有关饮食的吸收运化、水液的环流代谢、气血的循环贯注、化物的传导排泄，相关物质和功能的相互转化等，都是在机体脏腑功能动静协调之下完成。因此，保持适当的动静协调状态，才能促进和提高机体内部的"吐故纳新"活动，使各器官充满活力，从而延缓各器官的衰老过程。

从病理而言，不论是"六淫"所伤，还是"七情"所致的病理变化，都是因为人体升降出入的运动形式发生障碍，导致体内阴阳动静失去相对平衡与协调，出现了阴阳偏盛偏衰的结果。

运动和静养是中国传统养生防病的重要原则。"生命在于运动"是人所共知的保健格言，运动能锻炼人体各组织器官的功能，促进新陈代谢，增强体质，防止早衰。但并不表明运动时间越长越好，运动量越大越好。有人提出"生命在于静止"，认为躯体和思想适度保持静养，防止过用才能健康长寿，认为以静养生的思想更符合人体生命内在规律。养生方法上虽有或动或静不同侧重，但本质上都提倡动静结合、形神共养，只有做到动静兼修，动静适宜，才能达到"形与神俱"的养生目的。

（一）静以养神

历代养生家十分重视神与人体健康的关系，认为神气清静，可健康长寿。由于"神"能任万物而理万机，有易动难静的特点，故清静养神尤为重要。老子认为"静为躁君"，主张"致虚极，守静笃"。即要尽量排除杂念，以达到心境宁静的状态。《黄帝内经》从医学角度提出"恬淡虚无"的摄生防病思想，后世很多养生家对"去欲"以养心神的认识，无论在理论和方法上都是在此基础上的发展和深化，三国嵇康、唐代孙思邈、明代万全等对此都有精辟论述。清代曹庭栋在总结前人静养思想的基础上，赋予"静神"新的内容，提出"心不可无所用，非必如槁木，如死灰，方为养生之道"和"静时固戒动，动而不妄动，亦静也"，其对"静神"的认识使清静养神思想前进了一大步。曹庭栋认为"静神"实指精神专一，摒除杂念，保持神用不过，正常思考，对强神健脑大有益处，但神动太过，精血俱耗，神气失养而不内守，则可引起脏腑和机体病变。

静神养生的方法很多，例如少私寡欲、调摄情志、顺应四时、常练静功等。以常练静功而言，其强身健体的机制体现出"由动入静""静中有动""以静制动""动静结合"的整体思想，常练静功有益于精神内守，而静神又是气功锻炼的前提和基础。

（二）动以养形

形体的动静状态与精气神的生理功能状态有着密切关系。张子和在《儒门事亲》中提出"唯以血气流通为贵"，运动可促进精气流通，气血畅达，增强抗御病邪能力，静而乏动则易导致精气郁滞、气血凝结，久即损寿。《吕氏春秋·达郁》云："形不动则精不流，精不流则气郁。"《寿世保元》云："养生之道，不欲食后便卧及终日稳坐，皆能凝结气血，久则损寿。"适当运动不仅能锻炼肌肉、四肢等形体组织，还可增强脾胃的运化功能，促进饮食精微的消化、吸收和输布，正如华佗所言"动摇则谷气得消，血脉流通，病不得生"，脾胃健旺，气血生化之源充足，故人体能健康长寿。动以养形的方法多种多样，如劳动、舞蹈、散步、导引、按跷等，以动形调和气血、疏通经络、通利九窍，从而达到防病健身的目的。

（三）动静适宜

《类经附翼·医易》云："天下之万理，出于一动一静。"我国古代的养生家们一直很重视动静适宜，主张动静结合、刚柔相济。动为健，静为康，动以养形，静以养气，柔动生精，精中生气，气中生精，相辅相成。实践证明，如果能将动和静、劳和逸、紧张和松弛这些既矛盾又统一的关系处理得当，协调有方，对于养生大有裨益。

从《黄帝内经》的"不妄作劳"，到孙思邈的"养性之道，常欲小劳"；从湖南马王堆出土竹简的导引图中的导引术、华佗的五禽戏，到后世的各种动功的特点，都强调动中求静、动静适度。动静适宜的原则，还体现出审时度势的辩证思想特点。从体力来说，体力强的人可以适当多动，体力较差的人可以适当少动，但皆不得疲劳过度；从病情来说，病情较重、体质较弱的，可以静功为主，配合动功，随着体质的增强，可逐步增加动功；从时间上来看，早晨宜先静后动，有利于一天的工作，晚上宜先动后静，有利于入睡。总之，心神欲静，形体欲动，只有把形与神、动和静有机结合起来，符合生命活动的客观规律，才能有益于强身防病。

第二节　养神的养生防病思想

养神是中国古代常见的养生防病方法。在机体新陈代谢过程中，各种生理功能和心理活动都需要神的调节，尤其在现代社会中，紧张的工作节奏和较高的生活压力，更容易导致心神耗伤受损，因此养神就显得尤为重要。常用的方法包括清净养神，置心一处，少私寡欲，精神内守，动静互涵，以柔克刚等。

一、清净养神

清静养神的清净是指少思少虑，神不过用；如《庄子·天道》云："水静犹明，而况精神。"强调人之神静，有如浊水，静之徐清。《素问·病机气宜保命集》中指出："神太用则劳，其藏在心，静以养之。"所谓"静以养之"，主要是指静神不思，养而不用，即便用神，也要防止用神太过而言。《素问·痹论》中提到的"静则神藏，躁则消亡"也是此意。静则思虑不过，神不过用，身心的清静有助于神气的潜藏内守，反之，神气过用、躁动，往往容易耗伤身体，使健康受损。故《素问·上古天真论》提出"精神内守，病安从来"，正是强调清静养神的养生保健意义。

神用专一，不生妄念，常乐观，和喜怒。这样可使人体的各项生理功能正常，从而达到健康长寿的目的。清静养神是以清静为方法，以养神为目的，保持清静，神气方可内守。清静养神原则在日常生活中的应用有以下三类：①清静为本，无忧无虑，神静而不用，即所谓"恬淡虚无"的状态，其气可绵绵而生，周流不绝。②少思少虑，神用有度，不过分劳耗心神，使神不过用，即《类修要诀》所谓"少思虑以养其神"。③常乐观，和喜怒，无邪念妄想，用神而不躁动，专一而不杂，方可安神定气，即《素问·上古天真论》所谓"以恬愉为务"。上述的养生原则，在传统养生方法中均有所体现。例如：调摄精神诸法中的少私寡欲，情志调节；休逸养生中的养性怡情；气功、导引中的意守、调息、入静；四时养生中的顺四时而养；起居养生中的慎起居、调睡眠等，均有清静养神的内容。

二、置心一处

"置心一处"是将心专注于某一对象，而达到心神不散乱之状态，是佛家常用的一种心理保健的方法。"置心一处"也叫静虑，是静中思虑的意思，此法是将心专注在一法境上，一心参究，故称参禅，此法来源于佛教"禅定"。禅定是禅宗的调心方法，目的是净化心灵、锻炼智慧，以进入诸法真相的境界。禅与定皆令心专注于某一对象，而达于不散乱之状态。

目前社会上有许多通过禅修实施养生的实践案例。这种方法的理论依据可以从佛家禅宗的理论中窥见一斑。禅宗是佛教的一个流派，慧能大师的《坛经》是研究禅宗思想渊源的重要依据。禅宗是"以心传心，惟论明心见性"的宗派。禅宗突显的是个体的心灵在瞬间直接了悟自身的本性。从禅宗的思想来源看，一方面它吸取了中国古代儒家孔孟一派的"人性论"以及道家老庄一派的"崇无"思想；另一方面它又继承了印度大乘佛教的"空""有"两宗的思想。禅宗以禅命名，容易给人误解，仿佛它只是突显了戒定慧中的禅定。事实上，禅宗之禅与禅定之禅相关，但并非就是禅定之禅。

慧能认为禅宗的根本是："惟论见性，不论禅定解脱。"说明禅宗所追求的是"明心见性"——心灵的觉悟。它只是通过心灵的实践，而不是身体的实践来实现。一般所说的禅定被狭隘地理解为单纯的身体的静坐行为。

禅宗当然也肯定禅定对于佛教修行的重要作用，但并不认为禅定就等同于坐禅或者静坐，而是认为它遍及于人的日常生活的一切言行和思想当中。所谓"行亦禅，坐亦禅，语默动静体安然"。外在无住无染的活用是禅，心内清楚明了的安住是定，所谓外禅内定，就是禅定一如。在修习禅定的过程中，有调身、调气、息心静坐的方法，静坐气功，只是修禅的形式或基础，并非修禅目的。但初学静坐的人必须懂得这些调身调气的方法，使身心保持健康状态，以保证修禅的顺利进行，这种方法有强健身体、祛病延年的作用。养生家则将此融入吐纳导引健身功之内，成为以静坐为特点的健身功法。

对于禅宗而言，佛或者佛性绝不是人之外的其他东西，而是人自身的自性。何谓自性？就是人的本性。禅宗的革命性在于，它不仅将佛的佛性理解为自性，而且将人的自性解释为本心。这就是说，每一个人自身就具有佛性。

三、少私寡欲

少私寡欲是指减少人们利己的私心，以削弱人们对巧利的欲望。这是调摄精神最好的方法。"少私寡欲"出自老子《道德经·十九章》的"见素抱朴，少私寡欲"，是指让人们看到事物的原始状态，以保持人们朴素无华的天性；让人们减少利己的私心，以削弱人们对巧利的欲望。

引申到养生中，首先强调精神要注意调摄，调摄精神最好的方法就是减少物欲，即《孟子·尽心下》所谓"养心莫善于寡欲"。人生存在着欲望是正常的，然而只能在社会许可的条件下实现欲望，不可有过分的要求，这就需要遵循"礼"的原则。正如《论语·颜渊》中所说："非礼勿视，非礼勿听，非礼勿言，非礼勿动。"孔子还提出君子三戒，即"少之时，血气未定，戒之在色；及其壮也，血气方刚，戒之在斗；及其老也，血气既衰，戒之在得"（《论语·季氏》）。人们在日常生活中遵从"礼""君子三戒"等内容，即为寡欲。

四、精神内守

"精神内守"是中医精神养生的重要内容，即精神调养以静养为主，同时提出养神与养形是养生的两个部分，都要重视。

"精神内守"出自《素问·上古天真论》的"恬淡虚无，真气从之，精神内守，病安从来"，是治疗现代人心灵疾病的一剂良方。中医认为，养生包括养心与养形两部分内容，养心与养形都是养生的重要内容，然而精神与形体之间，具有统率支配作用的是精神。所以，养生首要是养心。

养心倡导去物欲致虚静以养神。《庄子·在宥》云："必静必清，无劳汝形，无摇汝精，乃可以长生。"李梴在《医学入门》中指出："精神极欲静，气血极欲动。"提出静养精神、动养形体的辩证关系。方开《摩腹运气图考》（又名《延年九转法》）指出："天地本乎阴阳，阴阳主乎动静，人身一阴阳也，阴阳一动静也。动静合宜，气血和畅，百病不生，乃得尽其天年。"人身之阴需要静，人身之阳需要动，从而提出了静以养阴，动以养阳的主张。人体要保持"阴平阳秘"的健康状态，就必须动静适宜，过动过静都会造成阴阳偏颇，导致疾病。

清代养生家曹庭栋虽认为"养静为摄生首务"，但他同样重视运动养生的重要作用。如其在《老老恒言·导引》中指出："导引一法甚多，如八段锦、华佗五禽戏、婆罗门十二法、天竺按摩诀之类，不过宣畅气血，展舒筋骸，有益无损。"曹庭栋创"卧功、坐功、立功"三项功法以供老年锻炼所用，《老老恒言》就载有散步专论，对散步的作用和要求等做了较为全面的论述，例如其中提出闲暇"散步所以养神"、睡前"绕室行千步，始就枕"，"是以动求静"，有助于睡眠，强调动静结合的重要性。

五、性格开朗

人的性格与健康、疾病密切相关。稳定的情绪，可以带来健康的机体。培养良好性格的基本原则是，从大处着眼，从具体事情入手，我们应做到：悦纳万物，为而不争，利而不害，进退有度，知足知止，刚柔相济。

性格是人的一种心理特征，它主要表现在人已经习惯了的行为方式上。性格开朗是胸怀宽广、气量豁达所反映出来的一种心理状态。性格虽然与人的基因和遗传因素直接相关，但随着环境和时间的变化，是可以改变的。人们都应当承担起使自己的性格更适应于自然、社会和自身健康的任务。

已有研究证明，情绪的稳定，对一个人的健康起着重要作用。性格开朗，活泼乐观，精神健康者，不易患精神病、重病和慢性病，即使患病也较易治愈，预后良好。不良性格对人体健康的不良影响是多方面的，对人体大脑、内脏及其他部位都会产生危害。

培养良好性格的基本原则是，从大处着眼，从具体事情入手，通过自己美好的行为，塑造开朗的性格。首先要认识到不良性格对身心健康的危害，树立正确的人生观，正确对待自己和别人的关系，看待问题、处理问题要目光远大，心胸开阔，宽以待人，大度处事，不斤斤计较，不钻牛角尖。其次还应该科学、合理地安排自己的工作、学习和业余生活，丰富生活内容，陶冶性情。

（一）悦纳万物

中医养生提倡平心静气、不为外物干扰地体察万事万物，所以能看清事物、把握事物发展的自身规律，从而能更好地了解自己、了解他人、了解社会，明白利害、长短、善恶等原本就同时存在于一个事物的内部，能平静地接纳自我、他人、社会中的种种不足。了解万事万物的本质及内在规律后，不总是力争支配、统治的地位，而是"善下"，处于协调、调和的地位。

（二）为而不争，利而不害

中医养生提倡"不争"，提倡"水德"，即不争高位，处在最低的位置，同时能海纳百川，善于接纳各种意见，借鉴各方的长处。

（三）进退有度，知足知止

中医养生认为，世间的万事万物都是由其内部阴阳的相生相克产生，故做事情要进退有度，凡事不要做到极端，谨记"亢龙有悔"的道理，否则极易招致祸端。老子倡导不居功，懂得让一部分功劳给别人。至于为什么要知足，老子《道德经·四十四章》云："名与身孰亲？身与货孰多？得与亡孰病？甚爱必大费，多藏必厚亡。故知足不辱，知止不殆，可以长久。"《道德经·四十六章》云："罪莫大于可欲；祸莫大于不知足；咎莫大于欲得。故知足之足，常足矣。"所以，做人应该适度节制自己的欲望，知足知止。

（四）刚柔相济

中医养生学认为，做事时不主张一味用强，而提倡刚柔相济。《道德经·七十八章》云："天下莫柔弱于水，而攻坚强者莫之能胜，以其无以易之。"《道德经·四十三章》云："天下之至柔，驰骋天下之至坚。"《道德经·五十二章》云："守柔曰强。"《道德经·七十六章》云："人之生也柔弱，其死也坚强。草木之生也柔脆，其死也枯槁。故坚强者死之徒，柔弱者生之徒。是以兵强则灭，木强则折。强大处下，柔弱处上。"老子崇尚"水德"，贵柔，而且把"柔"放到相当高的位置，认为柔能胜刚，这在当今一味崇尚刚强的社会也不失其借鉴意义。

第三节　养形的养生防病思想

就如现代养生理论所强调的"生命在于运动"，中医养生家很早就认识到人体气血津液以流通畅达为贵，气血通利需要主动锻炼，古代的导引术将养心、练行、调呼吸统一于一体，有理、有法、有方，可有效发挥健身功效。

一、动形养生

《吕氏春秋》认为人的气血津液以通利流畅为贵，若郁而不畅，则百病丛生。《吕氏春秋·达郁》云："凡人三百六十节、九窍、五脏、六腑、肌肤，欲其比也；血脉，欲其通也；筋骨，欲其固也；心志，欲其和也；精气，欲其行也。若此，则病无所居，而恶无所由生矣。病之留，恶之生也，精气郁也。"活动形体是使体内精气流通以保障生命活动正常进行的有效措施，正如《吕氏春秋·尽数》所言："流水不腐，户枢不蠹，动也，形气亦然，形不动则精不流，精不流则气郁。"经常运动身体，则精气流通畅达，病无由生。

历代养生家都十分重视运动养生，导引、气功、按摩共同成为动形养生的三大支柱。其中的导引术尤其源远流长，早在马王堆汉墓出土的《导引图》中，就绘有四十余种导引姿态图像，内容十分丰富，以后历代又有不同的发展，宋代的导引术如太极拳、八段锦等在动作和方法上有了很大改进。明清时期，导引内容更加系统、科学、丰富。明代以后，由于武术的发展和《道藏》的成书，推动了导引术的进一步发展。明代高濂的《遵生八笺》中载有八种导引，除在国内广为流传外，1895 年还被译成英文发行于国外。明代正德年间罗洪先所撰《仙传四十九方》载录华佗《五禽图》最为详尽，并指出"凡人身体不安，作此禽兽之戏，汗出，疾即愈矣"，说明了导引保健的重要作用。清代乾隆年间沈金鳌的《杂病源流犀烛》一书中在卷首列有"运动规法"，包括导引、气功、按摩等，这些方法多摘自明代曹士珩所撰《保生秘要》一书，可见导引气功等具有很高的临床实用价值。清代敬慎山房主彩绘二十四幅《导引图》，将气功、导引、按摩熔为一炉，用于养心练精、补虚、防治疾病和强身益寿，有较高的实用价值。由于导引、气功、拳术融为一体，使其有理、有法、有方，自成体系，便于习练，的确起到了"内练精气神，外练筋骨皮"的延年保健作用。在此时期，由于武术流派的空前发展，不论道观、寺院，还是山寨、水乡，都有练功习武的时尚，使武术健身得到了很大范围的普及，发挥了良好的健身作用。

二、刚柔结合

传统中医动形养生非常注重刚柔结合。中医传统养生家发现，动形养生过程中不是一味地追求动，追求刚猛，而要刚柔并重，快慢结合。需要强调的是新生的、成长中的事物是柔弱的，但因为具有强大的生命力，所以是强大的。"以柔克刚"与老子《道德经》中"柔弱胜刚强"的观点一致，原文出自《道德经·七十六章》："人之生也柔弱，其死也坚强。草木之生也柔脆，其死也枯槁。故坚强者死之徒，柔弱者生之徒。"老子从人类和草木身上归纳出一条道理：新生的、成长中的事物是柔弱的，但具有强大的生命力，因而就有强大的力量；接近死亡的事物都是坚强的，但因为它正在失去生命力，所以它也是脆弱的。基于这样的原理，老子又提出"坚强处下，柔弱处上"（《道德经·七十六章》），"天下之至柔，驰骋天下之至刚"（《道德经·四十三章》）。这种柔弱中蕴涵巨大能量的认识，进而引申出"柔弱者，生之徒"的养生原理。"柔"的事物往往最具生命力、最有潜力，比如万物在初生的时候都是柔弱的状态，但是却蕴涵了巨大的生命能力和无穷的爆发潜力，是最富生机的。所以，保持处在柔弱的、蕴含生机的地位，可以避免过早衰老。

三、平衡和谐

平衡和谐是中医动形养生的原则之一。养生追求脏腑、经络、气血津液等构成的人体自身内部环境的稳定和谐，以及人体内部与外部环境之间始终维持相对稳定和协调状态，即"阴平阳秘"的正常生理状态，从而保证机体的健康。

所谓"和谐"，是指人体自身的生理功能，及其与外在环境之间的相互关系都处于协调状态。所谓"平衡"有两层意思：一是指机体自身各部分间的正常生理功能的动态平衡；二是指机体功能与自然界物质交换过程中的相对平衡。平衡和谐是中医养生学的重要理论之一。

中医养生学从阴阳对立统一、相互依存的观点出发，认为脏腑、经络、气血津液等，必须保持相对稳定和协调，才能维持"阴平阳秘"的正常生理状态，从而保证机体的生存。为了求得这种"平衡状态"的"生命根本条件"，保持人体阴阳的协调平衡就成为一条重要的养生法则。无论精神、饮食、起居调摄，还是运动保健或调理药物的使用，都离不开阴阳协调平衡，以平为期的宗旨。

人体生命运动的过程也是新陈代谢的过程，新陈代谢最终要达到阴阳协调。体内的各种看似矛盾的生理过程，诸如吸收与排泄、同化与异化、酶的生成与灭活、酸碱的产生和排泄等，都在对立统一的运动中保持相对协调平衡，而且贯穿生命运动过程始终，从而使体温、血糖、血脂、血的酸碱度等内环境因素都相对稳定在一定的生理范围内，保持人体本身阴阳动态平衡。

与此同时，人体通过阴阳消长运动和自然界进行物质交换，摄取周围环境的物质如水、空气、食物等供应机体需要，又把机体所产生的废物排出体外，维持人与自然界的协调平衡。所以，人体就是一个阴阳运动协调平衡的统一整体，人生历程就是一个阴阳运动平衡的过程。

阴阳平衡是人体健康的必要条件。养生保健的根本任务，就是运用阴阳平衡规律，协调机体功能，达到内外协调平衡。人体复杂的生命活动是以五脏为主体，因此首先要协调脏腑的生理功能，使其成为一个有机整体。在协调机体功能时，要特别注意情志平衡，喜、怒、忧、思、悲、恐、惊等情志过激，都可影响脏腑，造成脏腑功能失衡而滋生百病，而疾病又可影响人的情志，造成恶性循环。因此，必须随时调整机体生理与外界环境的关系，才能维护其协调平衡的状态。

人体生命活动是有规律的，符合规律的运动就有利于生命存在，违背规律则有害于生命。正常的运动在于机体"内在运动"与"外在运动"的和谐，运动的恰当及其相互间的协调一致。"内在运动"，是指脏腑、气血津液的生理运动；"外在运动"，是指脑力、体力活动和体育运动的总和。前者是维护生命的"供给性"运动，后者是保持生命活力的"消耗性"运动。如果这种"供"与"消"关系不协调，就会造成人体过度疲劳，引发疾病，甚至导致死亡。大量研究证实，不适当的运动会破坏人体内外环境的平衡，加速人体器官的损害，使生理功能失调，进而引起疾病，最终缩短人的生命过程。可见，进行任何运动都要根据自身情况保持合适的限度，这个限度即是《内经》所说的"以平为期"。

掌握生命活动的规律，围绕燮理阴阳进行养生保健，使其达到阴阳平衡，是中医养生理论的关键点。《素问·至真要大论》云："谨察阴阳所在而调之，以平为期。""以平为期"就是以保持阴阳的动态平衡为准则。中国的传统健身术和功法都体现了这一思想，具体来看，传统功法被概括为虚实、刚柔、吸斥、动静、开合、起落、放收、进退八法，完全符合阴阳变化之理，及"对立统一""协调平衡"的自然规律。太极拳运动更是把人体看成一个太极阴阳整体，主张虚中有实、实中有虚、刚柔相济、动静相兼，每个姿势和每个动作都体现相反相成、阴阳平衡的特点。可见，协调平衡是生命整体运动的核心。

四、动形养生保健方法举隅

根据上述原则，除了常见的太极拳、八段锦和易筋经等功法之外，还有一些养生保健方法如下：

（一）元素平衡保健法

古代的五行学说认为，世界上的一切事物都是由木、火、土、金、水五种基本物质之间的运动变化而生成的，而且在五行之间存在着"生克制化"联系，从而维持着自然界的生态平衡和人体生理的协调平衡。

现代研究认为，元素的形成、地球的形成和人类进化都是物质演化到某个阶段达到动态平衡的结果。人类要健康长寿，就必须遵循物质交换平衡协调的规律。现代医学研究证明，人的生命活动过程中，由于新陈代谢的不协调，可使体内某些元素积累过多，或某些元素不足，出现元素平衡失调，导致疾病和早衰。当前很多非感染性疾病，大多与元素平衡失调有关。例如，危害人类健康最大的心血管疾病和癌症的产生就与体内物质交换平衡失调密切相关。某些地方病，如甲状腺肿是由于缺碘所致，克山病因缺硒所致。医疗实践证明，科学进行饮食保健，可有效防治很多非感染性疾病，强化某些微量元素亦可预防或改善很多地方病的发生发展，从而维护人类的健康。

（二）交替运动平衡法

系统论和控制论研究认为，生命经常处于对称、协调、动态、稳定、平衡状态。人体的失调、失衡、失稳是导致人体生理功能低下、早衰以及疾病的重要原因。因此，克服对称失调，达到协调平衡，就能增进健康，延长寿命。基于此提出了交替运动锻炼保健法。此法是一种使人体各系统生理功能内部或生理功能之间交替进行锻炼以克服偏用偏废，达到自身协调平衡的健身运动方式。例如，"体脑交替"，它既可使体力增进不衰，又可使脑力健旺；"动静交替"，它可有效地调节人的全身脏器活动恢复正常平衡；"上下交替"，可以增强机体的机敏性、灵活性、反应性，减少脑血管疾病的发生；"左右交替"，可以调节失衡的机体的生理功能；"前后交替"，可以预防和治疗某些腰腿病，避免老年人下肢活动不便，步态不稳。上述仅是举例，在日常生活中还有很多交替运动的内容。每个人可根据"寓交替运动于日常生活"中，结合自己的实际情况，随时随地运用实施。对于增进身体协调平衡能力和发挥人体生理潜力，将会大有裨益。

第四节　劳逸结合的养生保健思想

养生大家孙思邈在《备急千金要方·道林养性》中言："养生之道，常欲小劳，但莫疲及强所不能堪耳。"古人主张劳逸"中和"，有常有节。

劳和逸之间具有一种相互对立、相互协调的辩证统一关系，二者都是人体的生理需要。人们在生活中，必须有劳有逸，既不能过劳，也不能过逸。长期的实践证明，劳逸适度对人体养生保健起着重要作用。

一、劳逸结合可调节气血运行

在人生过程中，绝对的"静"或绝对的"动"是不可能的，只有动静结合，劳逸适度，才能对人体保健起到真正正向作用。适当劳作，有益于人体健康。经常合理地从事一些体力劳动有利于活动筋骨，通畅气血，强健体魄，增强体质，并且能舒畅情志，锻炼意志，增强毅力，从而保持生命活动的能力。

现代医学研究认为，合理的劳动对心血管、内分泌、神经、精神、运动、肌肉等各个系统都有好处。劳动能促进血液循环，改善呼吸和消化功能，提高基础代谢率，兴奋大脑皮层对肌体各部的调节能力，调节精神。所谓"劳"，不光指体力劳动，还包括脑力劳动，科学用脑也是养生保健的重要方面。科学用脑，就是用脑的劳逸适度问题，它要求人们勤于用脑，注重训练脑力的功能和开发其潜能；又要注重对脑的保养，防止疲劳作业。在实际生活中，许多人由于惰性的原因，往往容易犯"懒于动脑"的毛病。应大力提倡善于用脑，劳而不倦，保持大脑常用不衰。现代研究证明，一个人经常合理地用脑，不但不会加速衰老，反而有防止脑老化的功能。实验证明，在相同年龄组的人群中，经常用脑和不用脑的人相比，能够经常性合理用脑的人脑萎缩少，空洞体积小。经常合理用脑，可以预防衰老，增加智力，尤其是能够预防老年痴呆。适当休息也是生理需要，它是消除疲劳，恢复体力和精力，调节身心必不可少的方法。现代实验证明，疲劳能降低生物的抗病能力，使其易于受到病菌的侵袭。有人给疲劳和未疲劳的猴子同时注射等量病菌，结果发现疲劳组的猴子被感染得病，另一组却安然无恙，这说明合理休息是增强机体免疫能力的重要手段。

二、劳逸失度的害处

劳动本来是人类的"第一需要"，但劳伤过度则可内伤脏腑，成为致病原因。《庄子·刻意》云："形劳而不休则弊，精用而不已则劳，劳则竭。"劳役过度，精竭形弊是导致内伤虚损的重要原因。《素问·宣明五气》云："五劳所伤，久视伤血，久卧伤气，久坐伤肉，久立伤骨，久行伤筋。"可见过度劳倦与内伤密切相关。李东垣在《脾胃论》中提出，劳役过度可致脾胃内伤，百病由生。李中梓《医宗必读》提出"后天之本在脾"，因而脾胃伤则气血亏少，诸疾蜂起。叶天士医案也记载，过度劳形奔走，驰骑习武，可致百脉震动，劳伤失血，或血络瘀痹，诸疾丛集。人到老年，气血渐衰，尤当注意劳逸适度，慎防劳伤。

过劳伤人，过度安逸同样可以致病，贪逸无度，气机郁滞。《吕氏春秋》云："出则以车，入则以辇，务以自佚，命曰招蹶之机……富贵之所以致也。"明确提出佚者，乃逸也，过于安逸是富贵人得病之由。清代医家陆九芝云："自逸病之不讲，而世只知有劳病，不知有逸病，然而逸之为病，正不少也。逸乃逸豫、安逸之所生病，与劳相反。"《黄帝内经》中所提到的"久卧伤气""久坐伤肉"，即指过度安逸而言。张介宾云："久卧则阳气不伸，故伤气；久坐则血脉滞于四体，故伤肉。"缺乏劳动和体育锻炼的人，易引起气机不畅，升降出入失常。升降出入是人体气机运动的基本形式。人体脏腑经络气血阴阳的运动变化，无不依赖于气机的升降出入。贪图安逸过度，不进行适当活动，气机升降出入就会呆滞不畅。气机失常可影响五脏六腑、表里内外、四肢九窍，而发生种种病理变化。根据生物进化理论，用则进，废则退，若过逸不劳，则气机不畅，人体功能活动衰退，气机运动一旦停止，生命活动也就终止。可见，贪逸不劳也会损害人体健康，甚至危及生命。

三、如何做到劳逸结合

正确处理劳逸之间的关系，对于养生保健有着重要作用。劳与逸的形式多种多样，并且劳与逸的概念又具有相对性，应当根据个人具体情况合理安排。养生学家主张劳逸结合，互相协调。例如劳与逸穿插交替进行，或劳与逸互相包含，劳中有逸，逸中有劳，只有劳逸协调适度才会对人体有益。

（一）体力劳动要轻重相宜

在工业劳动方面，由于受工种、工序、场所等的限制，自己任意选择劳动条件的机会较少，但仍要注意劳动强度轻重相宜。更重要的是应安排好业余生活，使自己的精力、体力、心理等得到充分恢复和发展。在田园劳动方面，应根据体力选择适当的内容，注意轻重搭配，量力而行。

（二）脑力劳动要与体力活动相结合

脑力劳动偏重于静，体力活动偏重于动。动以养形，静以养神，体脑结合，则动静兼修，形神共养。如脑力劳动者，可进行一些体育锻炼，使机体各部位得到充分有效的运动。脑力劳动者，可从事美化庭院活动，在庭院内种植花草树木，并可结合场景吟诗作画，陶冶情趣，有利于身心健康，延年益寿。

（三）家务劳动秩序化

操持家务是一项繁杂的劳动，包括清扫、洗晒、烹饪、缝补、尊老爱幼、教育子女等，只有安排得当，才能杂而不乱，有条不紊，有劳有逸，既锻炼身体，又增添精神享受，有利于健康长寿。反之，若家务劳动没有秩序，杂乱无章则导致形劳神疲，甚至造成早衰折寿。

（四）休息保养多样化

要做到劳逸结合，就要注意多样化的休息方式。休息可分为静式休息和动式休息，静式休息主要指睡眠；动式休息主要是人体活动，可根据不同爱好自行选择不同形式，如听相声、听音乐、聊天、看戏、下棋、散步、观景、钓鱼、赋诗作画、打太极拳等。总之，动静结合，寓静于动，既达到休息目的，又起到娱乐效果，不仅可以消除疲劳，使人精力充沛，而且可以增添生活乐趣。

第五节　扶助正气的养生防病思想

正气是维护人体健康的动力和抵抗病邪的抗病能力，它包括人体卫外功能、免疫功能、调节功能以及各种代偿功能等。保养正气，就是保养精、气、神，其根本在于护养脾肾。养肾多从节欲保精、运动保健、导引补肾、按摩益肾、食疗补肾、药物调养等入手；调养脾胃多从饮食调节、药物调养、精神调摄、针灸按摩、气功调养、起居劳逸调摄等入手。

中医养生学特别重视保养人体正气，以增强生命活力和适应自然界变化的能力，最终达到健康长寿的目的。

人体疾病的发生和早衰的根本原因，就在于机体正气的虚衰。正气旺盛，则人体阴阳协调、气血充盈、卫外固密、脏腑经络功能正常，是机体健壮的根本所在。因此，历代医家和养生家都非常重视护养人体正气。《寿亲养老新书》对保养人体正气做了概括："一者少言语，养内气；二者戒色欲，养精气；三者薄滋味，养血气：四者咽津液，养脏气；五者莫嗔怒，养肝气；六者美饮食，养胃气；七者少思虑，养心气……"人体脏腑功能协调，则机体按一定规律生生不息，正气旺盛，则精力充沛，健康长寿；正气虚弱，则精神不振，多病早衰。一旦人体生理活动的动力源泉断绝，生命运动也随即停止。因此，保养正气是延年益寿之根本大法。

人体正气是抵御外邪、防病健身和促进机体康复的最根本要素，疾病的过程就是"正气"和"邪气"相互作用的结果。正气不足是机体功能失调产生疾病的根本原因。《素问·刺法论》云："正气存内，邪不可干。"《素问·评热病论》云："邪之所凑，其气必虚。"《灵枢·百病始生》又进一步指出："风雨寒热，不得虚邪，不能独伤人。卒然逢疾风暴雨而不病者，盖无虚，故邪不能独伤人。此必因虚邪之风，与其身形，两虚相得乃客其形。"这些论述从正反两个方面阐明了中医的正虚发病观，正气充沛，虽有外邪侵犯，也能抵抗，使机体免于生病，患病后亦能较快康复。由此可知，中医养生学所指的"正气"，实际上是维护人体健康的动力和抵抗病邪的抗病能力，它包括人体卫外功能、免疫功能、调节功能以及各种代偿功能等。正气充盛，可保持体内阴阳平衡，更好地适应外在变化，故保养正气是养生的根本任务。

保养正气，就是保养精、气、神。从人体生理功能特点来看，关于保养精、气、神的根本，《医宗必读·脾为后天之本论》提出了："故善为医者，必责其本，而本有先天后天之辨。先天之本在肾，肾应北方之水，水为天一之源。后天之本在脾，脾应中宫之土，土为万物之母。"在生理上，脾肾二脏关系极为密切，先天生后天，后天充先天。脾气健运，必借肾阳之温煦；肾精充盈，有赖脾所化生的水谷精微的补养。要想维护人体生理功能的协调统一，保养脾肾至关重要。

一、保精护肾

肾之精气主宰人体生命活动的全部过程。《图书编·肾脏说》云："人之有肾，如树木有根。"即明确指出肾精对健康长寿的重要性。扶正固本，多从肾入手，为此古人反复强调肾之精气的盛衰直接关系到人体衰老的速度。所以，历代养生家都把保精护肾作为抗衰老的基本措施。临床大量资料报道表明，性欲无节制，精血亏损太多，会造成身体虚弱，引起多种疾病，导致过早衰老或夭亡。这说明重视"肾"的护养，对于预防疾病、抵抗衰老、延年益寿是有积极意义的。至于调养肾精的方法，要从多方面入手，节欲保精、运动保健、导引补肾、按摩益肾、食疗补肾、药物调养等。通过调补肾气、肾精，可以协调其他脏腑的阴阳平衡。肾的精气充沛，有利于元气运行，增强身体的适应调节能力，更好地适应自然。

二、调养脾胃

脾胃为"后天之本""气血生化之源"，故脾胃强弱是决定人之寿夭的重要因素。正如《景岳全书》云："土气为万物之源，胃气为养生之主。胃强则强，胃弱则弱，有胃则生，无胃则死，是以养生家必当以脾胃为先。"可见，脾胃健旺是人体健康长寿的基础。

脾胃为水谷之海、气血生化之源、人体机能活动的物质基础，营卫、气血、津液、精髓等，都是化生于脾胃，脾胃健旺，化源充足，脏腑功能强盛。脾胃是气机升降运动的枢纽，脾胃协调，可促进和调节机体新陈代谢，保证生命活动的协调平衡。人身元气是健康之本，脾胃则是元气之本。李东垣阐述"人以胃中元气为本"的思想，提出了脾胃伤则元气衰，元气衰则人折寿的观点。《脾胃论》云："真气又名元气，乃先身生之精气，非胃气不能滋。"元气不充，则正气衰弱，"内伤脾胃，百病丛生"。这正说明脾胃虚衰是内生百病的主要原因，故调理脾胃、扶正益气也是预防保健的重要法则。

现代科学研究证明，调理脾胃，能有效提高机体免疫功能，可以对机体整体状态加以调整，防衰抗老。从治疗学上来看，调理脾胃的应用范围十分广泛，除了调治消化系统疾病取得效果满意外，调治血液循环系统、神经系统、泌尿生殖系统等各系统的多种疾患，都可以收到良好的效果。由此可知，脾胃是生命之本、健康之本，历代医家和养生家都非常重视脾胃的护养。调养脾胃的具体方法是极其丰富多彩的，如饮食调节、药物调养、精神调摄、针灸按摩、气功调养、起居劳逸调摄等，皆可达到健运脾胃、调养后天、延年益寿的目的。

调理肾元，在于培补精气，协调阴阳；顾护脾胃，在于增强运化，弥补元气，二者相互促进，相得益彰。这是全身形、防早衰的重要途径。诚如《本草衍义》所言："夫善养生者养内，不善养生者养外。养外者实外，以充快、悦泽、贪欲、恣情为务，殊不知外实则内虚也。善养者养内，使脏腑安和，三焦各守其位，饮食常适其实。故庄周曰：'人之可畏者，衽席饮食之间，而不知为之戒也。若能常如人是畏谨，疾病何缘而起，寿考焉得不长？贤者造形而悟，愚者临病不知，诚可畏也。'"这里"养内"，即突出强调精血之养，重在脾肾，此为培补正气的大旨所在。

李东垣在《脾胃论·脾胃虚实传变论》中提出："元气之充足，皆由脾胃之气无所伤，而后能滋养元气。"这说明调养脾胃之气，维护后天之本，是防病抗衰、延年益寿的一条重要原则。调养脾胃的方法主要概括为三个方面：一是调节饮食护养脾胃，他认为"饮食不节"是酿成内伤的一个重要原因，"饮食自倍，则脾胃之气即伤，而元气亦不能充，则诸病之所由生也"，故合理饮食是防病保健的一个重要环节；二是调摄情志保护脾胃，李东垣提出"凡愤怒、悲思、恐惧，皆伤元气"，说明精神情志密切关系着机体生理变化，尤其易伤脾胃功能，因此须从积极方面调摄，静心寡欲、不妄作劳，以养元气；三是防病治病顾护脾胃，东垣防治疾病之立法遣药，处处考虑脾胃之升降生化机能，用升发阳气之法，注重调补脾胃。李东垣以顾护脾胃而益寿延年的精辟理论为养生别树一帜，另辟一途，为后世实践所推崇。

张子和主张用攻法防病治病，认为祛邪即所以扶正，邪去则正气自安，反对唯人参、黄芪"为补"的狭隘观点，他在《儒门事亲》中还提出"养生当用食补，治病当用药攻"的主张。他的养生保健的思想核心是"君子贵流不贵滞"，并提出调饮食、施药物、戒房劳、练气功等方法。在防病保健中，他特别重视人与社会环境的整体观，以及机体与情志的整体观，从而丰富了中医学中有关心身医学、医学社会学的内容。

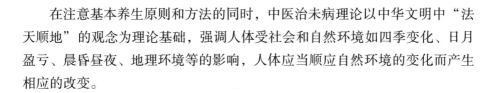

第五章
因时制宜的四季养生防病

在注意基本养生原则和方法的同时，中医治未病理论以中华文明中"法天顺地"的观念为理论基础，强调人体受社会和自然环境如四季变化、日月盈亏、晨昏昼夜、地理环境等的影响，人体应当顺应自然环境的变化而产生相应的改变。

第一节　养生防病与时间的关系

中医治未病强调人与自然环境及社会环境的协调，提出养生之道必须"法于阴阳，和于术数""起居有常"，即顺应自然，遵循自然变化的规律，使生命过程的节奏随着时间、空间的移易和四时气候的改变而进行调整。

《黄帝内经》把人与自然界看成一个整体，自然界的种种变化，都会影响人体的生命活动，即天有所变，人有所应。因此，强调人体要适应自然变化，避免外邪侵袭，其重要性可见一斑。例如，《灵枢·本神》指出，人体要"顺四时而适寒暑"。《素问·四气调神大论》则提出"春夏养阳，秋冬养阴"的四时顺养原则。《素问·上古天真论》又明确指出"虚邪贼风，避之有时"，开辟了中医防病养生的先河。

一、人以四时之法成

《黄帝内经》提出人以"四时之法成"，即人要适应四时阴阳变化的规律才能成长、成熟、健康、长寿。人生天地之间，自然界的一切运动变化都会直接或间接地对人体内环境产生影响。正常情况下，通过人体内部的调节可使内环境与外界自然环境的变化相适应，保持正常的生理功能。如果人的活动违反自然变化的规律，或外界自然环境发生反常的剧变，而人体的调节功能又不能与之适应时，人体内、外环境的相对平衡就会遭到破坏而产生疾病。这说明"适者生存"是自然界不可逾越的客观规律。人类只有认识自然，才能更好地适应自然、改造自然，成为自然的主人。人与自然息息相通，不论四时气候、昼夜晨昏，还是日月运行、地理环境，各种变化都会对人体的各个方面产生影响。

（一）四时与情志

人的情志变化与四时变化密切相关。早在《素问·四气调神大论》中就有情志与四时变化关系的论述。《黄帝内经直解》指出："四气调神者，随着春夏秋冬四时之气，调肝心脾肺肾五脏之神志也。"这就明确告诉人们，调摄精神，要遵照自然界生长化收藏的变化规律，才能达到阴阳的相对平衡。

（二）四时与气血

《素问·八正神明论》提出："天温日明，则人血津液而卫气浮，故血易泻，气易行，天寒日阴，则人血凝泣而卫气沉。"《灵枢·五癃津液别》云："天暑腠理开，故汗出……无寒则腠理闭，气湿不行，水下留于膀胱，则为溺与气。"由此可知，春夏阳气发泄，气血易趋向于表，故表现为皮肤松弛、疏泄多汗等；秋冬阳气收藏，气血易趋向于里，故表现为皮肤致密、少汗多溺等。

（三）四时与脏腑经络

自然界四时阴阳与人体五脏在生理和病理上有密切关系。《素问·脏气法时论》有言："肝主春""心主夏""脾主长夏""肺主秋""肾主冬"。《素问·四时刺逆从论》指出："春气在经脉，夏气在孙络，长夏在肌肉，秋气在皮肤，冬气在骨髓中。"说明经气运行随季节而发生变化。所以，人们要根据四时变化、五行生克制化之规律，保养五脏，进行针灸保健治疗。

（四）四时与发病

四时气候各异，每一季节都有不同特点，因此会有季节性多发病。例如《黄帝内经》就提出春季多温病、秋季多疟疾等观点。如《素问·金匮真言论》云："故春善病鼽衄，仲夏善病胸胁，长夏善病洞泄寒中，秋善病风疟，冬善病痹厥。"此外某些慢性宿疾，往往会在季节变化和节气交换时发作或加剧。例如，心肌梗死、冠心病、气管炎、肺气肿等常在秋末冬初和气候突变时发作，精神分裂症易在春秋季发作，青光眼好发于冬季等。了解和掌握四季与疾病的关系以及疾病的流行情况，对防病保健有一定价值。

二、昼夜变化对人体的影响

一天之内，随着昼夜阴阳的消长进退，人的新陈代谢也发生相应改变。

《灵枢·顺气一日分十四时》云："以一日分为四时，朝则为春，日中为夏，日入为秋，夜半为冬。"虽然昼夜寒温变化的幅度并没有像四季那样鲜明，但对人体仍有一定的影响。例如，《素问·生气通天论》提出："故阳气者，一日而主外，平旦人气生，日中而阳气隆，日西而阳气已虚，气门乃闭。"说明人体阳气白天多趋向于表，夜晚多趋向于里。由于人体阳气有昼夜的周期变化，所以昼夜对人体病理变化亦有直接影响。正如《灵枢·顺气一日分为四时》云："夫百病者，多以旦慧、昼安、夕加、夜甚……朝则人气始生，病气衰，故旦慧；日中人气长，长则胜邪，故安；夕则人气始衰，邪气始生，故加；夜半人气入脏，邪气独居于身，故甚也。"现代科学实践证明，正常小鼠血清溶菌酶含量和白细胞总数，表现为白天逐渐升高，夜晚降低的昼夜节律性变化，这或许正是中医的"生气通天说"的内容之一。据此理论，人们可以利用阳气的日节律，安排工作和学习，发挥人类的智慧和潜能，以求达到最佳效果和最高效率。同时，阳气的日节律还可以指导人们的日常生活，提高人体适应自然环境的能力。

三、月亮盈亏对人体的影响

人体的生物节律不仅受太阳影响，还受月亮盈亏影响。《素问·八正神明论》云："月始生，则血气始精，卫气始行；月郭满，则血气实，肌肉坚；月郭空，则肌肉减，经络虚，卫气去，形独居。"这说明人体生理的气血盛衰与月亮盈亏直接相关。故《素问·八正神明论》又提出"月生无泻，月满无补，月郭空无治"的治疗原则。生物潮理论对此提出一种解释：由于人体大部分是由液体组成，月球引力会像引起海洋潮汐一样，对人体中的体液发生作用，随着月相的盈亏，人体会受到不同影响，例如满月时，人头部气血最充实，内分泌最旺盛，情绪容易激动。现代医学研究证实，妇女的月经周期变化、体温、激素、性器官状态、免疫功能和心理状态等都以一月为周期，正如《妇人良方》中指出"经血盈亏，应时而下，常以三旬一见，以象月则盈亏也"。此外，婴儿的出生也受月相影响，月圆出生率最高，新月前后最低。

第二节　春季养生防病

春为四时之首，万象更新之始，《素问·四气调神大论》指出"春三月，此谓发陈。天地俱生，万物以荣"，此时春归大地，生机勃发，阳气升发，冰雪消融，蛰虫苏醒，自然界一派欣欣向荣的景象。春季养生在运动、饮食、起居诸方面，都必须顺应春天阳气升发、万物生长的特点，注意保护阳气，多动，以升人体之阳。

一、舒展形体，春捂养身

春回大地，人体的阳气开始趋向于表，皮肤腠理逐渐舒展，肌表气血供应增多但肢体反觉困倦，故有"春眠不觉晓，处处闻啼鸟"之说，往往日上三竿，睡意未消。然而，睡懒觉不利于阳气生发。因此，在起居方面要求夜卧早起，免冠披发，松缓衣带，舒展形体，在庭院或广场信步慢行，克服神思困倦的状态，以助阳气之升发。

春季气候变化较大，极易出现乍暖还寒的情况，加之人体腠理开始变得疏松，对寒邪的抵抗能力有所减弱。所以，春天不宜顿去棉衣，特别是年老体弱者，减脱冬装尤宜审慎，不可骤减。为此，《千金要方》主张春时衣着宜"下厚上薄"，既养阳又收阴。《老老恒言》亦云："春冻未泮，下体宁过于暖，上体无妨略减，所以养阳之生气。"

二、宜食辛甘温，给身体提供充足能量

春季阳气初生，宜食辛甘发散之品，不宜食酸收之味。《素问·脏气法时论》云："肝主春……肝苦急，急食甘以缓之……肝欲散，急食辛以散之，用辛补之，酸泄之。"酸味入肝，且具收敛之性，不利于阳气的生发和肝气的疏泄，且易影响脾胃的运化功能，故《摄生消息论》提出"当春之时，食味宜减酸增甘，以养脾气"。春时木旺，与肝相应，肝木不及时，固当用补，然肝木太过则克脾土，故《金匮要略》有"春不食肝"之说。由此可见，饮食调养之法在实际应用时，还应观察其人虚实，灵活掌握，切忌生搬硬套。

一般说来，为适应春季阳气升发的特点，扶助阳气，此时在饮食上应遵循上述原则。可适当食用辛温升散的食品，如麦、枣、豉、花生、葱、香菜等，而生冷黏杂之物，则应少食，以免伤害脾胃。

三、春季多动，以助阳生

在寒冷的冬季，人体的新陈代谢相对减慢，藏精多于化气，各脏腑器官

的阳气都有不同程度的下降。因而入春后，应加强锻炼。到空气清新之处，如公园、广场、树林、河边、山坡等地，玩球、跑步、打拳、做操，形式不拘，取己所好，尽量多活动，使春气升发有序，阳气增长有路，符合"春夏养阳"的要求。年老行动不便之人，趁风日融和、春光明媚之时，可在园林亭阁虚敞之处，凭栏远眺，以畅生气，但不可默坐，免生郁气，碍于舒发。

四、增强体质，春季保健

初春，由寒转暖，温热毒邪开始活动，致病微生物随之生长繁殖，因而风湿、春温、温毒、瘟疫等，包括各种传染病多易发生和流行。针对这种情况的预防措施，一是讲卫生，除害虫，控制传染源；二是多开窗，使室内空气流通；三是加强自身锻炼，提高机体的抵抗力。根据民间经验，在饮水中浸泡贯众（取未经加工的贯众约500g，洗净，放置于水缸或水桶之中，每周换药一次）；或在居室内放置一些芳香类挥发油，任其挥发，以净化空气。药物方面，用板蓝根15g，贯众12g，甘草9g，水煎，服一周，预防外感热病效果也佳。每天选足三里、风池、迎香等穴进行两次保健按摩，能增强机体免疫功能。此外，注意口鼻保健，阻断温邪上受，首先犯肺之路，亦很重要。

第三节 夏季养生防病

夏季烈日炎炎，雨水充沛，万物竞长，日新月异，阳极阴生，万物成实。正如《素问·四气调神大论》所云："夏三月，此谓蕃秀；天地气交，万物华实。"人在气交之中，故亦应之。夏季养生要顺应夏季阳盛于外的特点，注意养护阳气，着眼于一个"长"字。夏季气温高、天气热，宜心平气和，以顺应自然界"长"的特点。

一、神清气和，心静自然凉

夏属火，与心相应，所以在赤日炎炎的夏季，要重视心神的调养。《素问·四气调神大论》指出："使志无怒，使华英成秀，使气得泄，若所爱在外，此夏气之应，养长之道也。"就是说，夏季要神清气和，快乐欢畅，胸怀宽阔，精神饱满，如同含苞待放的花朵需要阳光那样，对外界事物要有浓厚兴趣，培养乐观外向的性格，以利于气机的舒畅。与此相反，举凡懈怠厌倦、恼怒忧郁，则有碍气机，皆非所宜，嵇康《养生论》提出夏季炎热，"更宜调息静心，常如冰雪在心，炎热亦于吾心少减，不可以热为热，更生热矣"。这里指出了"心静自然凉"的夏季养生法，很有参考价值。

二、晚睡午休，洗浴纳凉

夏季作息，宜晚些入睡，早些起床，以顺应自然界阳盛阴衰的变化。

"暑易伤气"，炎热可使汗泄太过，令人头昏胸闷、心悸口渴、恶心，甚至昏迷。所以，安排劳动或体育锻炼时，要避开烈日炽热之时，并注意加强防护。午饭后，需安排午睡，一则避炎热之势，二则可缓解疲劳。

酷热盛夏，每天洗一次温水澡，是一项值得提倡的健身措施。不仅能洗掉汗水、污垢，使皮肤清爽，消暑防病，而且能够锻炼身体。因为温水冲洗时水压及机械按摩作用，可使神经系统兴奋性降低，扩张体表血管，加快血液循环，改善肌肤和组织的营养供应，降低肌肉张力，消除疲劳，改善睡眠，增强抵抗力。没有条件洗温水澡时，可用温水毛巾擦身，也能起到以上作用。

夏日炎热，腠理开泄，易受风寒湿邪侵袭，故不宜露宿。有空调的房间，也不宜室内外温差过大。纳凉时不要在房檐下、过道里，且应远门窗之缝隙。可在树荫下、水亭中、凉台上纳凉，但不要时间过长，以防贼风入中得阴暑证。夏日天热多汗，衣衫要勤洗勤换，久穿湿衣会使人得病。

三、食勿过凉，以顺阳长

五行学说认为夏时心火当令，心火过旺则克肺金，故《金匮要略》有"夏不食心"之说。味苦之物亦能助心气而制肺气，故孙思邈主张"夏七十二日，省苦增辛，以养肺气"。夏季出汗多，则盐分损失亦多，若心肌缺盐，搏动就会失常。宜多食酸味以固表，多食咸味以补心。《素问·脏气法时论》认为心主夏，提出"心苦缓，急食酸以收之""心欲软，急食咸以软之，用咸补之，甘泻之"。阴阳学说则认为，夏月伏阴在内，饮食不可过寒，如《颐身集》指出："夏季心旺肾衰，虽大热不宜吃冷淘冰雪、蜜水、凉粉、冷粥。饱腹受寒，必起霍乱。"心主表，肾主里，心旺肾衰，即外热内寒之意，因其外热内寒，故冷食不宜多吃，少则犹可，食多定会寒伤脾胃，令人吐泻。西瓜、绿豆汤、乌梅小豆汤等，为解渴消暑之佳品，但不宜冰镇。夏季气候炎热，人的消化功能较弱，饮食宜清淡不宜肥甘厚味。

夏季致病微生物极易繁殖，食物易腐败、变质，肠道疾病多有发生。因此，应讲究饮食卫生，谨防"病从口入"。

四、适宜运动，助阳生长

夏天运动锻炼，最好在清晨或傍晚较凉爽时进行，场地宜选择公园、河湖水边、庭院空气新鲜处，锻炼项目以散步、慢跑、太极拳、气功、广播操为宜，有条件最好能到高山森林、海滨地区去疗养。夏天不宜做过分剧烈的运动，因为剧烈运动可致大汗淋漓，汗泄太多，不仅伤阴，也损伤阳气。夏季出汗过多时，可适当饮用盐开水或绿豆盐汤，切不可饮用大量凉开水，也不要立即用冷水冲头、淋浴。否则，易引发寒湿痹证、"黄汗"等多种疾病。

五、预防暑热，冬病夏治

（一）预防暑热伤人

夏季酷热多雨，暑湿之气容易乘虚而入，易致疰夏、中暑等病。疰夏主要表现为胸闷、胃纳欠佳、四肢无力、精神萎靡、大便稀薄、微热嗜睡、出汗多、日渐消瘦等症状。预防疰夏，可在夏令之前，取补肺健脾益气之品，并少吃油腻厚味，减轻脾胃负担。进入夏季，宜服芳香化浊、清解湿热之方，如每天用鲜藿香叶、佩兰叶各 10g，飞滑石、炒麦芽各 30g，甘草 3g，水煎代茶饮。

如果出现全身明显乏力、头昏、胸闷、心悸、注意力不能集中、大量出汗、四肢发麻、口渴、恶心等症状，是中暑的先兆。应立即将病人移至通风处休息，给病人喝些淡盐开水或绿豆汤，若服用西瓜汁、芦根水、酸梅汤，则效果更好。预防中暑的方法：合理安排工作，注意劳逸结合；避免在烈日下暴晒，注意室内降温；睡眠要充足；讲究饮食卫生。另外，防暑饮料和药物，如绿豆汤、酸梅汁、人丹、十滴水、清凉油等，亦不可少。

（二）"冬病夏治"保健

从小暑到立秋，人称"伏夏"，即"三伏天"，是全年气温最高、阳气最盛的时节。对于一些每逢冬季发作的慢性病，如慢性支气管炎、肺气肿、支气管哮喘、腹泻、痹证等阳虚证，"三伏天"是最佳的防治时机，称为

"冬病夏治"。其中，以老年性慢性支气管炎的治疗效果最为显著，可内服中成药，也可外敷药物于穴位之上。内服药以温肾壮阳为主，如金匮肾气丸、右归丸等，每日二次，每次一丸，连服一个月。外敷药可以用白芥子20g，延胡索15g，细辛12g，甘遂10g，研细末后，用鲜姜60g捣汁调糊，分别摊在6块直径约5cm的油纸或塑料薄膜上（药饼直径约3cm，如果有麝香更好，可取0.3g置于药饼中央），贴在双侧肺俞、心俞、膈俞，或贴在双侧肺俞、百劳、膏肓等穴位上，以胶布固定。一般贴4～6小时，如感灼痛，可提前取下；局部微痒或有温热舒适感，可多贴几小时。每伏贴一次，每年三次，连续三年，可增强机体非特异性免疫力，降低机体的过敏状态。通过如此治疗，有的疾病可以缓解，有的疾病可以根除。对于无脾肾阳虚症状表现，但属功能低下者，于夏季选服苁蓉丸、八味丸、参芪精、固本丸等药剂，也能获得较好的保健效果。

第四节　秋季养生防病

秋季，从立秋至立冬前，包括立秋、处暑、白露、秋分、寒露、霜降六个节气。气候由热转寒，是阳气渐收，阴气渐长，由阳盛转变为阴盛的关键时期，是万物成熟收获的季节，人体阴阳的代谢也开始向阳消阴长过渡。因此，秋季养生，凡精神情志、饮食起居、运动锻炼等，皆以养收为原则。但要预防"收"的太过，可登高远眺，舒展肺气。

一、登高赏景，预防悲秋

秋内应于肺。肺在志为忧，悲忧易伤肺。肺气虚，则机体对不良刺激耐受性下降，易生悲忧情结。

秋高气爽，秋天是宜人的季节，但气候渐转干燥，日照减少，气温渐降，草枯叶落，花木凋零，常在一些人心中引起凄凉、垂暮之感，产生忧郁、烦躁等情绪变化。因此，《素问·四气调神大论》指出"使志安宁，以缓秋刑，收敛神气，使秋气平；无外其志，使肺气清，此秋气之应，养收之道也"，说明秋季养生首先要培养乐观情绪。保持神志安宁，以避肃杀之气，收敛神气，以适应秋天的容平之气。我国古代民间有重阳节（阴历九月九日）登高赏景的习俗，也是养收法之一，登高远眺，可使人心旷神怡，一切忧郁、惆怅等不良情绪顿然消散，是调解精神的良剂。

二、早卧早起，适度秋冻

秋季，自然界的阳气由疏泄趋向收敛，起居作息要相应调整。《素问·四气调神大论》云："秋三月，早卧早起，与鸡俱兴。"早卧以顺应阳气之收，早起使肺气得以舒展，并且要注意预防收之太过。初秋，暑热未尽，凉风时至，天气变化无常，则使在同一地区也会有"一天有四季，十里不同天"的情况。因而，应多备几件秋装，做到酌情增减。不宜一下子着衣太多，否则易削弱机体对气候转冷的适应能力，容易受凉感冒。深秋时节，风大转凉，应及时增加衣服，体弱的老人和儿童，尤应注意。

三、饮食调养，滋阴润燥

《素问·脏气法时论》云："肺主秋……肺欲收，急食酸以收之，用酸补之，辛泻之。"酸味收敛补肺，辛味发散泻肺，秋天宜收不宜散。所以，要尽可能少食葱、姜等辛味之品，适当多食酸味果蔬。秋时肺金当令，肺金太旺则克肝木，故《金匮要略》又有"秋不食肺"之说。

秋燥易伤津液，故饮食应以滋阴润肺为佳。《饮膳正要》提出："秋气燥，宜食麻以润其燥，禁寒饮。"《臞仙神隐书》主张入秋宜食生地粥，以滋阴润燥。总之，秋季时节，可适当食用如芝麻、糯米、粳米、蜂蜜、枇杷、菠萝、乳品等柔润食物，以益胃生津，有益于健康。

四、吐纳咽津，以缓秋刑

秋季，天高气爽，是开展各种运动锻炼的好时期。可根据个人具体情况选择不同的锻炼项目，亦可采用《道藏·玉轴经》所载秋季养生功法，即秋季吐纳健身法，对延年益寿有一定好处。其具体做法是：每日清晨洗漱后，于室内闭目静坐，先叩齿36次，再用舌在口中搅动，待口中液满，漱炼几遍，分3次咽下，并意送至丹田，稍停片刻，缓缓做腹式深呼吸。吸气时，舌舔上颌，用鼻吸气，用意将气送至丹田。再将气慢慢从口呼出，呼气时要稍搵（音问，揩拭的意思）口，默念呬（音戏），但不要出声。如此反复30次。秋季坚持练此功，有保肺强身之功效。

五、宣肺化痰，滋阴益气

秋季是肠炎、痢疾、疟疾、乙脑等病的多发季节，预防工作显得尤其重要。首先要搞好环境卫生，消灭蚊蝇。同时注意饮食卫生，不喝生水，不吃腐败变质和被污染的食物。在群体中大剂量投放中药，如板蓝根、马齿苋等煎剂，对肠炎、痢疾的流行可起到一定的防治作用。为防治"乙脑"则应按时接种乙脑疫苗。

秋季总的气候特点是干燥，故常称之为"秋燥"。燥邪伤人，容易耗人津液，常见口干、唇干、鼻干、咽干、舌上少津、大便干结、皮肤干，甚至皲裂。预防秋燥，除适当多服一些维生素外，还应服用宣肺化痰、滋阴益气的中药，如人参、沙参、西洋参、百合、杏仁、川贝等，对缓解秋燥多有良效。

第五节　冬季养生防病

冬三月，从立冬至立春前，包括立冬、小雪、大雪、冬至、小寒、大寒六个节气，是一年中气候最寒冷的季节。严寒凝野，朔风凛冽，阳气潜藏，阴气盛极，草木凋零，蛰虫伏藏，用冬眠状态养精蓄锐，为来春生机勃发做好准备，人体的阴阳消长、新陈代谢也处于相对缓慢的水平，成形胜于化气。因此，冬季养生之道，应着眼于一个"藏"字。

一、心安神静，无扰乎阳

为了保证冬令阳气伏藏的正常生理不受干扰，首先要求精神安静。为此，《素问·四气调神大论》有"冬三月，此为闭藏……使志若伏若匿。若有私意，若已有得"之说。意思是欲求精神安静，必须控制情志活动，做到如同对待他人隐私那样秘而不宣，如同获得了珍宝那样感到满足。如是，则"无扰乎阳"，养精蓄锐，有利于来春的阳气萌生。

二、早卧晚起，去寒就温

冬季起居作息，按照中医养生学的主张，要早睡晚起，日出而作，以保证充足的睡眠时间，以利阳气潜藏，阴精积蓄。《素问·四气调神大论》云：

"冬三月，此为闭藏。水冰地坼，无扰乎阳；早卧晚起，必待日光……去寒就温，无泄皮肤，使气亟夺，此冬气之应，养藏之道也。"《千金要方·道林养性》云："冬时天地气闭，血气伏藏，人不可作劳汗出，发泄阳气，有损于人也。"在寒冷的冬季，不应当扰动阳气，破坏阴成形大于阳化气的生理比值。至于防寒保暖，也必须根据"无扰乎阳"的养藏原则，做到恰如其分。衣着过少过薄，室温过低，则既耗阳气，又易感冒。反之，衣着过多过厚，室温过高，则腠理开泄，阳气不得潜藏，寒邪亦易于入侵。《素问·金匮真言论》云："夫精者身之本也，故藏于精者，春不病温。"说明冬季节制房室，养藏保精，对于预防春季温病，具有重要意义。

三、冬令进补，滋阴潜阳

冬季饮食对正常人来说，应当遵循"秋冬养阴""无扰乎阳"的原则，既不宜生冷，也不宜燥热，最宜食用滋阴潜阳、热量较高的膳食。为避免维生素缺乏，应摄取新鲜蔬菜。从五味与五脏关系推之，则如《素问·脏气法时论》所言的"肾主冬……肾欲坚，急食苦以坚之，用苦补之，咸泻之"。这是因为冬季阳气衰微，腠理闭塞，很少出汗，减少食盐摄入量，可以减轻肾脏的负担，增加苦味可以坚肾养心。

具体地说，在冬季，为了保阴潜阳，宜食谷类、羊肉、鳖、龟、木耳等食品，宜食热饮食，以保护阳气。由于冬季重于养"藏"，此时进补是最好的时机。

四、适度运动，增强体质

"冬天动一动，少闹一场病；冬天懒一懒，多喝药一碗。"这句民谚，说明了冬季锻炼的重要性。冬日虽寒，仍要持之以恒地进行自身锻炼，但要避免在大风、大寒、大雪、雾露中锻炼。还须指出，在冬天早晨，由于冷高压的影响，往往会发生逆温现象，即上层气温高，而地表气温低，大气停止上下对流活动，工厂、家庭炉灶等排出的废气，不能向大气层扩散，使得户外空气相当污浊，能见度大大降低。有逆温现象的早晨，在室外进行锻炼的效果不如室内。

五、药补食补，适度最好

冬季是进补强身的最佳时机。进补的方法有两类：一是食补，一是药补。两者相较，"药补不如食补"。不论食补还是药补，均需根据体质、年龄、性别等具体情况分别对待，有针对性，方能取效。

冬季是麻疹、白喉、流感、腮腺炎等疾病的好发季节，除了注意精神、饮食、运动锻炼外，还可用中药预防，如大青叶、板蓝根对流感、麻疹、腮腺炎都有很好的预防作用；黄芩可以预防猩红热；兰花草、鱼腥草可预防百日咳；生牛膝能预防白喉。这些方法简便有效，可以酌情采用。

冬寒常易诱发痼疾，如支气管哮喘、慢性支气管炎、心肌梗死等心血管病、脑血管病以及痹证等，多因触冒寒凉而诱发加重。因此防寒护阳，至关重要。同时，也要注意颜面、四肢的保健，防止冻伤。

第六章
因地制宜的地域养生防病

由于天地、四时、万物对人的生命活动都会产生影响，使人体产生生理或病理的改变。因此，人类在自然界这个复杂而庞大的系统中想要保持自身健康平衡，首先要顺应自然规律，利用各种条件为自身服务。其中顺应自然地理环境有着重要的意义。顺应自然地理环境包括两方面的内容：一是遵循自然界正常的变化规律，二是慎防异常自然变化的影响。

地理环境的不同和地区气候的差异，在一定程度上也影响着人体的生理活动。例如，南方多湿热，人体腠理多疏松；北方多燥寒，人体腠理多致密。人们若易地而居，需要一个适应过程。《素问·异法方宜论》云："东方之域……其民皆黑色疏理。其病皆为痈疡，其治宜砭石。……西方者……其民华食而脂肥，故邪不能伤其形体，其病生于内，其治宜毒药……北方者……其民乐野处而乳食，脏寒生满病，其治宜灸焫……南方者……其民嗜酸而食胕，故其民皆致理而赤色，其病挛痹，其治宜微针……中央者……其民食杂而不劳，其病多痿厥寒热，其治宜导引按蹻。"这些论述的基本内涵是，由于地域环境的不同，人们的体质和病情也有所不同，因此要根据居住于不同地理环境的人们的具体情况，做出不同的处理。

第一节　南方祛除湿邪养生法

南方气候潮湿，春天有回南天，夏秋季潮湿闷热，冬季寒湿当道，所以，南方人更易受湿邪入侵。人体长期处于潮湿的环境中，易为湿邪所伤，引发多种疾病，如湿疹、腹泻、咳喘、关节炎等。所以，祛湿是南方养生调理的一个重任。

一、湿邪致病的特点

在致病的风、寒、暑、湿、燥、火"六淫邪气"中，湿邪最为缠绵难愈。湿邪易渗透，且易与其他邪气共同侵犯人体，即湿邪从来不"孤军奋战"，总是要与别的邪气"狼狈为奸"。湿邪遇寒则成为寒湿，这就好比冬天的时候，如果气候干燥，不管怎么冷，人都还是能接受，但如果湿气重，人就很难受了，南方的冬天比北方的冬天更令人难受，就是因为南方湿气比较重，寒湿袭人。湿气遇热则成为湿热，这就好比夏天的桑拿天，又热又湿，让人喘不过气来，明显不如烈日当空但气候干燥的时候让人感觉好。湿气遇风则成为风湿，祛风很容易，但一旦成了风湿，往往就是慢性疾病，较短时间内难以痊愈。

中医学认为湿为阴邪，其性重浊黏滞。"重"即沉重之意，如湿邪外袭肌表，则清阳不升，营卫不和，而见头重如裹、四肢沉重、倦怠身重；湿邪留滞经络关节，则阳气不布，而见肌肤麻木不仁、关节疼痛重着等。"浊"即污浊，指湿邪致病可出现各种秽浊症状，如面垢眵多、大便溏泄、小便浑浊、妇人白带过多、湿疹流水、舌苔厚腻或垢浊等。黏滞即黏腻、停滞，指湿邪致病往往病势缠绵，病程较长。

古语有云："千寒易除，一湿难去。湿性黏浊，如油入面。"湿与寒结合是寒湿，与热结合是湿热，与风结合是风湿，与暑结合是暑湿。湿邪不去，吃再多的补品、药品都如同隔靴搔痒、隔山打牛。生活中很多人患上脂肪肝、哮喘、高血压、心脑血管等疾病，甚至恶性肿瘤，其实大多都与湿邪、痰湿有关。湿邪乃慢性病的源头，是现代人健康的克星，是大多数疑难杂症的源头或帮凶。

二、精神调理

中医认为脾主运化，这包括两个方面的内涵，一是运化水谷精微，即脾具有把水谷（即饮食物）化为精微，并将精微物质转输至全身的生理功能；二是运化水液，即脾对水液有吸收、转输和布散的作用，故脾虚易聚湿生痰。脾在志为思，思虑太过容易伤脾，伤脾则痰湿内生。因此，过度思虑易生内湿，内外湿邪相加损失人体更甚。小事不要想太多，时时提醒自己"放下"，放松心情。

三、运动调理

湿性黏腻，易让人产生重着、困倦感，故运动应循序渐进，宜长期坚持，以中小强度、长时间的有氧运动为宜，如散步、慢跑、乒乓球、羽毛球、网球、游泳、练武术，以及适合自己的各种舞蹈等。运动时间宜选在太阳升起后，阳气旺盛之时，运动环境应当温暖宜人。

四、饮食调理

对抗湿邪可选清淡饮食，如荷叶、白萝卜、生姜、白果、扁豆、红小豆、蚕豆、山药、薏苡仁、冬瓜仁、莲藕粉、茯苓饼之类的食物。脾胃虚弱之人忌油腻、甜食、黏糕等肥甘之品以及性黏不宜消化的食物。

五、药膳举例

气候湿热地区的人喜欢喝汤，比如老火靓汤是广东人的最爱。煲汤除了比较耗时外，做法其实很简单。只要原料搭配合理，将原料放入煲中，等沸腾后，小火慢煲即可。湿热困脾，人体消化吸收功能变差，大量出汗易伤人体的阴精。长久炖煮的汤，让食材中的营养成分充分析出，有利于人体消化吸收，汤水有利于补充人体的阴精，所以湿热地区的人离不开汤。

（1）绿豆冬瓜汤

【原料】绿豆100g，冬瓜（连皮）500g。

【制作】将绿豆用凉水浸泡2小时，冬瓜（连皮）切块，放入2片生姜加水煮沸，改用文火继续煲至熟烂为度。

【效用】清热利湿。

（2）茯苓蛇仔煲

【原料】土茯苓、水蛇仔，红枣两粒，姜1片。黄鳝亦可。

【制作】水蛇切段，洗干净，焯水待用。然后把土茯苓刮皮、切片。再把红枣、姜片、水蛇段和土茯苓片全部放入炖盅，猛火炖3小时，饮用时再加入食盐调味。

【效用】清热利湿。

（3）红豆薏苡仁汤

【原料】赤小豆、薏苡仁各25g，砂糖少许。

【制作】先将赤小豆、薏苡仁冷水浸泡半日后，加清水适量，文火煮至豆熟后，调入适量砂糖。

【效用】健脾利湿。

（4）冬瓜薏苡仁猪骨汤

【原料】薏苡仁 10g，冬瓜（连皮）500g，猪骨 200g。

【制作】将薏苡仁用凉水浸泡 2 小时，猪骨洗净切块，放入 2 片生姜加水煮沸，改文火煲 2 小时；冬瓜（连皮）洗净切块，加薏苡仁一起放入锅中，继续煲至熟烂为度。

【效用】清热利湿。

六、经络穴位调理

正所谓"诸湿肿满，皆属于脾"，久居南方湿气较重之地，应当注重调整脾胃运化功能，脾胃为中焦气机之枢纽，脾胃健运则气机通利，痰湿水饮不易停聚。具体可以选择足太阴脾经、足阳明胃经进行经络穴位调理。例如足太阴脾经腧穴可选择公孙、太白、三阴交、阴陵泉，针艾并用；足阳明胃经选足三里、丰隆，二穴所在均为肌肉丰厚之处，适宜做隔物灸，针刺亦可。

第二节　北方护养阳气养生法

相较于南方，北方气候相对寒冷，特别是冬季。此时太阳直射南半球，北半球各地的太阳高度角小，白昼时间短，所以气温低，且越往北，气温越低，再加上北方离冬季风源地更近，所以更加寒冷。寒邪易侵入人体，损伤人体阳气。人体阳气不足，失于温煦，则可见形寒肢冷，手足不温，喜热饮食，精神不振，睡眠偏多，舌淡胖嫩、边有齿痕，苔润，不耐受寒冷，性格内向、情绪不稳定、胆小不喜欢冒险等症状。因此，北方养生以温补阳气为主。

一、精神调理

寒冷易使人情绪不佳，多愁善感，因此要善于调节自己的情绪，广交朋友，多与别人交谈和沟通。平时应多听一些激昂、高亢、豪迈的音乐以调动情绪，防止悲愁、忧虑和惊恐等情绪发作。

二、运动调理

久居北方严寒之处，需要特别重视阳气的升发和顾护。平时可多晒日光浴，多在天气晴好的时候进行运动以升发舒展阳气，如慢跑、散步、打太极拳、做广播操等。同时要重视阳气的顾护，以免损伤阳气，例如夏季要避免大汗淋漓；冬季运动遇天气恶劣时，应当尽量在室内进行；老年人晨练，尤其是冬季晨练时，一定要在太阳出来、气温有所升高时进行。

三、饮食调理

北方人饮食应注意多摄入温性食物，以食物中的温热之性，来培补体内阳气。天气寒冷的时候，适宜的食材有羊肉、牛肉、生姜、韭菜、核桃等，药食同源的食物有附子、肉桂、茴香等。长期在北方生活，导致不耐受寒冷者，其消化道对于冷的饮食物反应敏感，所以应当避免贪凉饮冷，少吃生冷水果，尤其不要吃冰镇水果、冰激凌，平时吃饭也要趁热。

四、起居调理

北方人的居住环境应注重空气流通，平时多晒太阳，每次不少于15～20分钟，这样可以大大提高冬季的耐寒能力。还可适当洗桑拿、泡温泉浴。

五、四时调理

北方阳气不足之人，夏季应避免长时间待在空调房内，可在夏至、三伏天吃些羊肉、鸡肉等温补之品。冬季严寒季节更易伤及阳气，因此秋冬季节要特别注意足下、背部及下腹部丹田部位的防寒保暖。可适当食用狗肉、羊肉或金匮肾气丸等温补阳气。

六、药膳举例

（1）当归生姜羊肉汤

【原料】生姜30g，当归20g，羊肉500g。

【制作】羊肉洗净、切块；当归、生姜（去皮）分别用清水洗净，生姜用刀背拍碎。羊肉剔去筋膜，放入开水锅中略烫，除去血水后捞出，切片备用。当归、生姜、羊肉放入砂锅中，加清水、料酒、食盐，旺火烧沸后撇去浮沫，再改用小火炖至羊肉熟烂即成。

【效用】温中补血，祛寒止痛。

（2）韭菜炒胡桃仁

【原料】胡桃仁50g，韭菜200g。

【制作】胡桃仁50g，用开水浸泡去皮，沥干备用。韭菜200g择洗干净，切成寸段备用。麻油倒入炒锅，烧至七成热时，加入胡桃仁，炸至焦黄，再加入韭菜、食盐，翻炒至熟。

【效用】补肾助阳，温暖腰膝。

七、经络穴位调理

北方平素怕冷之人的经络养生要围绕任脉、督脉、足太阳膀胱经三条经脉进行。任脉之神阙宜进行隔姜灸、隔盐灸；任脉之关元，督脉之命门、腰阳关针刺、艾灸均可；足太阳膀胱经之肾俞宜针艾并用。

第三节　高原特殊养生法

高原地区因其特殊的自然环境和地理条件——海拔高、空气稀薄、大气压低、氧气缺乏等，容易导致人体出现不适症状，进而引起一系列代谢变化，甚至诱发疾病。因此，在进入高原前，需要在专业人员的指导下，服用预防高原反应的药物，降低或减轻急性高原反应的发生。国内常用的预防保健药品多为一些具有"适应原"作用的天然药物及其制剂。所谓"适应原"，就是能使机体处于"增强非特异性防御能力的状态"的药物（该术语于1947年由苏联科学家拉扎雷夫提出，受到广泛的关注），这类药物可从多方面调节身体机能，最基本的作用是增强机体抵御外界不良刺激的能力和正向调节人体对病理过程的自然康复能力。这类药物能够提高人体对高原环境的耐受能力，常用的药物有红景天、枸杞、刺五加、唐古特青兰、复方丹参滴丸等。这些药物的共同特点是都具有抗缺氧、抗疲劳的药理作用，同时符合中医理论对高原反应本质的认识，能够从益气、活血、养阴的角度改善人体进入高原后的不适症状。

一、红景天

红景天为景天科植物大花红景天的干燥根和根茎，大部分生长于海拔3500～5000米的石灰岩、花岗岩地冰川、山梁草地或山谷岩石上。这种自然生长在高寒及高海拔地区的植物，通常都具有很好的抗寒及抗缺氧特性。中医认为，红景天归肺、心经，具有益气活血、通脉平喘的功效。明代李时珍《本草纲目》记载："红景天，《本经》上品，祛邪恶气，补诸不足……已知补益药中所罕见。"藏医经典著作《晶珠本草》里记载其可"用于治疗身体虚弱、全身乏力、胸闷、难于透气、嘴唇和手心发紫"。两千多年以来，藏族人民都常以它强身健体，抵抗不良环境的影响。现代研究也已经证明，红景天具有抗缺氧、抗应激、抗疲劳、抗氧化、增强机体免疫力等多种作用。

短期援藏人员可在进入高原地区前至少一周开始服用红景天。推荐服用方法：红景天，每次6g，煎汤代茶饮，连续饮用1个月。亦可直接以开水冲泡，代茶饮用。

红景天制剂也是较好的选择，常用的有诺迪康胶囊、红景天胶囊等。这些药物都是经科学的方法，将红景天萃取有效成分，制成方便人们使用的剂型，可在进藏之前，根据自身情况，合理选用。

二、人参

人参是多年生草本植物，其根部肥大，形若纺锤，常有分叉，因其貌似人的头、身和四肢，故而称为人参。多生长在北纬40°～45°、常年气温偏低的山区，耐寒性强，可耐零下40℃低温。

人参具有大补元气、固脱生津、安神的功效，在《神农本草经》中被列为上品，认为其具有"补五脏、安精神、定魂魄、止惊悸、除邪气、明目开心益智"的作用。人参是公认的具有"适应原"样作用的植物药材。国内外很多实验数据都能证实人参在抗缺氧等方面的作用和疗效，其有效成分人参皂苷具有明显的抗脂质过氧化的作用，在海拔7000m高度缺氧条件下，有明显的保护脑皮层神经元的超微结构免受缺氧损害的作用。

短期援藏人员在进入高原地区之前，可以根据体质酌情服用适量的人参，以提高机体的耐受性。中医认为，"正气存内，邪不可干"，人参可以使人体元气充盛，当面临高原的异常气候时，能更好地抵御外邪侵扰。但人参的服用与季节、时间、年龄、体质等都有较为密切的关系。比如体质偏寒的人或寒冷季节可以服用少量的红参；阳热体质或者湿热体质的人，则应少量服用或者不用；夏季炎热则选用性质稍凉的西洋参；年老体弱者可较长时间服用人参；青年人多无明显虚象，因此用量不宜过多。应根据自身情况服用，尽量避免因误服产生不良作用，为进藏奠定较好的身体基础。

人参的服用方法，有以下几种：

嚼食：即以2~3片人参含于口中细嚼，甘凉可口，具有生津提神之效，是最简单的服用方法。

冲茶：将人参切成薄片，放在碗内或杯中，用开水冲泡，5分钟后即可服用。

炖服：条件允许的情况下也可将人参切成2cm薄片，放入瓷碗内，加满水，密封碗口，放置于锅内蒸炖4~5小时后即可服用。

磨粉：将人参磨成细粉，每天吞服，用量视个人体质而定，一般每次1~1.5g。

三、枸杞子

枸杞子为茄科植物宁夏枸杞的干燥成熟果实，在我国东北、西部、中部多地可见，其中以宁夏所产者为佳。无论从食用还是药用来讲，枸杞子都有着悠久的应用历史。从《诗经·小雅》"陟彼北山，言采其杞"这样的美丽诗句中可知，早在两千多年以前我国就有采集和食用枸杞子的民俗。民间亦流传着许多有关枸杞子神奇功效的传说。《抱朴子·内篇》称枸杞为西王母杖、仙人杖，即传说西王母以枸杞茎为杖，具有益精补气、壮筋骨、轻身不老之功。中医典籍中，枸杞子最早见于《神农本草经》，被列为上品，其记载："枸杞味苦寒，主五内邪气、热中、消渴，久服坚筋骨，轻身不老。"《本草纲目》中言其"久服坚筋骨，轻身不老，耐寒暑"。可见，在传统中医药理念中，枸杞子具有增强体质，提高机体耐受性的功能。现代研究证实，枸杞子具有提高机体免疫力、增强机体适应性、保肝明目、调节血压和血糖、抗疲劳、提高记忆力等作用。在预防高原反应、促进高原习服方面，枸杞子能通过降低组织耗氧量来发挥抗疲劳、抗缺氧、提高免疫力等作用。而枸杞子的有效成分枸杞多糖还具有降低血压、抑制心脏、兴奋肠道等拟胆碱样作用，能减轻人体在高原环境下的不适症状。

枸杞子的常用方法有以下几种：

泡茶：取适量枸杞，洗净，放入茶杯或茶碗中，以开水冲泡5分钟后即可饮用，亦可与红茶、花茶同用。成人用量每天20g左右。体质偏热，易上火的人群，可酌情加入菊花、冰糖。

嚼服：枸杞洗净后，直接嚼服，每天10粒左右。也可在熬粥、煮饭时放入，起到食疗作用。

四、刺五加

刺五加为五加科植物刺五加的根或者根状茎。味辛、微苦，性温，具有"益气健脾，补肾安神"的功效。《名医别录》言刺五加具有"补中，益精，坚筋骨，强意志"的功效。明·李时珍对其有很高的赞誉，谓"其功良深，宁得一把五加，不用金玉满车"。需要注意的是，在购买时勿与五加皮混淆。《中华人民共和国药典》中明确指出："刺五加为刺五加植物的根或根状茎，而五加皮本品为五加科植物细柱五加的干燥根皮，功效主要是祛风湿、补肝肾、强筋骨。"这两者的来源和功效都十分相似，在选用的时候，注意不要混淆。

刺五加与人参的药理功效很类似，都具有适应原性作用，能够提高人体的适应能力，使机体的异常状态趋于正常化，在抗疲劳和抗缺氧方面甚至比人参作用更为明显。进入高原环境前服用刺五加，能使人更容易适应高原低氧环境，并可改善旅途中的疲劳感。除此以外，实验证明刺五加还能增强动物的抗辐射能力。藏区海拔高，空气稀薄，折射率低，再加上积雪时间长等原因造成太阳辐射强度极高，服用刺五加可提高人体抵御辐射的能力。同时，研究人员证实刺五加水浸膏及醇浸膏均能增加小鼠对高温和低温的耐受力，可降低高温或低温应激刺激引起的小鼠死亡率，可见刺五加确具有较好的抗应激和提高机体适应性的功能，这对人体应对高原地区昼夜温差大、气温长期偏低等异常自然环境大有裨益。

刺五加为植物根或根状茎，若使用浸泡的方法，其有效成分比较不容易析出，条件允许的情况下，可采用煎煮的方法。每日取 30g 左右刺五加，加水浸泡 15 分钟后，以大火煮至沸腾，改小火继续煎煮 15 分钟。将药汁取出，分次服用。若不喜苦味可加适量蜂蜜。不便煎煮的条件下，可事先将药材分割成较小的碎片，放入茶壶中，以开水浸泡，加盖焖 15 分钟后，代茶饮。

现代制药工艺可将刺五加的有效成分进行提取，加工成刺五加浸膏，或者制成刺五加片，在保证药效的前提下，更便于人们服用。在进入高原地区之前，可根据自身情况，提前一到两周酌情选用。

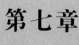

第七章
因人制宜体质养生防病

　　根据中医治未病的思想和理论体系，由于每个人都有自己的具体情况和特异性，因此在养生防病的过程中需要注意的问题不同，适宜自己的方法也各有不同，因此需要因人制宜，其中最需要注意的是体质。体质是人体生命过程中，在先天禀赋和后天获得的基础上所形成的形态结构、生理功能和心理状态方面综合的、相对稳定的固有特质。北京中医药大学王琦教授领导的体质研究课题组历经30多年研究后发现，中国人群体质可分为平和质、气虚质、阴虚质、阳虚质、痰湿质、湿热质、血瘀质、气郁质、特禀质9种类型；每种体质都有其不同的形体特征、常见表现、心理特征和对外界环境的适应能力，并有特定的发病倾向。

　　中医养生主张因时、因地、因人而异，包括形神共养、协调阴阳、顺应自然、饮食调养、谨慎起居、和调脏腑、通畅经络、节欲保精、益气调息、动静适宜等一系列养生原则。而协调平衡是其核心思想，即当一个人身体达到平衡点的时候，是最健康的。中医学因人制宜的思想，落实到养生就是"因体施保""因人施养"。"世界上没有两片完全相同的树叶"，也"没有完全相同的两个人"，因此，养生也应根据不同的体质状态和类型，实施个性化保健。

第一节　体质养生的基本观点

一、天人合一的自然观

　　"天人合一"强调人与自然息息相关，在这个基础上又强调人和自然是和谐与共的，这是生命存在的客观规律。个体对社会和自然环境的适应能力、适应程度往往表现在其个体体质特征之中。

　　环境对体质的形成与发展始终起着重要的制约作用。在个体体质的发展过程中，生活条件、饮食构成、地理环境、季节变化以及社会文化因素都可产生一定的制约性影响。例如对待同一事件的态度，有人开朗乐观，有人忧郁烦恼；对自然气候的适应能力也是一样，有人喜欢过冬天，不喜欢过夏天，也有人恰恰相反，喜欢过夏天而不喜欢过冬天。这些生理反应都表明人与自然环境密切相关，有时环境甚至可以起到决定性的作用。人既存在于社会之中，也存在于自然之中，所以，每一个人的体质就必然烙上社会和自然环境因素的双重印迹。体质养生的首要原则便是顺应自然。

以阳虚体质者为例，应多晒太阳，做到"无厌于日"，每次不少于 15～20 分钟，这样可以大大提高冬季的耐寒能力；夏季暑热多汗，也易导致阳气外泄，使阳气虚于内，要尽量避免强力劳作，大汗伤阳，也不可恣意贪凉饮冷；防止出汗过多，在阳光充足的情况下适当进行户外活动。

二、形神相关的生命观

体质是特定躯体素质（包括形态和功能两个方面）与相关心理素质的综合体，中医称为"形神相关"。每个个体的躯体素质和心理素质之间都是稳定性与变异性的统一。

形，就是形体、形态结构，比如人的高矮胖瘦、骨骼肌肉、毛发皮肤、五官九窍，是可以看得见、摸得着的东西；神，指的是生命功能，包括物质代谢、功能活动、性格心理、情绪反应等，是可以用来感受而不能触摸到的。神生于形，依附于形，而形主宰于神，神明则形安。形神相关，就是说形与神是相互依附、不可分割的，具有密切的相关性。形体健壮则精神旺盛，生命活动正常；形体衰弱则精神衰弱，生命活动异常；形体衰亡，生命便因此而宣告终结。基于这种"形神相关"的生命观，中医学认为，人体的体质既包括形体要素，又包括心理要素，形体与心理的双重特性是生命存在的基本特征。一定的形态结构，可表现出其特有的生理功能和心理特征；良好的生理功能和心理特征是正常形态结构的反映，并具有相对的稳定性。二者相互依存，不可分离，在体质的固有特征中综合体现出来。体质养生应当注重"躯体—心理"的相关性。正如现代对健康的认识一样，"体壮曰健，心怡曰康"，通过调体养生，一方面可以养身，一方面也可以养神。

以气郁体质者为例，常表现为情志抑郁、性格内向、喜欢独处。在养生时，一方面，在精神调摄上，应该有意识地培养自己开朗、豁达的性格，多参加有益的社会活动，结交知心朋友，及时向朋友倾诉不良情绪，寻求朋友的帮助；另一方面，在形体锻炼上，可以学着跳一些集体舞，不仅可以放松身心，也可以多认识新朋友。

三、因人制宜的养生观

因人制宜的养生观体现在"因体施保""因人施养"。人体不是一台机器，养生方案不可能用一、二、三、四、五、红、黄、蓝、白、黑"统一配送"，而是要根据不同体质状态，进行个性化保健。人类的发展有其自身遗传的倾向，在共性之中存在着不同的个性，不管是从形体上还是从心理上，都有自己的素禀特点，有强弱之异、偏寒偏热之殊、阴阳盛衰之别，故在养生实践时要考虑到体质因素。体质养生提倡科学、积极主动的预防思想，主张和重视在对个体体质状态进行辨析的基础上，进行养生、预防；通过对体质状态的分析，调整人体所处的偏颇状态，以达到防病健身的目的；针对不同的体质类型的人，要采用不同的养生方案。

以阳虚体质者为例，平时可多食牛肉、羊肉、韭菜、生姜等温补阳气的食物，以壮人体之阳气，少食梨、西瓜、荸荠等生冷寒凉的食物，少饮绿茶。而阴虚体质者则宜多吃清淡、甘润的食物，如瘦猪肉、鸭肉、绿豆、芝麻、蜂蜜、乳品、豆腐、甘蔗、莲藕、百合、荸荠、梨等甘凉滋润之品，少食温燥、辛辣、香浓的食物，如羊肉、韭菜、茴香、辣椒、葵花子、酒、咖啡、浓茶等性温燥烈之品。在制订养生方案时，还要考虑到各种社会因素、文化背景、宗教、生活方式和生活习惯等。

第二节　九种体质的基本特征和养生方法

一、气虚质的基本特征和养生方法

（一）气虚体质的基本特征

气虚体质是指由于一身之气不足，以气息低弱、脏腑功能状态低下、易出现气虚表现为主要特征的体质状态。常表现为语声低微，形体消瘦或偏胖，面色苍白，气短懒言，精神不振，体倦乏力，常自汗出，动则尤甚，舌淡红，舌边有齿痕，苔白，脉虚弱。各种病因都易导致其发病，因心肺脾肾气虚部位不同而并见不同的症状，主要发病倾向是易患感冒、内脏下垂，平素抵抗力弱，病后康复缓慢。

（二）气虚质的养生方法

气虚质者多元气虚弱，调体法则为培补元气、补气健脾。

1. 精神调摄

气虚体质性格偏于内向，应多参加有益的社会活动，多与别人交谈、沟通，培养自己乐观向上的性格，以积极进取的态度应对生活。多听一些节奏感强、欢快、轻松、令人振奋的音乐，可跟着节拍与朋友一起跳舞，或闭上眼睛假想一些美好的事物。

2. 形体锻炼

避免剧烈运动，可做一些柔缓的运动，如在公园、广场、庭院、湖畔、河边、山坡等空气清新的地方散步、打太极拳、做操等，并持之以恒。不宜做大负荷的运动或大量出汗的运动，忌用猛力或做长久憋气的动作。总之就是要掌握好度。既不能竭尽所能，也不能养尊处优，要"形劳而不倦"。

具体介绍呼气提肛法和芭蕾舞的一个动作进行锻炼。呼气提肛法：先吸气收腹，收缩并升提肛门，停顿 2 ~ 3 秒之后，再缓慢放松呼气，如此反复 10 ~ 15 次。芭蕾舞中的一个简单动作：直立，双脚分开，与肩同宽，将两臂尽量向上伸直，手心相对，闭上双眼，想象着整个人体向上舒展、飘起的样子，似乎两手指尖可以触及天花板。这两种健身法如果长期坚持，都可以起到升提益气、通经活络的作用，不仅可以养颜美容、益寿延年，还能防治脱肛、脏器下垂、遗尿、尿频、痔疮等问题。

3. 饮食调理

气虚质者饮食调养宜选择性味偏温、健脾益气的食物，如小米、糯米、红薯、南瓜、菜花、胡萝卜、土豆、山药、香菇、莲藕（生者甘寒，可清热凉血；熟者甘温，可健脾益气）、莲子、芡实、白果、扁豆、黄豆、蚕豆、豇豆、豌豆、豆腐、鸡肉、鸡蛋、鹌鹑（蛋）、猪肚、牛肉、兔肉、羊肉、淡水鱼、黄鱼、比目鱼、刀鱼、泥鳅、黄鳝、大枣、苹果、橙子、菱角、葡萄干、龙眼肉等。此外，粥是"天下第一补品"，最易被人吸收，对气虚质者最合适。

由于气虚者多有脾胃虚弱，因此饮食不宜过于滋腻，应选择营养丰富而且易于消化的食品。尽量少吃或不吃空心菜、槟榔、生萝卜等耗气的食物。不宜多食生冷苦寒、辛辣燥热的食物。尤其不能蛮补、呆补，蛮补就是不问寒热虚实乱补，只要是保健品、补品买来就吃；呆补就是完全不考虑脾胃是否耐受，一味进补，可导致脾胃呆滞，出现腹胀、食欲不振等。

4. 起居调护

气虚质的人在生活上应起居规律，避免熬夜或过度劳累。尤其在夏天的中午应适当休息，保持充足睡眠，这是给身体及时充电的最佳方法。不要过于劳作，以免损伤正气。平时注意保暖，避免劳动或激烈运动时出汗受风。在季节交替时要注意适当增减衣物，秋冬寒冷季节注意保暖。

5. 药膳食疗

（1）黄芪童子鸡

【原料】童子鸡1只，生黄芪9g。

【制作】取童子鸡洗净放入锅中；用纱布袋包好生黄芪，取一根细线，一端扎紧纱布袋口，置于锅内，另一端则绑在锅柄上；在锅中加姜、葱及适量水煮汤，待童子鸡煮熟后拿出黄芪包。加入盐、黄酒调味，即可食用。

【效用】益气补虚。适合气虚体质易发自汗者。

（2）山药粥

【原料】山药30g，粳米180g。

【制作】将山药和粳米一起入锅，加清水适量煮粥，煮熟即成。此粥可在每日晚饭时食用。

【效用】补中益气，益肺固精。适合气虚体质者，亦可用于肺、脾、肾偏虚的人辅助调养。

6. 针灸推拿

俗话说，"常按足三里，胜吃老母鸡"，用手指指腹点按百会（图7-1）、中脘（图7-2）、建里、足三里（图7-3）、气海、关元（图7-4）、肺俞、脾俞，每日一次，每次10~15分钟。按摩时以胃经、膀胱经、督脉的循经按摩为主，配合头部、面部、耳部按摩，女性还可进行乳房按摩。

7. 中药调理

常用药物有党参、黄芪、山药、白术、茯苓、甘草、大枣等。根据《素问·阴阳应象大论》"形不足者，温之以气；精不足者，补之以味"的原则，选用党参、黄芪、山药为调治气虚质的主药。由于"气之根在肾"，因此可酌加菟丝子、五味子、枸杞子等益肾填精。再酌情加以紫河车、燕窝等血肉有情之品，气味同补，充养身中形质。气虚质易感疲乏、气短或易患胃、肾、子宫等脏器下垂者，选用补中益气汤加减；易自汗、易于感冒者，可选用玉屏风散加味；易于腹泻而形体瘦弱者，选用参苓白术散加减。

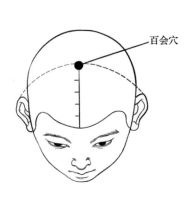

图 7-1　百会穴

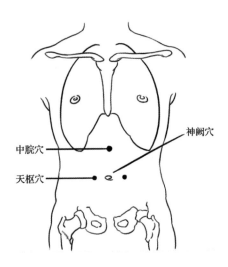

图 7-2　中脘穴

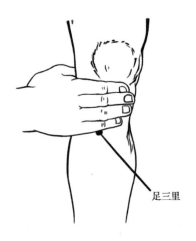

图 7-3　足三里穴

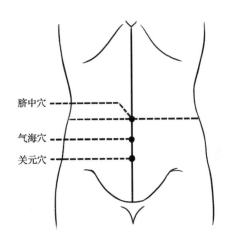

图 7-4　气海、关元穴

二、阳虚质的基本特征和养生方法

（一）阳虚质的基本特征

阳虚体质指由于阳气不足，失于温煦，以形寒肢冷等虚寒现象为主要特征的体质状态。多为白胖体形，肌肉松软，平素畏冷，手足不温，喜热饮食，精神不振，睡眠偏多，舌淡胖嫩边有齿痕，苔润，不耐受寒冷，性格内向、情绪不稳定、胆小不喜欢冒险。

（二）阳虚质的养生方法

阳虚体质人多阳气虚衰，应遵循温补阳气的养生法则。

1. 精神调摄

阳虚质的人常表现出情绪不佳，多愁善感。这种人要善于调节自己的情绪，广交朋友，多与别人交谈、沟通。平时应多听一些激昂、高亢、豪迈的音乐以调动情绪，防止悲愁、忧虑和惊恐。

2. 形体锻炼

可做一些舒缓柔和的运动，如慢跑、散步、打太极拳、做广播操。夏天不宜做过分剧烈的运动，以免大汗淋漓，损伤阳气；冬天应选择天气好的时候适当进行户外活动，避免在大风、大寒、大雾、大雪及空气污染的环境中锻炼，以免感受寒湿之邪而损伤阳气。老年人多喜欢晨练，但在冬季，最好是等太阳出来后，气温有所升高的时候进行。日光浴、空气浴是不可缺少的强身壮阳之法。特别推荐五禽戏中的虎戏，具体方法是：自然站式，俯身，两手按地，用力使身躯前耸并配合吸气，当前耸至极后稍停；然后，身躯后缩并呼气；如此重复 3 次。继而两手先左后右向前挪移，同时两脚向后退移，以极力拉伸腰身；接着抬头面朝天，再低头向前平视；最后，如虎行走般以四肢前爬 7 步，后退 7 步。（图 7-5）

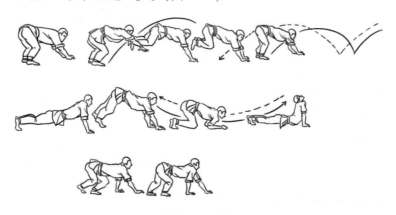

图 7-5　虎戏

3. 饮食调理

阳虚质人饮食应注意多摄入温性食物，以食物中的温热之性来培补体内阳气。阳虚质人适宜的食材有羊肉、牛肉、生姜、韭菜、核桃等。药食同源的食物有附子、肉桂、茴香等。云南地区民间流传用附子来炖肉吃以温阳散寒的习俗，这种饮食习惯有助于阳虚体质者改善体质偏颇。

阳虚体质人不耐受寒冷，消化道对于冷的饮食物反应敏感，所以阳虚质人应当避免贪凉冷饮，少吃生冷水果，尤其不要吃冰镇水果，不吃冰激凌，吃饭要趁热。

4. 起居调护

居住环境应空气流通。多晒太阳，每次不少于 15 ~ 20 分钟，这样可以大大提高冬季的耐寒能力。还可适当蒸桑拿、泡温泉浴。

5. 四季调养

阳气不足之人，夏季应避免长时间待在空调房间，可在夏至、三伏天吃些羊肉、鸡肉等温补之品。冬季严寒季节更易伤及阳气，因此，秋冬季节要特别注意足下、背部及下腹部丹田部位的防寒保暖。可适当食用狗肉、羊肉或金匮肾气丸等温补阳气。

6. 药膳食疗

（1）当归生姜羊肉汤

【原料】生姜 30g，当归 20g，羊肉 500g。

【制作】羊肉洗净、切块；当归、生姜（去皮）分别用清水洗净，生姜用刀背拍碎。羊肉剔去筋膜，放入开水锅中略烫，除去血水后捞出，切片备用。当归、生姜、羊肉放入砂锅中，加清水、料酒、食盐，旺火烧沸后撇去浮沫，再改用小火炖至羊肉熟烂即成。

【效用】温中补血，祛寒止痛。

（2）韭菜炒胡桃仁

【原料】胡桃仁 50g，韭菜 200g。

【制作】胡桃仁 50g 开水浸泡去皮，沥干备用。韭菜 200g 择洗干净，切成寸段备用。麻油倒入炒锅，烧至七成热时，加入胡桃仁，炸至焦黄，再加入韭菜、食盐，翻炒至熟。

【效用】补肾助阳，温暖腰膝。

7. 经络穴位调理

阳虚质人经络养生要围绕任脉、督脉、足太阳膀胱经三条经脉进行。任脉之神阙宜进行隔姜灸、隔盐灸。任脉之关元，督脉之命门、腰阳关针刺或艾灸均可，足太阳膀胱经之肾俞宜针艾并用。（图 7 - 6、图 7 - 7）

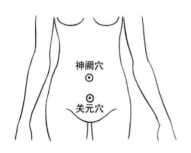

图7-6 神阙、关元穴

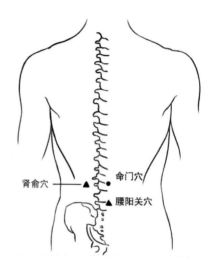

图7-7 肾俞、命门、腰阳关穴

8. 中药调理

常用药物有肉桂、附子、肉苁蓉、巴戟天、补骨脂、菟丝子等。金匮肾气丸方用三补（熟地、山药、山茱萸）、三泻（茯苓、泽泻、牡丹皮），又加少量的肉桂、附子，取"少火生气"之意，不欲作"曝日当空"，以防用力过猛反伤阴液，故而适合阳虚质人长期服用以图缓效。金匮肾气丸能够改善阳虚质人常见的畏寒怕冷、手足不温现象，偏重于温补肾阳。如果腹部对冷空气或消化道对冷的饮食物不能耐受，吹空调易腹泻的现象表现突出，则应以附子理中丸为主方加减。附子理中丸以人参（或党参）、炒白术、炙甘草补气健脾，又用干姜、附子补火助阳，整个方子温补阳气的作用非常好，偏重于对脾胃肠道畏寒现象的改善。

三、阴虚质的的基本特征和养生方法

（一）阴虚质的基本特征

阴虚质指由于体内津液精血等阴液亏少，以阴虚内热等表现为主要特征的体质状态。主要表现是形体多见瘦长，平素易口燥咽干，手足心热，鼻微干，口渴喜冷饮，大便干燥，舌红少津少苔，平素不耐热邪，耐冬不耐夏，不耐受燥邪，性情急躁，外向活泼好动。

（二）阴虚质的养生方法

阴虚质人主要特征为阴虚内热，阴液亏少，应遵循滋补肾阴、壮水制火的养生法则。

1. 精神调摄

阴虚质者大多性情急躁，应遵循"恬淡虚无，精神内守"的养生法，加强自我涵养，与人为善、仁爱、恬淡，"仁乃寿"。做事应养成冷静、沉着的习惯。平时多听一些节奏舒缓的轻音乐，如班得瑞等。

2. 形体锻炼

可选择太极拳、太极剑、气功等动静结合、节奏柔缓的传统健身项目。锻炼时要控制出汗量，并及时补充水分。不宜做过度剧烈、汗出太多的运动。特别推荐"吞津练精养生法"，具体方法是：每天早晨起来，微微闭上嘴唇，将舌尖顶住上颚，这时，你就会感到口腔里的唾液逐渐分泌出来了，当唾液增加到一定量时，一边心里想着"滋补津液"，一边将口中的唾液分数次缓缓吞下，反复3~5次，长期坚持，可以起到滋阴养液的作用。

3. 饮食调理

饮食的原则是保阴潜阳，多吃清淡、甘润的食物，如瘦猪肉、鸭肉、绿豆、冬瓜、芝麻、蜂蜜、乳品、豆腐、鱼、蔬菜、甘蔗、莲藕、百合、荸荠、梨等甘凉滋润之品，有条件者还可食用一些海参、龟肉、蟹肉、银耳等。少食温燥、辛辣、香浓的食物，如羊肉、狗肉、韭菜、茴香、辣椒、葵花子、酒、咖啡、浓茶等性温燥烈之品，也不宜多食祛湿类食物，如冬瓜、木瓜、扁豆、薏苡仁、鲫鱼等。现在社会上流行服用补品，而这些补品往往以温补之品为主，妄用温热的药物，会逐渐造成体内阴阳失衡，所以阴虚质人不要乱吃补品，要辨清寒热再进补。

4. 起居调护

熬夜、工作紧张、酷热环境均会加重阴虚质的偏颇，出现明显不适。因此，起居规律、情绪平和、工作有条不紊对阴虚质者的养生非常重要。尽量保证在晚上11点之前上床睡觉。由于阴虚质的人以干性皮肤居多，需要特别强调防晒，注意保水保湿、滋养皮肤。不宜洗桑拿。注意节制性生活。

5. 四季调养

夏季酷暑要减少室外活动，可选择早晚天气凉爽的时候在户外活动。有条件的人，每逢春夏季节，可到海边、林区、山区去旅游、休假。

6. 药膳食疗

（1）百合银耳粥

【原料】百合30g，银耳10g，大米50g，冰糖适量。

【制作】将银耳发开洗净，同大米、百合入锅中，加清水适量，文火煮至粥熟后，冰糖调服。

【效用】养阴润肺，养心安神。

（2）薏苡仁绿豆老鸭汤

【原料】薏苡仁38g，绿豆38g，陈皮2片，老鸭1只。

【制作】老鸭去内脏，切半，切掉鸭尾，洗净，汆烫；陈皮用水浸软，刮去瓤；其他材料洗净；将清水煮沸，把各种材料放入煲内，用大火煮20分钟，再改用小火熬煮2小时，下盐调味，即可饮用。

【效用】滋阴泻火。

（3）莲子百合煲瘦肉

【原料】莲子（去心）20g，百合20g，猪瘦肉100g。

【制作】将莲子（去心）、百合、猪瘦肉，加水适量同煲，肉熟烂后用盐调味食用，每日1次。

【效用】清心润肺，益气安神。适用于阴虚质见干咳、失眠、心烦、心悸等症者食用。

（4）蜂蜜蒸百合

【原料】百合120g，蜂蜜30g。

【制作】将百合、蜂蜜，拌和均匀，蒸令熟软。时含数片，咽津，嚼食。

【效用】补肺，润燥，清热。适用于肺热烦闷，或燥热咳嗽、咽喉干痛等症。

7. 经络穴位调理

阴虚质人的经络调理围绕足少阴肾经和足厥阴肝经进行。《灵枢·经脉》指出足少阴肾经的经脉病症为"是主肾所生病者，口热、舌干、咽肿、上气、嗌干及痛、烦心……足下热而痛"，与阴虚质人的常见表现相契合。肾者主水，为阴虚质人调理必用之经脉，足少阴经起于涌泉穴（图7-8），涌泉穴可以采用踩踏鹅卵石、按揉、泡脚的方法来调理。三阴交（图7-9）是足部三条阴经交汇之穴，是补阴要穴，可以采用按揉和针刺的手法。太溪穴（图7-10）是足少阴肾经的原穴和输穴，足少阴经气输注于太溪，能滋补阴液。肝为刚脏，肝阳易亢，足厥阴肝经上的太冲穴可解决阴虚质人表现出来的虚火上炎的现象。

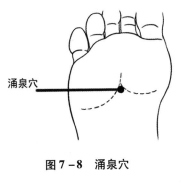

图7-8　涌泉穴

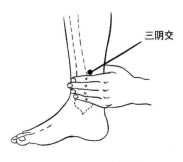

图7-9　三阴交穴

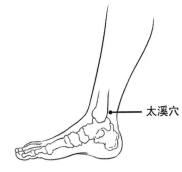

图7-10　太溪穴

8. 中药调理

常用药物有地黄、黄精、玉竹、山药、麦冬、百合等。阴虚质人常见阴液亏少的现象，故阴虚质调养多用肥厚多汁柔润的药物，这一类药物多能滋阴、生津、补液。六味地黄丸采用熟地、山药、山茱萸来滋阴，又用茯苓淡渗脾湿，使山药补而不滞，泽泻清泄肾火以防熟地的滋腻，牡丹皮清热以滋阴，是滋阴降火的常用方剂；平素口干易饥、大便干燥现象突出的可以用玉女煎加减；如咽干口燥、舌红少津、吞酸吐苦的现象明显，可以用一贯煎加减。

四、痰湿体质的基本特征和养生方法

(一) 痰湿体质的基本特征

痰湿体质指由于水液内停而痰湿凝聚，以黏滞重浊为主要特征的体质状态。体形多为肥胖，腹部肥满松软，平素面部皮肤油脂较多，多汗且黏，胸闷，痰多，容易困倦，舌苔白腻，口黏腻或甜，身重不爽，对梅雨季节及潮湿环境适应能力差，易患湿证，性格偏温和，稳重恭谦，和达，多善于忍耐。

（二）痰湿体质的养生方法

痰湿质人体内痰湿壅盛，要遵循化痰利湿的养生原则。

1. 精神调摄

痰湿质人性格多沉稳，忍耐力强。但是沉稳忍耐太过就同时容易表现出优柔寡断，负面情绪无处发泄容易积累的现象。脾在志为思，痰湿质人要注意不要思虑太过，思虑太过容易伤脾，伤脾则痰湿更甚。小事不要想太多，放宽心情。

2. 形体锻炼

因形体肥胖，易于困倦，故应根据自己的具体情况循序渐进，宜坚持长期持久的锻炼，如散步、慢跑、打乒乓球、羽毛球、网球、游泳、练武术，以及适合自己的各种舞蹈。适合中小强度长时间的有氧运动。运动时间应当在下午两点到四点阳气极盛之时，运动环境温暖宜人。对于体重超重，陆地运动能力极差的人，过量陆地运动容易损伤关节者，可适当进行游泳锻炼。

3. 起居调护

湿性重浊，痰湿质人往往有肢体困重的现象；湿性黏滞，易阻气机，痰湿质人又多见精神疲乏、嗜睡等现象。为了避免这些现象，痰湿质人应当注意控制睡眠，不要感觉到困就去睡觉，应当做到定时定量，同时要避免赖床不起，躺在床上工作，"久卧伤气"。对于痰湿质人，"能躺着不坐着，能坐着不站着"的习惯，尤其应避免。

4. 饮食调理

痰湿体质人饮食宜食清淡，可常吃健脾利湿的食物，如荷叶、白萝卜、生姜、白果、扁豆、红小豆、蚕豆、山药、薏苡仁、冬瓜仁、莲藕粉、茯苓饼之类食物。也可以用灯心草、淡竹叶、荷叶泡茶饮。痰湿质人脾胃虚弱，因此要忌油腻、甜食、黏糕等肥甘之品以及性黏不宜消化的食物。酒容易助热生湿，痰湿质人要避免。

5. 药膳食疗

（1）黄芪荷叶粥

【原料】黄芪12g，新鲜荷叶1张，白术6g，甘草3g，粳米100g。砂糖少许。

【制作】将黄芪、白术、荷叶、甘草切碎，同粳米入锅中，加清水适量，文火煮至粥熟后，冰糖调服。

【效用】健脾利湿，补气消脂。

（2）山楂红豆薏苡仁粥

【原料】山楂、赤小豆、薏苡仁各适量，粳米100g，砂糖少许。

【制作】将先将赤小豆、薏苡仁冷水浸泡半日后同山楂、粳米煮粥。加清水适量，文火煮至粥熟后，调入适量砂糖。

【效用】消食健脾利湿。

（3）赤豆鲤鱼汤

【原料】鲤鱼1尾，赤小豆50g，陈皮10g，辣椒6g，草果6g。

【制作】将活鲤鱼1尾（约800g）去鳞、鳃、内脏；将赤小豆50g，陈皮10g，辣椒6g，草果6g填入鱼腹，放入盆内，加适量料酒、生姜、葱段、胡椒，食盐少许，上笼蒸熟即成。

【效用】健脾除湿化痰。用于痰湿体质症见疲乏、食欲不振、腹胀腹泻、胸闷眩晕者。

6. 经络穴位调理

痰湿质人的经络调理围绕足太阴脾经、足阳明胃经进行。"诸湿肿满皆属于脾"，痰湿体质的形成与脾阳不振，运化无力有直接关系。食物的运化是脾胃协同工作的结果，脾升胃降则中焦斡旋有力，能带动全身气机运转。足太阴脾经腧穴选择公孙（图7-11）、太白（图7-12）、三阴交（图7-13），针艾并用。足阳明胃经选足三里、丰隆（图7-14），二穴所在均为肌肉丰厚之处，适宜做隔物灸，针刺亦可。日本至今仍然流传立春灸足三里的习俗。

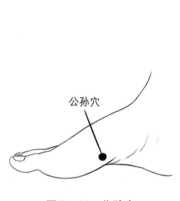

图7-11　公孙穴

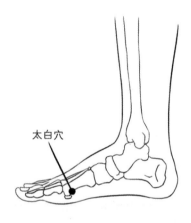

图7-12　太白穴

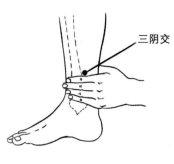

图 7 – 13   三阴交穴

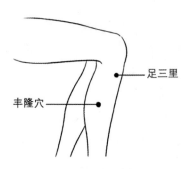

图 7 – 14   足三里、丰隆穴

7. 中药调理

常用的代表药物如生黄芪、苍术、茯苓、橘红、荷叶、冬瓜皮等。痰湿壅盛必然影响脾胃的运化功能，脾不升清则会出现困倦无力的现象。生黄芪能补气、行水，是痰湿体质人调理的主药。荷叶具有减肥消脂、化痰舒胸的功效，同时荷叶又是药食同源之品，可以做荷叶汤、荷叶饭、荷叶茶、荷叶粥等，是适于痰湿质人调理的食材。

五、湿热体质的基本特征和养生方法

（一）湿热体质的基本特征

湿热体质指以湿热内蕴为主要特征的体质状态。形体多偏胖，平素面垢油光，易生痤疮、粉刺，舌质偏红，苔黄腻，容易口苦口干，身重困倦，对潮湿环境或气温偏高尤其夏末秋初湿热交蒸的气候较难适应，性格多急躁易怒。

（二）湿热体质的养生方法

湿热质人湿热内蕴，应遵循清热利湿的养生法则。

1. 精神调摄

由于体内有"热"，湿热质者容易心烦发怒、躁动不安，因此，需要有意识地克制自己过激的情绪，培养自己一个人在安静的环境中就可以实施的爱好，如书法、瑜伽、太极拳、气功等。平时可多听一些曲调舒缓、悠扬、具有镇静作用的乐曲。

2. 形体锻炼

适合做大强度、大运动量的锻炼，如中长跑、游泳、爬山、各种球类、武术等，可以消耗体内多余的热量，排泄多余的水分，达到清热除湿的目的。夏天由于气温高、湿度大，最好避开暑热环境，选择在清晨或傍晚较凉爽时进行。

3. 饮食调理

饮食以清淡、可清热祛湿为原则，可多食薏苡仁、赤小豆、绿豆、芹菜、黄瓜、苦瓜、冬瓜、鸭肉、鲫鱼、藕等甘寒、甘平的食物。少食羊肉、狗肉、韭菜、生姜、辣椒、胡椒、花椒等甘温滋腻及火锅、烹炸、烧烤等辛温助热的食物。对于湿热体质者，常会感到口干、口苦，往往喜欢喝冰镇饮品、果汁，但饮料中含糖分较高，这类人尤应避免，最好选择白开水、矿泉水。

4. 药膳食疗

（1）泥鳅炖豆腐

【原料】泥鳅 500g，豆腐 250g。

【制作】泥鳅去鳃及内脏，冲洗干净，放入锅中，加清水，煮至半熟，再加豆腐，食盐适量，炖至熟烂即成。

【效用】清利湿热。

（2）绿豆藕

【原料】绿豆 50g，藕适量。

【制作】藕去皮，冲洗干净备用。绿豆用清水浸泡后取出，装入藕孔内，放入锅中，加清水炖至熟透，调以食盐进食。

【效用】清热利湿，明目止渴。

（3）绿豆冬瓜汤

【原料】绿豆 100g，冬瓜（连皮）500g。

【制作】将绿豆用凉水浸泡 2 小时，冬瓜（连皮）切块，放入 2 片生姜，加水煮沸，改用文火继续煲至熟烂为度。

【效用】清热利湿。

（4）茯苓蛇仔煲

【原料】土茯苓、水蛇仔，红枣两粒，姜 1 片。黄鳝亦可。

【制作】水蛇切段，洗干净，焯水待用。然后把土茯苓刮皮、切片。再把红枣、姜片、水蛇段和土茯苓片全部放入炖盅，猛火炖 3 小时，饮用时再加入食盐调味。

【效用】清热利湿。

5. 起居调护

湿热质的人应避免居住在低洼潮湿的地方，如楼房中偏于潮湿、光线较暗的一楼就不适宜，而应选择居室干燥、通风良好的房间。不要熬夜、过于劳累。要保持二便通畅，防止湿热郁聚。避免在烈日下长时间活动。生活规律，保持充足的睡眠。由于湿热体质的人皮肤容易出汗，尤其在夏天，更应选择款式宽松、透气性好的天然棉、麻、丝质服装。注意个人卫生，预防皮肤病。

6. 经络穴位调理

可先用刮痧的方法沿背部两侧膀胱经循行路线由下向上进行刮拭，用力可偏重一些，以清泄湿热。湿热质人的经络穴位养生围绕能够清利湿热的穴位进行。常用穴位有肺俞（图7－15）、八髎（图7－16）、中脘、足三里、阴陵泉等。人体上部经常有症状的，如口疮、痤疮、口臭等，可以选用肺俞，针刺、拔罐、刮痧都是很好的手法；人体下部经常有症状的，例如带下多、小便颜色偏黄、阴囊常潮湿等，可以选用八髎穴，采用按摩捶敲击，或者拍打都可以。

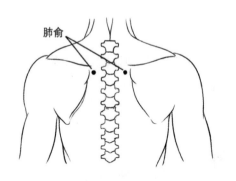

图7－15　肺俞穴

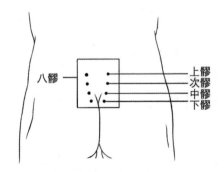

图7－16　八髎穴

7. 中药调理

代表方剂为三仁汤。三仁汤具有宣畅气机、清利湿热之功效，常用于湿热蕴结之湿重于热证。湿热体质者体内有形之湿与无形之热相互胶结，多表现出黏腻秽浊的征象，三仁汤用药配伍体现了宣上、畅中、渗下，三焦分消的配伍特点，给邪出路，使湿去热孤。如果热象较湿象更为突出，则可用甘露消毒丹加减。湿热有下注倾向的人，如饮食或作息不规律便小便浑浊、排尿不适，或女性白带增多等，则可以用加味二妙散。

六、血瘀体质的基本特征和养生方法

（一）血瘀体质的基本特征

血瘀体质指体内有血液运行不畅的潜在倾向或瘀血内阻的病理基础，以血瘀表现为主要特征的体质状态。形体多偏瘦，平素面色晦黯，皮肤偏黯或色素沉着，容易出现瘀斑，易患疼痛，口唇黯淡或紫，舌质黯有瘀点，或片状瘀斑，舌下静脉曲张，不耐受风邪、寒邪，性格内郁，心情不快易烦，急躁健忘。

（二）血瘀体质的养生方法

血瘀质人瘀血内蕴，应遵活血化瘀的养生法则。

1. 精神调摄

血瘀质的人多有气血郁结症状，注意及时消除不良情绪，培养乐观向上的态度很重要。精神愉快则气血和畅，经络气血的正常运行，有利于血瘀体质的改变。反之，如果长期陷入苦闷、忧郁，无法自拔，则会加重血瘀倾向。可多听一些抒情柔缓的音乐来调节情绪。

2. 形体锻炼

可进行一些有助于促进气血运行的运动项目，如各种舞蹈、步行健身法、徒手健身操等，使身体各部位都活跃起来。运动时，最好选择视野开阔、空间较大、空气清新的地方，避免在封闭环境中进行。如果血瘀质的人在运动时出现胸闷、呼吸困难、脉搏显著加快等不适症状，应停止运动，去医院进一步检查。

3. 饮食调理

多食山楂、醋、玫瑰花、金橘、桃仁、黑豆、油菜等具有散结行气、疏肝解郁、活血化瘀作用的食物，也可选用一些活血养血的药品，如当归、丹参、川芎等，与肉类煲汤饮用。少食肥肉等滋腻之品。

4. 药膳食疗

（1）当归三七乌鸡汤

【原料】乌鸡1只，当归15g，三七5g，生姜1块。

【制作】食材洗净，将当归、三七、生姜及调味品码放在乌鸡上放入煲中。放入适量清水，慢火煲熟。

【效用】补虚、温中，补血、活血。

（2）黑豆川芎粥

【原料】川芎 10g，黑豆 25g，粳米 100g。

【制作】将上述食材同放入锅中一起煮熟即可。

【效用】补血活血。

（3）山楂红糖汤

【原料】山楂 10 枚，红糖适量。

【制作】将山楂冲洗干净，去核打碎，放入锅中，加清水煮约 20 分钟，调以红糖进食。

【效用】活血散瘀。

5. 起居调护

作息时间宜有规律，保持足够的睡眠，可早睡早起多锻炼，不可过于安逸，以免气机郁滞而致血行不畅。对于黑眼圈明显者，可以使用"维 E 珍珠粉眼霜"，具体方法：维生素 E 胶丸 2 粒，挤破后与 0.15g 珍珠粉混合。使用后能改善松弛的皮肤，消除眼袋和黑眼圈，让眼圈肌肤更加滋润。

6. 经络穴位调理

血瘀质人经络穴位调理适合在背部足太阳膀胱经、督脉上进行整体调理。背俞穴是五脏六腑之气输注于背部的腧穴，属足太阳膀胱经的经穴，全部分布于背部足太阳经第一侧线上，即后正中线（督脉）旁开 1.5 寸处。血瘀质人适合在背部做整体的拔罐、走罐、刮痧。循经点刺放血也是非常适合血瘀质人的经络养生方法。在穴位局部点刺放血可以促进局部血液循环，有疏通经络、活血化瘀的效果。

在具有活血化瘀作用的穴位中，最常用的穴位是神阙、膈俞、肝俞、太冲、三阴交、委中、曲池。

神阙穴（图 7-17），位于脐窝正中，是人体任脉上的要穴，是人体生命最隐秘、最关键的要害穴窍，是血瘀体质、偏于瘀血阻滞上焦心肺的人可以经常选用的穴位。经常按揉神阙穴，对于恢复心肺功能很有帮助。神阙穴可以用揉转法：每晚睡前空腹，将双手搓热，双手左下右上叠放于肚脐上，顺时针揉转，每次 10 分钟。还可以用聚气法：端坐，放松，微闭眼，用右手对着神阙空转，意念将宇宙中的真气能量向脐中聚集，以感觉温热为度。

太冲穴（图 7-18），在第 1、2 跖骨结合部之前凹陷处，又称"消气穴"。人在生气后按此穴，有消气作用，可缓解因生气引起的一些疾病。对于血瘀体质、偏于气滞血瘀的人就可以选择这个穴位进行按摩。每天按摩 2 次，每次按摩 15 分钟。血瘀体质、偏于瘀血阻滞下焦的人，经常按摩三阴交，也有非常不错的效果。

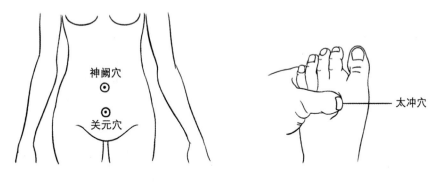

图 7-17　关元、神阙穴　　　　　　　　图 7-18　太冲穴

7. 中药调理

代表方剂为王清任创立的系列活血化瘀名方"五逐瘀汤"。"五逐瘀汤"以血府逐瘀汤为代表，还包括通窍活血汤、膈下逐瘀汤、少腹逐瘀汤、身痛逐瘀汤共五方。基本以川芎、当归、桃仁、红花四味药为基础加减组成，均有活血祛瘀止痛作用。这四味药物性质都较为平和，副作用较小，适合长期服用以调理体质。血瘀带有血虚倾向的人可以在这四味药物中加入熟地、白芍或赤芍，即为桃红四物汤，桃红四物汤能养血理血，对血瘀质人较为适合。单味药调理可以选择丹参或者三七，传统认为丹参可以活血，现代药理实验表明丹参有扩张冠脉、增加心肌血流量、抗血栓形成的作用；三七能活血散瘀、止血定痛，对于身体容易出现瘀斑、瘀点、莫名青紫者最为适宜。

七、气郁体质的基本特征和养生方法

（一）气郁体质的基本特征

气郁体质指由于长期情志不畅、气机郁滞而形成的以性格内向不稳定、忧郁脆弱、敏感多疑为主要表现的体质状态。形体多偏瘦，平素忧郁面貌，神情多烦闷不乐，善太息，或嗳气呃逆，或咽间有异物感，对精神刺激适应能力较差，不喜欢阴雨天气，性格内向不稳定，忧郁脆弱，敏感多疑。

（二）气郁体质的养生方法

气郁质人肝气郁结，应遵循疏肝解郁的养生法则。

1. 精神调摄

气郁质人应该有意识地培养自己开朗、豁达的性格，多参加有益的社会活动。结交知心朋友，及时向朋友倾诉不良情绪，寻求朋友的帮助。应当有意识地多与亲人沟通，打电话，或者视频通话都是很好的选择。气郁质的人要学会两个词，一个是迟钝，一个是简单。首先是迟钝，就是遇到事情时，不要太过敏感，要学会做耳背的老人，顺耳的我就听进去，不顺耳的我压根儿不往耳朵里听。其二是简单，正是由于现在社会竞争越来越大，人与人之间争强好胜、相互猜疑的心思越来越强，那种思维"简单"、个性淳朴的人已如凤毛麟角，但人们从内心的需求来讲，是渴望回归自然，渴望单纯质朴和内心安宁的，因此要学会做一个"简单"的人。此外，气郁质人同时要保持对世界的兴趣，防止对世间万物都兴趣寥寥，进而由气郁质发展成为抑郁症，比如可以通过尝试以前没有尝试过的新活动、发展新圈子来提高对生活的热情。

2. 形体锻炼

气郁质人应尽量增加户外活动，坚持一些运动量较大的锻炼以舒展形体，如跑步、登山、游泳、武术、羽毛球等。多参加群体性体育运动项目，如打球、足球、跳舞、下棋等，以便更多地融入社会。推荐目前较为时尚的骑行活动，既有运动量，又是能够增进社交的集体活动。

3. 饮食调理

气郁质人在饮食上应多吃黄花菜、海带、山楂、玫瑰花、刀豆、蘑菇、萝卜、洋葱、柑橘等具有行气、解郁、消食等作用的食物，以及乌梅、酸枣、杨桃、柠檬等柔肝之品，避免冰冻寒凉的食物。由于气郁质人经常失眠，睡前不要饮茶、咖啡和可可等具有提神醒脑作用的饮料。

4. 药膳食疗

（1）甘麦大枣粥

【原料】粳米200g，小麦50g，大枣10枚，炙甘草10g。

【制作】先煎炙甘草，去渣，在炙甘草水中加入小麦和大枣瓣，加粳米200g，煮熟。

【效用】安心宁神。

（2）菊花鸡肝粥

【原料】银耳15g，菊花10g，茉莉花10g，鸡肝100g。

【制作】银耳、菊花、茉莉花，洗净清水浸泡，鸡肝切片待用。水烧沸，加入料酒、食盐、姜汁等，随即下入银耳和鸡肝，烧沸，去上沫，待鸡肝熟后，加入茉莉花、菊花即可。

【效用】舒畅气机。

（3）三花茶

【原料】茉莉花3g，菊花3g，玫瑰花3g。

【制作】茉莉花、菊花、玫瑰花沸水冲泡，代茶饮。

【效用】疏肝解郁，用于心情抑郁。

5. 起居调护

气郁质人要尽量早起，出门感受初升的太阳，感受天地间的蓬勃之气。在天地阳气初生之时培养自己内心积极向上的力量。《黄帝内经》提出"夜卧早起，广步于庭，以使志生"，因此要顺应春天之气，调畅气机，使肝气调达。

6. 经络穴位调理

气郁质人的经络穴位调理可以围绕胸前膻中区域来进行。气郁质人常气机郁结，而胸中为气海，通过对胸前区、督脉、足少阴肾经、足阳明胃经的拍打、推揉，能够开宣心中郁结。（图7-19）

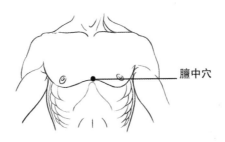

膻中穴

图7-19　膻中穴

7. 中药调理

代表方为逍遥丸。逍遥丸为疏肝解郁第一方，方中以柴胡疏肝解瘀，使肝气得以条达；白芍酸苦微寒，养血敛阴、柔肝缓急；当归甘辛苦温，养血和血，归、芍与柴胡同用，补肝体而助肝用，使血和则肝和，血充则肝柔；白术、茯苓、甘草健脾益气，使营血生化有源。用法中加薄荷少许，疏散郁遏之气，透达肝经郁热。柴胡、白芍合用成为后世调肝的主要结构。此外，常用药物还有大枣、远志、百合、浮小麦、酸枣仁、苏叶、薄荷等调节心神、条达肝气之品。咽喉不适者可参照半夏厚朴汤之意加减出入；精神低落、善悲欲哭者可用甘麦大枣汤加减。

八、特禀体质的基本特征和养生方法

（一）特禀体质的基本特征

特禀体质指由于先天禀赋不足和禀赋遗传等因素造成的一种特殊体质。包括先天性、遗传性的生理缺陷与疾病、过敏反应等。特禀体质人的体型无特征性表现；过敏体质者对过敏季节适应能力差，易引发宿疾；具体心理特征和常见表现都因禀质特异情况而不同。

（二）特禀体质的养生方法

特禀体质中最主要的一种为过敏体质，过敏体质的养生方法遵循固表、养血、消风的养生法则。

1. 精神调摄

特禀质属于先天性或遗传性生理缺陷者，常常因为形体上的不健全、畸形以及和他人的不同而导致个性改变，甚至出现一些人格上的障碍。特禀质属于过敏体质者，常常出现过敏症状。过敏症作为一种慢性、迁延、常复发的疾病，在常年的治疗过程中，也会很大程度上改变人的心态，如果不能很好地调整的话，可能会使人发生一些性格上的改变。所以特禀质人的精神调摄应当注意培养乐观情绪，保持精神愉悦，不要总是在意自己的不足或者不同，坚定意志，努力做最好的自己。要把注意力从消极的方面转移到有意义的、积极的人生当中来，不要自怨自艾，不能常出现这样的想法："我真倒霉""为什么老是我"，而是要暗示自己生活中依然有很多美好的事情，学会欣赏事物，与人为善。

2. 运动健身

特禀体质的人运动应当适时适量，避免在外界空气不好的时候锻炼，避免运动强度过大。适合通过游泳来锻炼心肺功能，减少哮喘的发生。运动前注意要有更长时间的热身，避免热身不够突然运动而导致过敏发作。

3. 起居调护

居室宜通风良好。保持室内清洁，被褥、床单要经常洗晒，防止尘螨过敏。室内装修后不宜立即搬进去居住，应打开窗户，等甲醛等化学物质气味消散后再搬进新居。春季室外花粉较多时，要减少室外活动时间，防止花粉过敏。不宜养宠物，以免对动物皮毛过敏。起居应有规律，保持充足的睡眠。

4. 饮食调理

饮食宜清淡、均衡，粗细搭配适当，荤素配伍合理。多食益气固表的食物，少食荞麦（含致敏物质荞麦荧光素）、蚕豆、白扁豆、牛肉、鹅肉、鲤鱼、虾、蟹、茄子、酒、辣椒、浓茶、咖啡等辛辣刺激之品、腥膻发物及其他含致敏物质的食物。

5. 药膳食疗

（1）固表粥

【原料】乌梅 15g，黄芪 20g，当归 12g，粳米 200g。

【制作】先煎炙乌梅、黄芪、当归，去渣，在药汁中加水，放入粳米 200g，煮熟。

【效用】消风养血，扶正固表。

（2）灵芝黄芪瘦肉汤

【原料】黄芪 15g，瘦肉 100g，灵芝 15g，生姜 1 块。

【制作】黄芪、灵芝切片洗净，清水浸泡，瘦肉切小块待用。将黄芪片、灵芝片码入炖锅，将瘦肉块码放在药物上面，再放入生姜片，加水慢炖 3 小时。

【效用】益气固表，养血脱敏。

（3）葱白红枣鸡肉粥

【原料】粳米 100g，红枣（去核）10 枚，连骨鸡肉 100g。

【制作】粳米、红枣、连骨鸡肉分别洗净；姜切片；香菜、葱切末。锅内加水适量，放入鸡肉、姜片大火煮开。然后放入粳米、红枣熬 45 分钟左右。最后加入葱白、香菜，调味服用。

【效用】补益气血，扶正脱敏。

6. 经络穴位调理

特禀质人的经络穴位调理，应当注意选用关元、气海、足三里、三阴交等强壮身体的穴位，增强人体抵抗力，正所谓"正气存内，邪不可干"，通过按揉这些穴位，能够有效减少过敏的发生。同时一些经外奇穴也可经常按揉，如百虫窝（图 7-20）等，该穴位于大腿内侧，髌底内侧端上 3 寸，即脾经血海穴上 1 寸，正坐屈膝或仰卧位取穴。在百虫窝按揉或者提捏，能够缓解荨麻疹的发作。

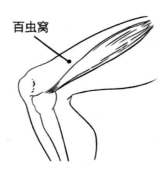

图 7 - 20　百虫窝穴

7. 中药调理

代表方剂为玉屏风散。玉屏风散是中医改善卫外不固的专方，主要提升患者的"正气"以抵御外邪，适合于健康人和亚健康人。此外，还能治疗症状轻微的早期感冒，比如伤风后出现鼻塞、怕冷等症状。中医方剂里有"玉屏组合少而精，芪术防风鼎足行"之说，意思就是玉屏风散药味组成少而用药精，只有黄芪、防风、白术3味药物。其中黄芪是健脾补气药的代表，于内而言，可大补脾肺之气，于外而言，可固表止汗，特别适用于治疗肌表卫气不固导致的体虚盗汗，是方中的主打药物；白术则能健脾益气，帮助黄芪加强益气固表的功能，为辅药；防风异名叫"屏风"，可以解表祛风，三药配合能达到固护肌表不被外邪损伤的效果。特禀质调理常用到增强人体正气的灵芝、首乌等药物，以及能够调节身体免疫机能的蝉蜕、蜂房、乌梅等药物。

九、平和质的基本特征和养生方法

（一）平和体质的基本特征

平和体质是以先天禀赋良好、后天调养得当，体态适中、面色红润、精力充沛、脏腑功能状态强健为主要特征的一种体质状态。其他主要特征为形体匀称健壮，面色肤色润泽，头发稠密有光泽，目光有神，鼻窍通利，味觉正常，唇色红润，不易疲劳，耐受寒热，睡眠安和，胃纳良好，二便正常，性格随和开朗。

（二）平和体质的养生方法

平和体质，重在维护。如果能够每日作息有节，饮食新鲜多样，坚持锻炼，不必刻意追求补养或调理，便能长期保持这种体质的最佳状态。

1. 精神调摄

平和质在心理特征方面表现为稳定的心理素质，包括坚定的意志、良好的性格等，机体适应环境的能力以及抵抗疾病的能力较强。平和体质的个体，由于其脏腑阴阳气血趋于均衡稳定，一般表现为精神愉悦、乐观开朗的特质。可以培养一些兴趣爱好保持平和的心态，如琴棋书画、唱歌跳舞、吹拉弹唱等，这些活动都能陶冶性情，振奋精神，有益于心理健康。

2. 起居调护

人体的生命活动都有一定的周期节律，平和质人应当遵循"起居有常，不妄作劳"的原则来生活作息。应当顺应人体的生物钟适时地起居，有规律地生活，合理地安排工作、学习、睡眠、休闲。规律的起居能够保养神气，使人精力充沛，生命力旺盛。如果"起居无节"则会导致脏腑功能损害，精神不振，适应能力变差，"故半百而衰也"。

3. 运动健身

平和质可以通过运动保持和加强现有的良好状态。经常体育锻炼可以提高心肺功能，可以根据年龄、性别、个人兴趣爱好的差异，自行选择不同的锻炼方法。男性可以选择增强力量、耐力、速度的项目，如器械训练、跑步、球类等。女性可以选择加强柔韧性的练习，如健美操、瑜伽、五禽戏等。锻炼要符合人体生理规律和承受能力，保持合理的强度，循序渐进，适可而止。孙思邈在《千金要方》中指出："养性之道，常欲小劳，但莫大疲及强所不能堪耳。"如果运动量太大、强度提高太快，超过机体的适应能力，非但不能提高身体素质，反而会对身体造成损害。

4. 饮食调养

平和质人饮食上应当注意定时定量，饮食既不能太多，也不能太少，尽量按时进食。饮食食物营养均衡，不偏嗜寒凉或者麻辣之品，同时食谱应当荤素搭配。《素问·上古天真论》指出要做到"食饮有节"，过饥过饱都会伤害脾胃的运化功能，进而有损人体健康。偏嗜某种口味会影响人体健康，比如贪食煎炸烧烤类食物会导致身体湿热聚集，容易生疮疡类疾病。总体而言，平和质人的饮食调养应当维持中正平和的原则，保证食物的摄入种类和数量符合身体的需求，避免饮食不节和偏嗜中伤身体。

5. 经络穴位调理

平和体质可以采取多种经络穴位调理，比如可以用经络穴位拍打法、按揉法、艾灸法、刮痧法来调节经脉气血运行。在经脉选取上应当注意任督二脉的疏通调理，如督脉的命门和腰阳关，任脉的关元和气海，都是常用的保健穴位。平和质人同时应当注意固护先后天之本，足少阴肾经、足阳明胃经上也有许多有益于平和质人的保健穴位，如足阳明胃经的足三里和足少阴肾经的涌泉穴，可以时常按揉。

6. 中药调理

平和质人身体和精神处于健康状态，体内的气血津液等物质都比较充足，所以，在辨体用方上应当避免滥用补益。《素问·五常政大论》云："大毒治病，十去其六；常毒治病，十去其七；小毒治病，十去其八；无毒治病，十去其九。谷肉果菜，食养尽之，无使过之，伤其正也。"故而平和质人群在辨体用方上应当选用药食同源之品，取食材平和之性，平补身体，用药偏性太过反而会伤及身体正气。若患疾病时，以辨病、辨证论治为主，重在及时治病，防止因疾病导致体质偏颇。

根据人体生长规律，适当调养。小儿期：小儿处在生长发育时期，食谱应当多样化，富有营养，促进其正常生长发育。更年期：为体质的转变时期，可根据阴阳偏颇酌服补益肾阴肾阳之剂，如八味肾气丸、六味地黄丸之类。老年期：五脏逐渐虚衰，应适当调补，促进其新陈代谢，延缓衰老，宜以平补为主，酌用健脾益气之品，如山药、白术、黄芪等。

第八章
既病防变，瘥后防复

既病防变和瘥后防复是中医治未病的重要思想，体现了中医防微杜渐、治其萌芽的治疗思路，成为中医治未病理论体系中的重要内容。下面以抑郁症、失眠症等疾病为例，介绍相关理论原则的具体应用。

第一节　抑郁症的保健防变

抑郁症是一种危害人类健康的常见精神疾患，且发病率呈逐年上升趋势，被称为"无形的杀手"。据世界卫生组织估计，2020 年抑郁症将成为全球第二大疾病。抑郁症发病率高，症状复杂多样，常常表现为持久的抑郁状态，并伴有行为和思维改变的一种情感性的精神障碍。主要表现有情绪低落、言语减少、精神及运动迟缓，常有自责自罪甚至企图自杀等行为，并伴有睡眠异常、疲劳感、食欲减退等多种症状和体征，涉及躯体和心理两方面。从其临床表现来看，抑郁症属中医学情志病范畴。

一、中西汇融，"郁"字涵之

中医学虽没有抑郁症的病名，却记载了与抑郁症发病症状相似的病症及证候，如"郁证""癫病""百合病""小柴胡汤证""脏躁""梅核气"等。《黄帝内经》最早提出"郁"这一概念，并首创"五郁"之说，包括木郁、土郁、金郁、水郁、火郁以及各郁的相关论证。《医经溯洄集·五郁论》云："凡病之起也，多由乎郁，郁者，滞而不通之义。"《丹溪心法·六郁》云："气血冲和，百病不生，一有怫郁，诸病生焉。故人身诸病，多生于郁。"而抑郁症与郁证的发病特点相似，因此中医常将抑郁症归属于中医学"郁证"范畴。

二、五神为根，情志为用

对于抑郁症产生的病因的记载可追溯到《黄帝内经》，其中《素问·宣明五气》曾载："心藏神，肺藏魄，肝藏魂，脾藏意，肾藏志。"同时，《灵枢·本神》将其详细地解释为："故生之来谓之精，两精相搏谓之神，随神往来谓之魂，并精而出入者谓之魄，所以任物者谓之心，心有所忆谓之意，意之所存谓之志，因志而存变谓之思，因思而远慕谓之虑，因虑而处物谓之智。"另外，《素问·阴阳应象大论》指出："人有五脏，化五气，以生喜怒悲忧恐。"因此，"五脏藏五神主五志"是中医学对抑郁症病因认识的核心内容，各脏腑间是相互依存、相互为用的关系，一脏或一腑之疾患往往牵连与其相属、相克、相生或部位相近的诸多脏腑。

抑郁症之初起，通常不会首犯于心，但心神却易为痰浊、血瘀所扰，出现神昏等症状。如病程日久，脾胃功能减弱后，气血来源不足，心神会因虚而出现身体功能低下等表现。

临床中抑郁症除了核心症状外，还会出现诸如懒动懒言、倦怠乏力、对周围事物不感兴趣、绝望感、自杀倾向、晨重暮轻等特征表现，这是由于抑郁症患者身之阳气郁滞，不能布达全身，导致心神失养，神机不振。《素问·生气通天论》云："阳气者，若天与日，失其所，则折寿而不彰，故天运当以日光明，阳因而上，为卫外者也。"阳气主动、主发越，不得郁滞，一旦郁滞，便会出现阳气不能布达，心神失养的变化。所以患者常会出现神疲乏力、反应迟钝、悲忧、多思多虑等一系列心神郁结的典型症状。

老年人更易在生活实际和躯体疾病的影响下罹患抑郁症。《灵枢·天年》中指出"六十岁，心气始衰，苦悲忧，血气懈惰，故好卧"，即人自中年以后，内脏功能开始衰退，神的功能也开始衰弱。心为五脏六腑之大主，统帅精神思维活动，心主血脉，又主神明，正所谓"血脉和利，精神乃居"。

三、养治并重，保健防变

（一）饮食搭配，舒缓烦郁

日常生活中的平衡饮食对抑郁情绪的预防和改善是有益的。尤其老年抑郁症患者经过系统的饮食治疗，可以改善机体的营养状况，提高临床治疗效果，减轻药物不良反应，有利于患者早期康复。具体根据以下四种常见的证候类型进行饮食养生。

肝郁脾虚证：应加强饮食指导，戒烟酒，忌辛辣、油腻、生冷之物，食品加工避免煎炸，宜多食清淡、易消化、富有营养的食物，如牛奶、鸡蛋、豆制品等。食疗中可将薏苡仁30g，白扁豆15g，红枣15g，煎服，每日2次。

肝郁血瘀证：应在注意加强心理护理基础上，采取特殊食疗的方式，可将赤豆、红花、百合水煎服。

心脾两虚证：饮食上多进鲫鱼、猪肝、鸡蛋，同时可多食麦谷。《灵枢·五味》云："心病者，宜食麦。"食疗中可将桂圆9g，红枣15g，黑料豆15g，煎服，每日2次。

脾肾两虚证：饮食上多进鳝鱼、豆制品、牛奶、鸡蛋、牛肉、羊肉等食物，应少量多餐。食疗中可将胡桃肉100g捣碎加芝麻50g，每日服用2次，每次6g。

（二）按摩识音，凝心解郁

推荐三种常用的按摩方法。

按拿内关：操作时，以一手拇指螺纹面按在患者的手臂的内关穴上，其中指或食指自然按在外关穴上，以拇指先按后揉10～20次，然后再用拇指与食指或中指相对用力，按揉5次。每天早晚各按揉1次。

按拿外关：操作时，同按拿内关穴，只是用大拇指按在外关穴上，按拿时的着力点应放在外关穴上，按揉10～20次，然后换手继续如前法按揉。每天早晚各按揉1次。

按拿合谷：操作时，以一手拇指端按于患者的合谷穴上，食指按在掌面相对部位，先以拇指端按揉20～30次（揉动的方向不拘），然后以拇、食指按揉10次，然后换手继续如前法按揉。每天早晚各按揉1次。

此外还可以选择音乐疗法缓解忧郁。根据中医学理论"宫动脾、商动肺、角动肝、徵动心、羽动肾"理论，五行音乐是对自然界的声音加以概括，形成的"宫、商、角、徵、羽"五音音乐体系，将五音、五脏、七情有机地联系在一起，形成了天人相应、身心合一的唯物主义自然观，从而影响人体气机运化、平秘阴阳，进而影响人体的健康。具体也可以根据不同的证候类型进行治疗。例如，给肝气郁结型郁证患者选用《草木青青》（角式音乐），促进机体的升发条畅；给脾失健运型郁证患者选用《秋湖月夜》（宫式音乐），促进全身气机的稳定；给心神失养型郁证患者选用《喜相逢》（徵式音乐），助养心气；给肾精亏虚型郁证患者选用《昭君怨》（羽式音乐），助养肾气。每日早晚各1次，进行音乐舒缓疗法，每次20分钟。

（三）心身同治，祛郁怡情

中医认为，情志的物质基础是精气血，而精气血为五脏所化生，所以五脏功能异常都会导致情志活动异常，反过来，情志太过也会影响精气血的运行、储存及其功能，最终伤及五脏。可见，精气血既是情志的物质基础，也是情志太过时致病的中间因素。思虑过度会导致肝失疏泄、气血郁结，甚则日久化火扰及心神，主要表现为烦躁不安、默默无语、两胁胀满疼痛、善叹息等症状。所以，"心身同治，祛郁怡情"的中医调治方法，也成了治疗"郁证"的一条有效途径。具体为"以情怡情"和"以情胜情"。"以情怡情"是通过良好的人际关系，用关心的语言、和蔼的表情、友善的态度和职业性行为，影响和改变自身的心理状态，消除焦虑心情和抑郁心理，减轻自身不必要的精神压力和抑郁心理，及时解决不利于自身调养的各种心理反应，达到接受治疗和康复所需的最佳身心状态。同时放缓工作节奏，劳逸结合，尤其在自觉劳累、状态不佳时，应停止工作，注意休息，最后，帮助患者树立治愈的信心。

"以情胜情"是采用中医"喜胜忧"的思想，用中医以情胜情的方法，通过喜而抑制自身的抑郁，引导患者听风趣幽默的故事，让其心中喜悦，以克服抑郁忧伤的情绪。

四、调治五脏，名方天成

（一）从心论治

心的功能主要为主神明和主血脉，后者是前者的物质基础。心主神明，指心主宰人体的一切生理活动和精神意识思维活动。虽然中医将机体受到刺激后产生的五志分别归属于五脏，但却提出心是人体情志所发之处和主宰者。《灵枢·口问》云："悲哀愁忧则心动，心动则五脏六腑皆摇。"抑郁症之初起，通常不会首犯于心，但心神却易为痰浊、血瘀所扰，出现精神恍惚、易悲伤等症状。如病程日久，脾胃功能减弱后，气血来源不足，心神会因虚而出现身体功能低下等表现。

治法：养心安神，和中缓急。

代表方：甘麦大枣汤。

（二）从脾论治

中医认为"郁病多在中焦"，说明脾胃位居脏腑中央，凡心、肝、肺、肾四脏病变常可致脾胃受累。由于脾胃为气机升降的枢纽，如气结于中，则脾不升清，一方面水谷精微不能上运心肺，气血化生不足，导致心神失养；

另一方面，水液不能正常输布而产生湿、痰、饮等病理产物，上蒙清窍，出现思虑过度、食欲不振等症状。

治法：健脾养心，益气补血，调和脾胃。

代表方：归脾汤、六君子汤。

（三）从肝论治

肝主疏泄，调畅全身气机，可推动气血津液的运行，保障情志活动得以正常进行。思虑过度会导致肝失疏泄，气血郁结，甚则日久化火扰及心神，主要表现为烦躁不安、默默无语、两胁胀满疼痛、善叹息等症状。

治法：疏肝理气，解郁除烦。

代表方：柴胡疏肝散加减、逍遥散加减。

（四）从肺论治

肺主气，司呼吸。这包括两方面作用，一是将吸入的清气与水谷精微相结合而成为人体之气；二是调节全身气机，再通过肺朝百脉的功能，助心行血，这些均利于心主神明功能。《素问·至真要大论》云："诸气膹郁，皆属于肺。"明确指出此证属肺所司，应该从肺论治，重视调肺气。通过调肺调节全身之气，使气机调畅而治疗郁证。肺在志为悲，虽然历代医家对肺与抑郁症发病的关系少有论述，但抑郁症患者常诉病哭泣，悲伤不能自控，这与肺不能主气、收敛悲伤关系密切。肺藏魄，在志为忧，肺气不足则气机郁滞不能宣降而悲忧，肺阴不足失却濡润则焦躁难耐。

治法：养阴清热，润肺清心。

代表方：百合地黄汤。

（五）从肾论治

清代医籍《医方集解》云："人之精与志皆藏于肾，肾精不足则志气衰，不能上通于心，故迷惑善忘也。"通常肾脏在抑郁症初期并不受累，反而可将所藏之精转化为气血，为他脏所用，因此肾脏是机体情志活动的储备之脏。只有病情迁延不愈，储备之精耗尽之后，才会伤及肾精，导致髓海不足，出现脑转耳鸣、情绪低落、胫酸眩晕、懈怠而卧等症状。此外，若先天禀赋不足，后天失养，也易患抑郁症；人至老年，肾中精气随年而衰，也会发为抑郁症，此二者皆为因虚致郁。更有甚者，若肾阳不足，不能鼓动身之阳气，振奋精神，则可表现为情绪低落、少气懒言、无助无望，甚至厌世自杀等抑郁症临床表现。

治法：益肾疏肝，滋养阴精。

代表方：人参养荣汤。

第二节　失眠的保健防变

失眠是指睡眠发生或维持出现障碍，睡眠质量不能满足人体生理需要，进而影响生活及健康。轻则入睡困难，或睡眠表浅，频繁觉醒，或多梦易醒，或醒后不能再寐，甚则彻夜难眠。现代医学认为，脑动脉硬化、更年期综合征、神经官能症以及某些精神疾病所引起的睡眠障碍，均属于失眠症的范畴，均可诱发或加重心悸、胸痹、中风等病证。2001 年，我国失眠症患病人数已达 120 万 ~ 240 万，最新的研究报告称，中国的失眠症患病率高达 42.5%，失眠已成为我们正常生活的巨大威胁。

一、失眠的定义

睡眠是一种在哺乳动物、鸟类和鱼类等生物中普遍存在的自然休息状态。睡眠是一种主动过程，目的是为恢复精力而做出合适的休息。人类有 1/3 的时间在睡眠中度过。睡眠出现了问题，大体称之为失眠，失眠是患者对睡眠时间或质量不满足并影响日间社会功能的一种主观体验。

失眠的主要临床表现：入睡困难（入睡时间超过 30 分钟）；睡眠维持障碍（整夜觉醒次数≥2 次），早醒；睡眠质量下降和总睡眠时间减少（每天少于 6 小时），同时伴有日间功能障碍。

二、中医学对失眠的认识

文献记载，本病最早可追溯到马王堆汉墓帛书《足臂十一脉灸经》与《阴阳十一脉灸经》中，其将本病称为"不卧""不得卧""不能卧"。而《黄帝内经》则称此类病证为"不得卧""卧不安""卧不得安""不得安卧""不卧""不能卧""少卧""目不瞑""夜不瞑""不夜瞑""不能眠"等，散见于《素问·逆调论》《素问·病能论》与《灵枢·营卫生会》等 20 余篇。"寐"字在《说文解字》言之"寐，卧也"，但"不寐"一词始载于《诗经·邶风·柏舟》中"耿耿不寐，如有隐忧"，《诗经·小雅·小宛》也有同样的记载。而在医书中，"不寐"一词最早见于《难经·四十六难》："老人卧而不寐，少壮寐而不寤者，何也?"张仲景在其著作《伤寒杂病论》中将"不寐"的病名进行了规范，始将"卧"与"眠"的命名分开，并赋予其各自明确的指向性，其中，对于病痛所引起的不能卧眠者，均名之"卧"；对于烦躁而兼有不能眠者，均名之"眠"。随后，历代医家在本病的命名上多有发挥，如王焘在《外台秘要》中称作"不眠"，《太平惠民和剂局方》称"少寐"，而《圣济总录》则称"少睡"，《杂病广要》称"不睡"，等等。

同时，根据对失眠历史源流的分析发现，中医对失眠的认识，首先从其主要症状入手，解析其病名、病因、病位，并应用朴素的中医药理论知识分析其发病病机。其后，随着对失眠认识的深入，至金元时期，早已不局限于营卫失和、五脏失调致病，而发展至"六郁"所生不寐，这是本病病机理论发展的突破，也为明清温病学派理论及清末"瘀血致病"理论在失眠中的应用提供了基础。同时，随着病机探讨的深入，医家逐渐重视对失眠反复发作的中医病机认识，将其引入"五脏""情志"失调等发病机制。

三、失眠的中医防护

（一）养生调节要领

生活要有规律，白天生活充实，适当进行体育锻炼，保持适度紧张和疲劳，学会放松自己。注意饮食，晚餐不宜太饱，不宜喝咖啡、酒、茶叶等。创造良好的睡眠环境，保持心情平静，不要在睡前思考当天事。

（二）养生调节方法

1. 药食调养

（1）饮食调节

针对不寐证，有简便易行的食疗方案，如睡前煎服莲子肉、芹菜根喝汤；小红枣20枚，煎煮20分钟，再加净葱白1棵，以文火煎煮10分钟即可，吃枣喝汤。此外，气虚类失眠多见神疲乏力，常用的补气安神类食物有蜂蜜、核桃、牛奶、茯苓、莲子、山药等；血虚类失眠多见思虑过度，补血安神类食物有大枣、桂圆、黄花菜、桑葚等；阴虚类失眠多见烦躁不安、潮热盗汗，补阴安神类食物有银耳、百合等；上火类失眠多见急躁易怒、心烦，清热安神类食物有莲子心、枸杞叶等。

（2）单味药应用

推荐茯苓和夏枯草。据《神农本草经》所载，茯苓"久服安魂养神，不饥,延年",应用大剂量茯苓治疗失眠,其方法为茯苓50g,水煎2次,共取汁100mL左右,分2次服用,分别于午休及夜晚睡前半小时各服1次。据《重庆堂随笔》所记述,夏枯草"微辛而甘,散结之中兼有和阳养阴之功,失血后不寐者服之即寐",另据现代研究提示其含多种维生素,能调节和改善人体植物神经功能,故施用夏枯草15g,水煎2次,共取汁100mL左右,睡前半小时服用,防治不寐,疗效颇佳。二者也可合用。

2. 非药物调养

(1)耳穴治疗

以生王不留行贴压耳部肾、心、神门、脾、交感、皮质下等穴,防治不寐证,并随证择穴,疗效颇佳。

(2)推拿治疗

安神按摩法:按揉双侧内关穴(内关穴在前臂掌侧正中腕横纹上2寸),每穴36次。

调卫疏肝法:运用"调卫疏肝法"推拿治疗痰热内扰型不寐,选穴印堂、神庭、申脉等,对足太阳膀胱经、阳跷脉、任脉三条经脉进行按揉与搓摩,起到疏肝清热化痰、交通阴阳、镇静安神的作用。每日1次,连续治疗15天为1疗程。

开天门法:利用"开天门"的推拿手法,从两眉中点起分推至攒竹、鱼腰,揉按太阳,再推瞳子髎、承泣、睛明,反复10次。

(3)足浴治疗

使用"浸足法"代替服药,其方法简单易行,即在临睡前,用热水泡脚5~6分钟(水以超过踝部为度,再各搓左、右脚心99次,先左后右),尤其对长期患不寐证者,收效良多。

针对肾虚不寐的患者,选用安神热奄包(酸枣仁10g,怀牛膝5g,生地5g,丹参10g,川芎5g,肉桂2g,黄连2g,山柰5g,茶树精油0.5mL等)进行足浴,以刺激足底反射区,改善头颈部血液循环和新陈代谢,平抑神经兴奋而提高睡眠质量。

(4)睡眠环境调养

中医学认为"头宜凉,足宜暖",可是我们常用的枕头的枕芯多为氰纶棉或木棉,导致头枕接触面温度过高。可根据中医辨证原则,采用不同的药物加工后作为枕芯,制成药枕,如决明子枕等。

3. 心理调养

失眠症在药物治疗的同时，必辅以心理治疗才能取得最佳效果。如《寿世保元》云："使其绝于忧虑，远其六欲七情，如此渐安矣。"《黄帝内经》云："天有五音，人有五脏；天有六律，人有六腑。"宫为土音通于脾，商为金音通于肺，角为木音通于肝，徵为火音通于心，羽为水音通于肾。可根据不寐患者的中医辨证，选择以某一音调为主旋律的音乐，放松身心，辅助治疗。

情志因素是不寐的主要病因病机，"恼怒、喜极、思虑、悲忧、惊恐"五种因素，均可引起阴阳失调、气血不和、脏腑功能失常而产生不寐。根据古代典籍的记述，确立了"以情胜情疗法""移情易性疗法""宁神静志疗法"，拓展了治疗失眠症的思路。中医也多采用静功、导引和养脏的方法调节心境，并配合心理学的认知疗法，诸如催眠、放松训练、矛盾意向法和睡眠健康教育等。

第三节　慢性疲劳综合征的保健防变

随着现代化进程的加速，城市规模的日益扩大，人们生活节奏不断增快，生活和工作的压力使得"亚健康"人群逐渐增多，同时疲劳人群的数量也迅猛增加，其中部分是慢性疲劳综合征患者。由于持续时间长且易于反复发作，给人们的健康和生活质量带来极大危害。

一、慢性疲劳综合征的含义

慢性疲劳综合征（chronic fatigue syndrome，CFS）于 1988 年由美国疾病控制与预防中心（Centers for Disease Control and Prevention，CDC）首次命名，是一组以经常性疲劳为主要特征的全身性综合征，持续或反复发作至少6 个月以上，可伴有低热、咽痛、颈部僵直或腋窝淋巴结肿大、肌肉疼痛等非特异性症候群，严重影响生活质量和工作能力。临床中 CFS 患者存在躯体症状的同时还存在精神情志症状，常见的精神情志症状包括负性情绪和认知功能改变两大类，负性情绪主要包括抑郁、焦虑、情绪不稳与易激惹等；认知功能改变主要包括短期记忆力下降、集中注意力困难、思考困难等。

因工作节奏加快、生活压力增大、社会竞争日趋激烈，慢性疲劳综合征开始在都市人中流行和蔓延开来，近年来 CFS 发病率逐渐升高，现代医学对该病的病因和发病机制尚未完全阐明，认为可能是病毒感染、神经内分泌紊乱、免疫功能失调、氧化应激等因素导致机体功能紊乱的结果。慢性疲劳综合征不会危及生命，但因患者心理负担加重、免疫力降低及内分泌紊乱，将极大地影响其生活质量，使之缺少愉快感和满足感，并容易罹患其他疾病。对慢性疲劳综合征的有效管控是治未病的抓手。

二、中医学对慢性疲劳综合征的认识

（一）五脏虚衰，七情过极

慢性疲劳综合征病人长期处于慢性疲劳状态，使身体整体肌力不足，身体协调性下降。在精神面貌方面，患者在从事或完成某些消耗体力较大及动作细腻、精巧的工作时，会深感力不从心。在体态面容方面，则会过早衰老，患者表现为面色无华，脱发断发，皱纹早现，面肌松弛等，有的还可出现面部色斑，明显呈现出未老先衰之征象。

慢性疲劳综合征在中医学中属"虚劳""郁证""百合病"等范畴，其主要病机为情志不遂、劳逸失度、饮食不节等导致脏腑气化功能受损，气血阴阳平衡失调。中医认为慢性疲劳综合征为身体多脏腑的正气虚损，同时七情内伤亦为慢性疲劳综合征的发生发展过程中的重要因素。中医认为人的神志活动为心神所主，有赖于五脏精气的充盈，精充则神旺，如五脏精气亏虚，人便会出现精神萎靡或注意力难以集中的症状。《素问·通评虚实论》将虚劳的病机概括为"精气夺则虚"。疲劳是人体气、血、精、神耗夺的具体表现，而气、血、精、神皆由五脏所化生。本病的发生尤其与脾、肝、肾三脏密切相关，即如《素问·示从容论》所言："肝虚肾虚脾虚，皆令人体重烦冤。"脾主肌肉及四肢，脾的功能低下，则表现为四肢困倦、乏力，即《素问·太阴阳明论》所言："今脾病不能为胃行其津液，四支不得禀水谷气，气日以衰，脉道不利，筋骨肌肉，皆无气以生，故不用焉。"《素问·六节藏象论》云："肝者，罢极之本。"明确指出肝脏功能失调是产生疲劳的重要原因。肾主骨，腰为肾之府，若肾虚，骨失所养，则易出现腰膝酸软、行走无力。因此，肝、脾、肾三脏虚损均可导致机体全身机能减退，而出现以全身疲劳为主的综合征。

慢性疲劳综合征的发病原因主要是劳逸过度、饮食失节、情志内伤等。脏腑功能失调、气机失常，躯体的乏力、易疲劳，与脾、肝、肾三脏有直接的关系。饮食方面，不良的生活习惯、暴饮暴食、五味偏嗜、寒热偏嗜、饮酒过度等不良饮食习惯都有可能损伤脾胃，脾胃气虚，气血生化无源，日久有可能形成 CFS。情志方面，七情是机体对内外环境变化所产生的复杂心理反应，以内脏精气为物质基础，因此，七情过极致病，可直接伤及内脏。又因心为五脏六腑之大主，藏神，故情志所伤，必然首先影响心神，然后作用于相应脏腑，导致其精气代谢失常、气机逆乱而发病。生活的打击、工作与学习的压力、未遂的意愿及社会环境的变化等因素致情志抑郁，肝气乘脾，脾气受损，形成肝郁脾虚，或日久肝气郁结。禀赋不足，后天失养方面：父母体弱多病，或年老体弱致胎中失养，加之后天喂养不当，水谷精气不充，难以滋养先天，导致体质薄弱，形成慢性虚损性疾病。大病久病，失于调养方面：大病久病耗伤脏腑气血阴阳，加之病后失于调养，则久病迁延误治，进一步耗伤气血阴阳，致病人极度疲劳，即使休息后也难以恢复。

长期慢性疲劳可使人体免疫系统功能失调，削弱机体的抗病能力，大大增加罹患疾病的机会。同时慢性疲劳会影响循环、神经、消化、生殖等多个系统的正常功能，容易出现心悸，血压不稳定（偏高或偏低），"脑疲劳症状"如记忆力下降、注意力不集中、头脑不清爽、反应迟钝、头晕头痛等，常可进一步影响睡眠，出现失眠（入睡困难，或睡眠不深、中间早醒等）多梦、夜惊等。对女性来说，还会出现月经不调（时间提前或错后、经期延长、出血量过多或过少等）、性冷淡等；对男性而言，则多数表现为遗精、阳痿、早泄、性欲减退等，如果不能及时调治，很可能导致不孕或不育的发生。几乎每个慢性疲劳患者都有情绪低落、抑郁焦虑、过度紧张、心烦易怒等不同程度的心理障碍。由于情绪受到影响，也会进一步导致意志受损，致使多数人表现为意志薄弱，做事不果断，犹豫不决，瞻前顾后，缺乏信心，效率降低。有时可能对自己缺乏信心，受到一些不良刺激，不能自我解脱、自我调整，以致负担沉重，消极自卑，放任自流，失掉控制能力。

（二）首伤心神，涉及五脏

慢性疲劳综合征临床表现以记忆力减退或注意力下降为主，同时可以见咽痛、颈部僵直或腋窝淋巴结肿大、肌肉疼痛、多发性关节痛、反复头痛、睡眠质量不佳、醒后不轻松、体力或脑力劳动后连续 24 小时身体不适等症状。结合中医临床的相关认识，慢性疲劳综合征的发病机制多与心、肝、脾、肾等脏腑相关。

1. 肾虚心怯型

中医认为，心主神明，与人体精神情志有关。心神不足，会影响情志，导致精神萎靡不振、健忘。肾藏精，主骨生髓。"人始生，先成精，精成而脑髓生"，脑为髓海，肾中精气亏虚则脑髓亦难充盈，髓海不足，则头晕脑鸣、注意力不集中。同时，临床还可以见到腰膝酸软、四肢欠温、夜尿偏多等症状。

2. 阴虚阳亢型

阴血不足，则心神失养；阴虚则热，虚火扰动心神，故见烘热盗汗、神倦喜卧而不得眠之症。同时心体失养可见心悸心慌、心烦易怒等症。心火虚亢又可见面色潮红、口舌生疮、小便色深、头目眩晕、腰足酸软、大便偏干、舌红少津、脉细数等症状。

3. 肝郁血虚型

中医认为，肝主疏泄，喜调达而恶抑郁，肝火上扰，会影响情志，导致急躁易怒；血虚不能养心则见心悸怔忡、健忘多梦等症，不能外营周身，则可见面色少华、肢体麻木、肝气不舒，气机郁结则又容易引发胁肋疼痛、妇女月经不调、舌淡苔薄、脉细弦或细涩等肝郁血虚之证。

4. 脾虚湿困型

湿为阴邪，其性重浊黏滞，易阻气机，故脾虚湿困易导致全身倦怠、四肢困乏、头重如裹等症。同时又能见到口淡口黏、纳谷无味、胃脘痞闷、腹胀便溏、寐不安宁、苔白滑、脉濡滑等脾虚证候。

三、养治并重，保健防变

（一）劳逸结合，调畅情志

慢性疲劳综合征作为一种生活方式病，它的治疗管控并非单独药物干预所能奏效，需从社会、生物、心理三个方面进行整体调理，日常的生活习惯纠正、膳食调节、情志疏导都有益于慢性疲劳综合征的预防和改善。尤其经过多方位、立体化的干预，可以达到控制症状，预防相关疾病发生的目的。

1. 劳逸结合

压力大、任务重、工期紧是当今社会生活中"过劳"的主要原因。现代人在紧张的工作学习当中，应当注意抓紧时间休息。休息不仅仅是睡眠，除充足的睡眠外，还应该选取例如冥想、打坐、站桩、瑜伽等多种方式进行休息。通过这些身心同修的手段可以达到舒缓压力、缓解疲劳的效果。

传统气功八段锦中有"五劳七伤往后瞧"的动作，慢性疲劳综合征患者适宜时常练习。

（1）预备姿势：自然站立，自然呼吸。（图8-1）

（2）两手前伸，掌心向上，手臂伸直慢慢上提，同时吸气（图8-2）

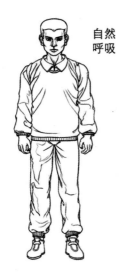
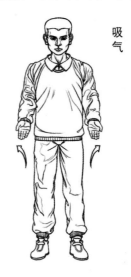

图8-1　预备姿势　　　　　　图8-2　动作一

（3）两手上提，至与胸同高，准备转为吐气。（图8-3）

（4）双掌翻转，掌心向下，同时缓慢吐气。（图8-4）

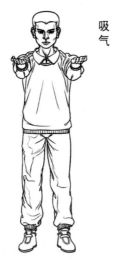
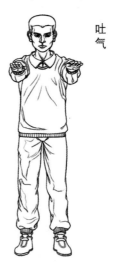

图8-3　动作二　　　　　　图8-4　动作三

（5）两手慢慢下按，缓慢吐气，同时头慢慢转向左侧。（图 8 - 5）

（6）两手放至身体两侧，做按地姿势，吐气的同时头转向左侧，眼睛尽力看左后脚跟。（图 8 - 6）

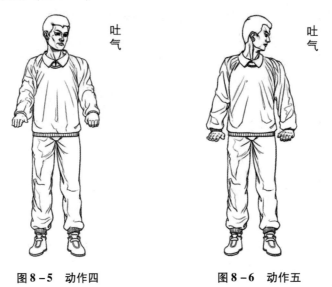

图 8 - 5　动作四　　　　　　　图 8 - 6　动作五

（7）两手慢慢放下，同时自然呼吸，即恢复预备姿势。（图 8 - 7）

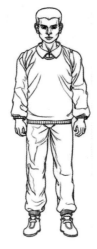

图 8 - 7　收势

请按步骤再度重复演练：由（2）项开始，除（5）（6）项头慢慢转向右侧，并尽力看右后脚跟外，其余均同。全程依此头部转向左、右侧的顺序，反复各做两轮。

2. 调畅情志

五志过极皆可伤身，情绪应当有节，过喜或过惊则伤心，过怒则伤肝，过度思虑则伤脾，过悲则伤肺，过恐则伤肾。

（1）过喜的调养

易过喜的人，一定要认识到"过喜"的危害，平日多点忧患意识，多看看与别人的差距，不存非分之想，不图非分之欲。以安定平静的心情对待自己所取得的成绩、所获得的财物、所荣获的名誉等，顺其自然，不要得意忘形，以免乐极生悲。

（2）过怒的调养

学会泄怒。心有不平之事，应设法宣泄掉，以免悲愤进一步加剧。比如向知己、亲人倾诉自己的委屈，求得别人的开导和安慰；或者大哭一场，以减轻心中的郁闷情绪；或者面对着沙袋猛击几拳，也可达到发泄愤怒的目的。

学会移怒。不要让自己的情绪一直陷在愤怒之中，而要学会将情绪转移。可以在愤怒时，强制自己去做一些平时感兴趣的事，如唱歌、看电影、听音乐、散步、做操等，使头脑逐渐冷静下来。

（3）过忧的防治

移情山水。移情于山水之中，在自然中宣泄郁闷，往往能帮助走出痛苦。古代的许多名人隐士，常以此法求得精神上的解脱。

以喜胜忧。在日常生活中，当忧郁悲伤时，不妨去想一些令自己快乐幸福的事情，或者做一些愉快的活动，如唱歌、跳舞、看电影戏剧等，以排解心中忧愁。

（4）过思的防治

有张有弛。经常参加一些有益于身心健康的社交活动和文体活动，广交朋友，促膝谈心，交流情感。根据个人的兴趣爱好，可多进行一些业余活动，诸如唱歌、绘画、集邮、养花、垂钓等。

广闻博览多请教。孔子云："三人行，必有我师焉。"有时自己苦思冥想而不得解的问题，往往在请教别人之后能豁然开朗，避免了自己陷入"过思"之中。再如，当自己受到了委屈时，通过倾诉，心里的不平感能减轻，避免自己钻牛角尖。

（5）过恐的防治

学会避恐。患有高血压、冠心病、失眠等疾患的人，应注意避免各种恐怖因素，如不要看有恐怖惊险情节的电影、电视节目、书刊，不要一个人夜晚独处，不要攀登高山等。

培养果敢的精神。平素应注意培养自己果敢的精神，遇事不优柔寡断，不唯心，要破除迷信，避免各种人为造成的紧张恐惧。

（6）过悲的防治

当哭则哭。哭是人们不可缺少的感情发泄法和养生法。传统观念认为，笑比哭好，但从生理保健的角度上讲，当哭则哭，不哭则心中郁闷压抑，哭后反觉心中痛快。悲伤地哭可以消除紧张、抑郁和委屈的心理情感，往往能使心情好转。

化悲痛为力量。对于痛哭不止或痛不欲生者，要以思止哭，进而化悲痛为力量。切莫长期沉浸在悲痛之中不能自拔，否则会有碍身心健康。

（二）补益五脏，精充神旺

1. 肾虚心怯型

（1）此型患者适合食用芡实糕、核桃排。芡实糕是一种松软的传统特色糕点，主要材料有鲜芡实、大米粉（糯米粉）等，由浙江嘉善西塘古镇居民最早制作并流传至今。核桃排是以核桃仁、可可等为主要食材制作的美食，是北京著名小吃。芡实能够补肾固精，核桃能够补阳益脑，对于肾虚心怯型慢性疲劳综合征患者较为适宜。

（2）按揉百会、双侧内关：用手指或刮痧板点按百会、内关，每穴30～50次。百会穴位居巅顶部，其深处即为脑之所在；且百会为督脉经穴，督脉又归属于脑，故精神疲乏之人可以常常按揉百会。内关为手厥阴心包经的络穴，又为八脉交会穴，通阴维脉，能治疗失眠、癫痫等神志病。

（3）艾灸关元：用艾段一炷，放入温灸器中，置于关元穴（图8－8）上，等待艾炷燃尽即可。每日一次，一周做三至五次。（图8－9）

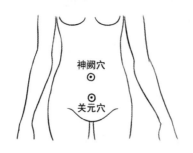

图8－8　关元穴

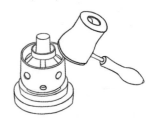

图8－9　艾炷使用方法

2. 阴虚阳亢型

（1）此型患者适合经常饮用枫斗知母茶。枫斗，又名铁皮石斛，和知母一样，均有养阴清热的功效。肾阴不足，阴虚火旺，潮热盗汗，伴有腰痛、耳鸣、五心烦热、舌红、苔黄、少津，脉细数等症状的患者，可以取枫斗和知母各2g，开水冲泡，代茶饮，每日数次。对于阴虚火旺，潮热盗汗的更年期人群效果更佳。

（2）点按太溪穴：操作时用大拇指按压在太溪穴上，按揉30~50次。太溪穴为肾经原穴，"原"是本源、根源的意思，原穴是脏腑经气留滞之处，按揉太溪能够补肾中真水，达到滋阴潜阳的功效。

3. 肝郁血虚型

（1）此型患者适合饮用薄荷红枣茶。薄荷入肝经，气味清香，为疏肝要药。红枣可以补血，其味甘甜，适于食用。情绪紧张易怒、喜长吁短叹的人可以取薄荷2~3g，大枣3枚，使用开水冲泡，代茶饮。如女性伴有月经不调、经期乳房胀痛，可以在上方中加入代代花1g用以疏肝解郁。

（2）按压太冲穴：操作时用大拇指按压太冲穴上，按揉30~50次。太冲穴为足厥阴肝经原穴。肝气郁结，情绪低落或脾气暴躁时，都可以采用按揉太冲穴的办法来缓解。

4. 脾虚湿困型

（1）此型患者适合食用山药芡实薏苡仁汤。可选用怀山药15g，芡实15g，炒薏苡仁15g，炒扁豆15g，北芪12g，白术10g，猪排骨200g。扁豆、薏苡仁用锅炒至微黄，猪排骨洗净血污并斩件，芡实、北芪、白术用清水洗净，然后将全部用料放进汤煲内，用中火煲一个半小时，调味即可。山药有补气健脾的作用，芡实能补脾益肾，食用这款汤品不仅可以健脾醒胃，也有化湿、抗疲劳的作用，很适合脾虚湿重，精神疲乏、周身困重的慢性疲劳综合征患者，非常实用。每周可以食用3~5次，

（2）艾灸中脘、足三里：中脘为足阳明胃经募穴，为强健脾胃要穴；足三里能健脾胃，有"肚腹三里留"之说。用艾段一炷，放入温灸器中，分别置于中脘穴、足三里穴上，等待艾炷燃尽即可。每日1次或隔日1次。

第四节　糖尿病的保健防变

糖尿病是一组以高血糖为特征的代谢性疾病，是由于胰岛素分泌缺陷或其生物作用受损，或两者兼有引起。糖尿病患者长期存在的高血糖，导致各种组织，特别是眼、肾、心脏、血管、神经出现慢性损害和功能障碍。因此，明确糖尿病的特点，对其进行及时防治是非常必要的。现代研究显示，糖尿病并发糖尿病肾病最多，占 27.1%；糖尿病并发糖尿病足最少，仅占 6.0%；55～59 岁糖尿病患者发生并发症最多，占 21.7%；80 岁以上最少，仅占 1.8%。

一、中医对糖尿病的认识

中医对糖尿病的认识已有几千年历史，可以追溯到《黄帝内经》时期。近年来糖尿病的发病率迅速上升，并且出现了新的临床特征。10 余年来，中医对糖尿病的研究取得了重大进步。糖尿病在中医属消渴病范畴，主要症状为"三多一少"，即多饮、多食、小便量多、消瘦。历代医家对于消渴病的病因病机有不同的见解。

消渴，古人分为上、中、下三消，以多饮、多食或多尿，辨病位在肺、在胃或在肾，基本证型为阴虚热盛证、气阴两虚证、阴阳两虚证，但这种认识并不全面，只是对疾病某一阶段的认识。

（一）糖尿病的含义

人们现在形容糖尿病为"富贵病"，糖尿病的症状特征与古代医书上描述的消渴病具有很大的相似性。《说文解字》释："消，尽也，从水肖声。"《广雅》释："消，减也。"消为尽、干涸的意思，有消散、消耗、消瘦之意，渴是谓水尽。消渴典型表现为"三多一少"，多食、多饮、多尿、消瘦，此外还常有心烦、易疲乏等。

（二）糖尿病分期与特点

1. 早中期

早中期郁热阶段，以中满内热或脾虚胃热为核心病机，以肝胃郁热证、肠道湿热证、胃肠实热证等为主要证候。常见症状：胃脘灼热疼痛，痛势急迫，烦躁易怒，泛酸嘈杂，口干口苦，腹痛，或暴泻如水，下痢脓血，大便黄稠秽臭，下午 3~5 点感觉潮热、口渴、烦躁。

2. 中晚期

中晚期虚损阶段，以阴虚燥热为核心病机，以阴虚内热、气阴两虚、阴阳两虚为主要证候。常见症状：两颧红赤，形体消瘦，潮热盗汗，五心烦热，夜热早凉，口燥咽干，舌红少苔，胃脘痞满，食后尤甚，食欲不振，面色苍白，心烦不舒，或有恶心呕吐，口干咽燥，目涩无泪，神疲乏力，头晕肢乏，手足心热，小便淡黄，大便干燥等。

3. 并发症期

糖尿病并发症则属于损的阶段，兼夹痰、瘀、毒等各种病理产物。常见症状：反应迟钝，烦躁或淡漠，嗜睡，逐渐陷入昏迷，视网膜病变，眼底病变，糖尿病肾病，糖尿病足见于足部皮肤溃烂甚至坏死截肢，口腔溃疡和牙周感染导致全身中毒，代谢综合征等。

（三）糖尿病的证治

糖尿病在中医属消渴病范畴，多因饮食不节、情志失调、房劳过度等，伤阴化火，导致本病，中医辨证治疗可分为四种。另外对于糖尿病并发症（糖尿病眼病、糖尿病肾病、糖尿病神经病变）可分别进行中药治疗。

1. 肺胃燥热

多因饮食不节，积热于胃，上灼于肺。症见烦渴引饮，消谷善饥，小便量多，身体消瘦，舌红苔薄，脉滑数。治以清热生津止渴，方用消渴方（《金匮翼》方：麦冬 10g，茯苓 15g，黄芩 10g，石膏 20g，玉竹 10g，人参 10g，龙胆草 6g，升麻 6g，枳实 10g，天花粉 10g，枸杞子 10g）水煎服，每日 1 剂，其中人参、石膏先煎。

2. 湿热中阻

气虚湿停，久而化热。症见烦渴多饮，消瘦易饥，脘腹痞闷，舌红苔黄腻，脉滑数。治以清热祛湿，方用龙胆泻肝汤，水煎服，每日 1 剂。

3. 脾胃气虚

消渴失治或病久伤及脾胃，造成口渴引饮、进食减少、大便溏薄、精神不振、四肢乏力、舌淡苔薄、脉沉细。治以健脾益气，药用参苓白术丸，每次 6g，每日 2~3 次。

4. 气阴两虚

久病损伤正气，累及阴津。症见小便频数，饮一溲一，气短乏力，动则加剧，伴见五心烦热，腰膝酸软，舌淡苔白，脉沉细。治以益气养阴，药用六味地黄丸合补中益气丸，每次 6～9g，早晚各 1 次。另外，糖尿病可有许多并发症，可根据症状辨证治疗。

（四）糖尿病的并发症

1. 糖尿病肾病

糖尿病肾病是糖尿病患者主要的并发症之一。我国的发病率亦呈上升趋势，目前已成为终末期肾脏病的第二位原因，仅次于各种肾小球肾炎。由于其存在复杂的代谢紊乱，一旦发展到终末期肾脏病，往往比其他肾脏疾病的治疗更加棘手。但适当的积极干预措施能明显减少和延缓糖尿病肾病的发生，尤其在病程早期干预治疗效果甚佳。

中医认为，消渴日久，伤及肾阴，症见尿中有蛋白，伴腰膝酸痛，头目眩晕，舌红少苔，脉沉细。治以滋阴补肾，方用六味地黄丸，每次 1～2 丸，每日 2 次。糖尿病以气阴两虚为基本病机，治疗时应注意标本兼顾，本病需坚持治疗，不可松懈，尤其要注意饮食治疗，并适当参加体育锻炼。

2. 糖尿病视网膜病变

糖尿病性视网膜病变是糖尿病性微血管病变中最重要的表现，是一种具有特异性改变的眼底病变，是糖尿病的严重并发症之一。临床上根据是否出现视网膜新生血管为标志，将没有视网膜新生血管形成的糖尿病性视网膜病变称为非增殖性糖尿病性视网膜病变（或称单纯型、背景型），而将有视网膜新生血管形成的糖尿病性视网膜病变称为增殖性糖尿病性视网膜病变。

还有与糖尿病相关的葡萄膜炎糖尿病性白内障，多发生于血糖控制不稳定的青少年糖尿病患者。多为双眼发病，发展迅速，甚至可于数天、数周或数月内发展为完全混浊。

中医认为，糖尿病白内障和眼底病变应归因于消渴日久，精血亏耗，不能濡养于目。症见视物模糊或眼前如蚊虫飞舞，逐渐加重，以致只有光感。治以滋补肝肾，药用明目地黄丸，每次 1～2 丸，每日 2 次。

3. 糖尿病足

足部是糖尿病这个多系统疾病的一个复杂的靶器官。糖尿病患者的周围神经病变与外周血管疾病合并产生过高的机械压力，可引起足部软组织及骨关节系统的破坏与畸形形成，进而引发一系列足部问题，从轻度的神经症状到严重的溃疡、感染、血管疾病、Charcot 关节病和神经病变性骨折。实际上类似的病理改变也可以发生在上肢、面部和躯干上，不过糖尿病足的发生率明显高于其他部位。因此，要注意足部皮肤的保护，避免损伤。

4. 糖尿病心血管并发症

糖尿病心血管并发症包括心脏和大血管上的微血管病变、心肌病变、心脏自主神经病变，是引起糖尿病患者死亡的首要病因。冠心病是糖尿病的主要大血管并发症，研究显示糖尿病患者冠心病的死亡风险比非糖尿病患者高3～5倍。其病理机制是动脉粥样硬化，高血糖、高收缩压、高胆固醇、低密度脂蛋白增高、高密度脂蛋白下降、吸烟、有家族史均是其发病的危险因素。

中医理论认为，消渴日久，中气不足，血虚津亏。症见腹泻与便秘交替出现，伴乏力、精神不振，舌淡苔薄，脉沉细。治以健脾益气养血，便秘时药用麻仁润肠丸，每次1丸，每日2次；腹泻时药用参苓白术散，每次6g，每日2次。

5. 糖尿病性脑血管病

糖尿病性脑血管病是指由糖尿病所引起的颅内大血管和微血管病变，据统计，2型糖尿病患者有20%～40%会发生脑血管病，主要表现为脑动脉硬化、缺血性脑血管病、脑出血、脑萎缩等，是糖尿病患者的主要死亡原因之一。因此，可每天服用三七粉1～2g，有一定防护作用。

6. 糖尿病神经病变

糖尿病神经病变最常见的类型是慢性远端对称性感觉运动性多发神经病变，即糖尿病周围神经病变，发病率很高，部分患者在新诊断为糖尿病时就已经存在周围神经病变。遗憾的是在治疗上，尤其是根治糖尿病神经病变相当困难，所以其重点还在于预防其发生和控制发展。

中医理论认为消渴日久，精血亏耗，不能濡养肌肤。症见四肢麻木或痛如针刺，寝食不安，舌淡红苔薄白，脉弦涩。治以养血活血，方用当归四逆汤，每日1剂。或每日服2～3g僵蚕粉，也有一定防护作用。

7. 糖尿病急性并发症

糖尿病酮症酸中毒和高渗性高血糖状态的治疗原则相同，包括：尽快补液以恢复血容量，纠正失水状态；降低血糖；纠正电解质紊乱和酸碱失调；积极寻找和消除诱因；严密观察病情变化，防治并发症，降低病死率。

糖尿病乳酸性酸中毒的患者死亡率很高，故对高乳酸血症患者（无酸血症，但乳酸＞2.5mmol/L）需针对各种潜在诱因，积极预防。乳酸性酸中毒最根本的治疗是病因治疗，包括：纠正休克，改善循环；及时纠正酸中毒；补充胰岛素和葡萄糖；当病情危急时应及时透析治疗。

（五）糖尿病诊断标准

1. 有糖尿病症状，加上任意时间的血浆葡萄糖≥11.1mmol/L。

2. 空腹血浆葡萄糖水平≥7mmol/L。

3. 口服葡萄糖耐量试验（OGTT）中，服糖后2小时血浆葡萄糖水平≥11.1mmol/L；OGTT采用75g无水葡萄糖负荷，需重复一次确认，诊断才能成立。

符合以上三项标准中任何一项均可诊断为糖尿病。

二、糖尿病饮食疗养

糖尿病患者的饮食烹饪中应注意"两低三少""三优助食"。"两低"指的是低脂肪、低糖，"三少"指少动物性脂肪、少糖、少盐。应特别注意预防高脂血症和高血压等并发症。"三优助食"即优质蛋白、优化适量、优化吸收，早餐应选择热量较高的食物，午餐应选择优质蛋白质，晚上则应该清淡饮食，养成少吃多餐，细嚼慢咽的饮食习惯，每次进食不宜过饱，常带有三分饥，适量定量，加强食物的消化与吸收，使营养充分被利用。同样地，保持心情愉悦对于增进食物的吸收具有重要作用，人的心理状态与胃酸分泌及胃的消化作用密切相关。

食材宜选用"清补酸滋"。"清补"指的是性平或微寒的高蛋白质、高纤维素食物，如非转基因大豆、鸡蛋白、低脂鸡胸肉、去皮鸭肉、甲鱼等高蛋白低脂食物。"酸滋"指的是酸甘化阴、酸苦坚阴，宜选择水分充足的高纤维素蔬菜水果，例如芹菜、菠菜、白菜、西兰花、胡萝卜、黄瓜、鲜橙、草莓、西柚、李子、柠檬等，可以经常食用。少吃糖分过高的蔬果，例如红薯、南瓜、土豆、苹果、柿子、西瓜、葡萄、香蕉、荔枝等。

具体可以按糖尿病分期进行食疗。

（一）糖尿病早、中期食疗

化瘀养肝蜜：山楂250g，丹参500g，枸杞子250g，蜂蜜1000g，冰糖60g。先将前三味药浸泡2小时后煎成药液，再把蜜、糖兑入药液内，以微火煮沸30分钟，待蜜汁与药液混匀，呈现黏稠状时离火，冷却后盛入容器内密封保存。每日 3 次，每次 1 匙，以开水冲饮，可连续服用 2～3 个月。

黑豆川芎粥：黑豆 25g，川芎 10g，粳米 50g，红糖 20g。川芎水煎去渣，先加黑豆煮熟，再入粳米同煮为粥，放入红糖即成。作早晚餐服食。

（二）糖尿病中、晚期食疗

玉竹沙参汤：用玉竹、沙参各 25g，鸭肉 200g，加调料焖煮一小时以上后食用，每日 1 剂。也可用甲鱼 1 只，川贝母 10g，加调料煮熟后食用，每日 1 剂。也可用百合 20g，花生米 50g，梨 100g，猪肺 200g，加调料煮熟后食用。服上三方的同时，可多吃些蜂蜜、银耳、胡萝卜、梨等。

人参百合粥：人参 100g，新鲜百合 2 个，粳米 250g，冰糖 1 块。先将人参研末；百合剥皮去须，洗净切碎；后共与粳米同入砂锅，加水适量，以文火煮粥，待粥将熟时，加入冰糖，搅匀稍煮片刻即可。每日早、晚温热服食。

黄芪膏：黄芪 100g，蜂蜜 500g。准备黄芪 100g，洗净切碎，加水煎煮至汤汁浓稠，然后关火去渣，加入蜂蜜 500g，用文火煎熬至膏状，每天两次，每次 1 匙。

（三）糖尿病并发症期食疗

六味烧海参：熟地黄、山药、茯苓、山茱萸、泽泻、牡丹皮各 9g，水发海参 300g，猪肉 50g，蒜苗 30g，葱、姜各 5g，盐 3g，鸡精 2g，料酒 5mL，水淀粉适量，胡椒粉、大油、酱油、清汤各适量，纱布药包 1 个。

冬虫夏草水鸭汤：冬虫夏草 6g，山药 20g，红枣 6 颗，水鸭肉 150g，姜、葱、料酒、盐少许。鸭肉洗净，去其肥脂；冬虫夏草、山药；红枣去核，姜切片，葱切段。加适量水，先用武火煮开，再用慢火煮至鸭肉软熟，料酒、盐、味精调味即成。

三、糖尿病穴位保健按摩

承浆穴：位于面部，当颏唇沟的正中凹陷处，两手以剑指相结合。方法：中指指尖轻置于承浆穴上（下唇沟凹陷处中间），先正（左转）后反（右转）各按摩 18～36 次；然后三按三呼吸（呼气时轻轻按下，吸气时略微抬起，如此缓慢地用手指在穴位上"呼按—吸松"共 3 次）；最后两手自然松开放下。本法主治消渴。

中脘穴：位于人体上腹部，前正中线上，当脐中上 4 寸。方法：两手相叠（内外劳宫相合，男左手在里、右手在外，女则相反）置于中脘穴上（胸骨下端与肚脐连线的中点处），先正（左转）后反（右转），各按摩18～36次，然后三按三呼吸（手掌"呼按—吸松"3次）。本法可健脾和胃。

关元穴：肚脐与耻骨连线中点，方法同上。本法可补虚益损，对尿频、尿淋浊症效果较佳。

期门穴：该穴位于胸部，当乳头直下，第6肋间隙，前正中线旁开4寸。方法：两手分开置于胁下，以手心抚于期门穴（乳头直下两肋间），先正（两手同时由外向内转）后反（两手同时由内向外转），各按摩18～36次，然后三按三呼吸。本法有平衡血糖的作用。

肾俞穴：该穴位于人体腰部，当第二腰椎棘突旁开1.5寸处。方法：两手分开置于两腰间，以大拇指按于肾俞穴，先正（两手同时由外向内转）后反（两手同时由内向外转），各按摩18～36次，然后三按三呼吸。本法主治水肿、消渴。

涌泉穴：在人体足底，位于足前部凹陷处第2、3趾趾缝纹头端与足跟连线的前三分之一处，为全身俞穴的最下部，乃是肾经的首穴。糖尿病足是糖尿病的常见并发症，主要与下肢远端尤其足部的血液供应障碍和神经末梢病变相关。按摩双足穴位可以改善足部及下肢的供血，促进神经的营养代谢。

睛明穴：位于眼部内侧，内眼角稍上方凹陷处，是治疗眼部疾病常用的穴位之一。糖尿病视网膜病变是一种主要的致盲疾病，然而糖尿病患者如果能及时发现并且获得规范治疗，多数可以摆脱失明的危险。每天坚持简单地按摩睛明穴一两分钟，就可以明显地缓解眼部疲劳，有助于防治糖尿病眼部病变。

风池穴：位于枕后发际的凹陷中，即后颈部，后头骨下，两条大筋外缘的陷窝中，与耳垂齐平。现代医学发现，经常刺激该穴具有解除对局部血管压迫和刺激，扩张椎基底动脉的作用，有增加脑血流量，使血管弹性增强，血液阻力减少的功效，对于糖尿病的脑供血不足具有预防和治疗作用。

四、其他外治法

（一）早、中期

刮痧泄郁热法：用刮痧法配以点揉法。先刮中脘、足三里，另加点揉内庭、太冲，每穴 3 ~ 5 分钟；再刮肝俞、胃俞，按同一方向刮至皮肤出现痧痕为度。再用泻法重点刮内庭、太冲、肝俞，由轻到重，以出现痧痕为度。然后用手指揉压胃俞、足三里，每穴 3 ~ 5 分钟，以得气感为度。每日或隔日 1 次。

（二）中、晚期

穴位贴磁法：用胶布或伤湿止痛膏将直径 5 ~ 20mm、厚 3 ~ 4mm 的磁铁片，直接贴敷在穴位或痛点上，只使用一块磁铁片，将其极面正对治疗部位，这种方法局限于浅部病变。两块对置贴敷法是将两块磁铁片的异名极面，以相对的方向贴敷到治疗穴位上。对于糖尿病中晚期的阴虚内热者，可选用的穴位有三阴交、阴陵泉、血海、大椎等。

（三）并发症期

去腐生新红纱条：朱红膏纱条的主要成分是朱砂和红粉，均为化腐生肌的主药。其中，朱砂甘微寒，功专解毒；红粉辛热有毒，功专化腐。二药药性相反，一文一武，一阴一阳，既互相配合，又相互制约。将两味药物按一定比例粉碎、过筛后，用凡士林调和即成朱红膏，将朱红膏涂于纱布上，就制成了朱红膏纱条，对糖尿病足坏疽等难愈性皮肤溃疡疗效卓著。对于有糖尿病足等严重并发症的患者，建议住院并严密观察，防止并发症继续恶化和致残。

五、糖尿病的禁忌

（一）一忌：精神紧张

本病的发生与精神刺激等因素有关。长期精神紧张或精神创伤，如生气、遇到不顺心的事情等，可影响大脑皮质及皮质下中枢，引起神经系统功能紊乱，神经系统功能紊乱又进一步引起内分泌功能紊乱，即引起脑垂体、肾上腺、胰腺等内分泌系统的功能失调。胰腺功能失调，分泌胰岛素减少，糖代谢紊乱，不能被充分分解利用，以致血液中葡萄糖含量增高，大量葡萄糖从尿中排出，这就是平常说的"尿糖阳性""血糖升高"。长期的精神紧张或精神创伤，不仅是诱发糖尿病的重要因素，而且是使糖尿病病情加重的重要因素。

（二）二忌：缺少活动

缺少活动往往会引起肥胖症，肥胖又是糖尿病的重要诱发因素之一。研究认为，成年发病型糖尿病（又称非胰岛素依赖型糖尿病）的重要发病原因之一，就是缺乏体力活动。

（三）三忌：饮食过量

当糖在人体内氧化分解、合成糖原或转化为脂肪而贮存时，均需胰岛素参与。进食过多，胰岛素需求量增加，引起胰岛素相对不足，迫使胰岛 β 细胞大量分泌。若胰岛 β 细胞长时间负担过重，可使其机能衰竭，加重本病。

（四）四忌：饮食不当

辛辣等刺激性食物，肥肉、油炸食品等含脂肪过多的食品，可加重病情。此外若食糖过多，必然加重胰岛 β 细胞的负担，诱发或加重本病，同时还可能引起肥胖，单糖食品包括蔗糖、蜜糖、糖果、甜糕点、甜饼干、含糖饮料、冰激凌等尽量不吃。可适当吃一些鱼类（最好是黄鳝）、瘦肉、鸡蛋、豆制品等高蛋白饮食，还可多吃山药、南瓜、石榴、大蒜、芹菜、柚子、菠萝、桃、黑芝麻、胡桃仁、洋葱、苦瓜、空心菜、胡萝卜等食品。

（五）五忌：烟酒房劳

烟酒性辛温，损害胰腺，使胰腺分泌胰岛素减少，从而加重病情。房室过度，会耗伤真精，肾阴亏虚。肾阴亏虚又会导致肺阴不足。肺肾阴虚，虚火偏盛，这是导致本病发病和加重的重要因素。

第五节　肥胖的保健防变

肥胖是指体内脂肪堆积过多或分布异常，是一种多因素导致的慢性代谢性疾病。一般认为，超过标准体重的 10% 称为超重，超过 20% 则属于肥胖。肥胖又根据超过标准体重的程度分为轻度肥胖（超重 20%）、中度肥胖（超重 30%）和重度肥胖（超重 50%）。

据 2017 年 6 月《新英格兰医学杂志》的一项研究报告，目前全球超过20 亿人超重或肥胖，中国肥胖人数已达到 7000 余万，且青少年肥胖率较1980 年增加了 2 倍，达到 1530 万之多。肥胖不仅会影响一个人外形的美观程度，还是导致高血压、糖尿病、脑卒中、肿瘤、呼吸睡眠暂停综合征等诸多严重疾病的隐形炸弹，同时也会对儿童青少年的生长发育和智力发育产生不良影响。因此，治未病在肥胖的防治中具有重要的指导意义。随着时代和潮流的发展，减肥机构、健身房如春笋般涌现，减肥已然成为人们的一种时尚话题。

一、中医学对肥胖的认识

有关肥胖的中医渊源，可上溯至春秋战国时代。《素问·通评虚实论》云："肥贵人，则膏粱之疾也。"《灵枢·阴阳二十五人》云："土形之人……其为人黄色，圆面大头，美肩背，大腹，美股胫，小手足，多肉，上下相称。"这种土形之人的体貌特征酷似今日之肥胖人群。元·朱震亨《格致余论》云："肥人湿多。"总之，中医学认为肥胖与体质禀赋、饮食不节、劳逸失常、七情失调、年龄、性别及地域等因素有关。各种致病因素使得人体阳气虚弱，脏腑功能失调，运化疏泄乏力，气机郁滞，升降失常，血行失畅，脂浊痰湿堆积体内，日久形成肥胖。肥胖除了造成外形不美观外，还带来诸多危害。及时控制肥胖，对于我们预防多种疾病发生和加重有重要意义。

（一）先天体质，禀承肥胖

人之始生"以母为基，以父为楯"。就是说人出生时身体的状况承自于父母。《灵枢·寿夭刚柔》云："人之生也，有刚有柔，有强有弱，有短有长，有阴有阳。"这说明人在出生之时，已经初步具备了肥瘦、强弱、高矮、偏阴偏阳等不同的体质属性。《黄帝内经》还将人的体质进行了分类，《灵枢·阴阳二十五人》将人分为金、木、水、火、土五大类型。其中土型人"其为人黄色，圆面大头，美肩背，大腹，美股胫，小手足，多肉"，水型人"其为人黑色，面不平，大头廉颐，小肩大腹，动手足"，认为这两种类型的人易患肥胖。土型人属太阴湿土，这类型的人阳气容易受损，易患脾胃方面的疾病。水型人属少阴肾水，易伤肾阳，易患肾和膀胱的疾病。脾肾是水湿运化的主要脏腑，脾肾阳气虚弱，脾不能运化水湿，肾不能蒸腾津液，导致痰湿积聚，充塞于经络分肉之间，发为肥胖。

先天因素是肥胖发生的基础，但并不是一成不变的。人体在生长发育过程中，不断受到外界环境的影响，肥胖的体质也会发生缓慢的演变。

（二）饮食不节，发为肥胖

饮食不节是指饮食没有节制。《黄帝内经》首先认识到肥胖与人的饮食习惯有着密切的关系。在《素问·通评虚实论》中云："肥贵人，则高粱之疾也。"《素问·异法方宜论》云："西方者……其民华食而脂肥。"《素问·

奇病论》云："夫五味入口，藏于胃，脾为之行其精气，津液在脾，故令人口甘也，此肥美之所发也，此人必数食甘美而多肥也。"食肥、食甘是指日常中所说的大鱼大肉以及甜品等高脂含量的食物，这些食物用中医的话来说就是"滋腻碍胃"，不容易消化，堆积体内，既不能被很好地吸收，也不能被很好地排泄，一是发为肥胖，二是会阻滞脾胃的气机，进一步影响脾胃的功能。

（三）好逸少动，久致肥胖

久坐、久卧、活动较少，能量储存大于供给时，也可导致肥胖。《素问·宣明五气》中提出"久坐伤肉""久卧伤气"，久坐、久卧可引起气虚、气郁，导致运化无力、输布失常，膏脂内聚，使人肥胖。尤其是现代社会，讲究高效率，以车代步，人们的室外体育活动越来越少，在电脑、电视前的时间越来越多，尤其是坐在电视前往往伴随着进食，增加了热量的摄入，同时能量消耗又在减少，长此以往，则会引发肥胖。已发生肥胖者，生活习惯不良，或者受疾病影响，活动量更加不足，脂肪堆积也就日益明显，逐渐形成恶性循环。

（四）性情贪郁，蕴而成胖

《灵枢·逆顺肥瘦》言："肥人也……其为人也，贪于取与。"贪于取与者，不得中和之道。现在很多超重的肥胖患者，主要是因为没有自控能力，暴饮暴食，才导致肥胖。此外，有些性格内向之人，情绪不易宣发，易导致肝气不畅，气机郁滞，运化失常，久则使膏脂内蕴，发为肥胖。

（五）年岁渐增，亦趋肥胖

《素问·阴阳应象大论》云："年四十，而阴气自半也，起居衰矣。年五十，体重，耳目不聪明矣。"说明了人到了四十岁以后，随着年龄增长，有发生肥胖的趋向。五十岁以后，人体的脏腑功能日益衰弱，尤其是脾气虚弱，不能运化水湿，日久损及肾阳，肾阳虚不能化气行水，导致身体水液输布失常，浸淫肌肤分肉而成肥胖。

（六）地域气候，所受致胖

"人与天地相参"，人生活在自然环境和社会环境的结合体中，无时无刻不受到外界环境的影响，不同地域、气候等因素对于肥胖体质的形成起着不可忽视的作用。《素问·异法方宜论》中提到："西方者，金玉之域，沙石之处，天地之所收引也，其民陵居而多风，水土刚强，其民不衣而褐荐，其民华食而脂肥。"西北之域，肥胖者以大骨架为主，东南地区则相反。

二、肥胖的危害

肥胖除了造成外形的不美观外，亦是诸多严重疾病的诱发因素。根据世界卫生组织的报告，与肥胖相关疾病的相对危险度见表 8 - 1：

表 8 - 1　肥胖者发生肥胖相关疾病或症状的相对危险度*

危险性显著增高 （相对危险度大于 3）	危险性中等增高 （相对危险度 2~3）	危险性稍增高 （相对危险度 1~2）
2 型糖尿病	冠心病	女性绝经后乳腺癌，子宫内膜癌
胆囊疾病	高血压	男性前列腺癌，结肠直肠癌
血脂异常	骨关节病	多囊卵巢综合征
胰岛素抵抗	高尿酸血症和痛风	生育功能受损
气喘	脂肪肝	麻醉并发症
睡眠中阻塞性呼吸暂停	背下部疼痛	

*相对危险度是指肥胖者发生上述肥胖相关疾病的患病率是正常体重者对该病患病率的倍数。

三、养治并重，保健防变

"治未病"是中医治疗疾病的基本原则，包括两个方面的内容，即"未病先防"和"既病防变"。肥胖症的发生与人们不良的生活习惯和起居作息等有着密切关系。所以"治未病"在肥胖的治疗中有着更加重要的意义。

（一）未病先防

对于肥胖症的预防，主要应从日常生活着手，一方面要注意饮食控制和调理，嗜食高糖、高脂食物或者进食过多，均可导致体内能量过剩、大量脂肪蓄积，容易导致肥胖症。平时吃饭宜七八分饱，少吃零食，控制高糖和高脂肪食物的摄入，晚餐不宜过于丰盛，也不宜吃得过饱。

另一方面，生活过于安逸、运动时间过少等，亦可增加能量过剩和脂肪蓄积的危险，所以在控制饮食的同时，还应加强体育锻炼、增加体力活动的时间，以增加能量消耗，减少多余脂肪。可以进行的运动项目有散步、健身跑、骑自行车、登山、爬楼梯、游泳、跳绳、瑜伽、乒乓球、羽毛球、门球、篮球等。

（二）既病防变

"既病防变"指的是在疾病已经发生的情况下，争取早期诊断和治疗，防止疾病传变和恶化。肥胖症的并发症有很多，如高血压、高脂血症、糖尿病、脂肪肝、冠心病、脑梗死、痛风、癌症、性功能障碍、睡眠呼吸暂停、肾脏疾病、肝胆疾病等。

肥胖症及其常见并发症会严重影响患者生活质量。因此，一旦发现自己形体开始发胖，应及时采取措施进行预防和治疗，防止其发展为重型肥胖症和诱发各种并发症。可以采取的方法主要为调摄饮食、加强运动、应用药物治疗，并结合其他相应的治疗方法（如按摩、针灸、药浴）和心理调摄等。争取在及时控制疾病的基础上，进一步将其治愈。

1. 中药疗法——利湿降脂减肥

茯苓：中药茯苓利水渗湿、健脾、化痰，还可以宁心安神。现代研究发现，茯苓能增强机体免疫功能，能增加尿中钾、钠、氯等电解质的排出。茯苓薏苡仁粥：茯苓 15g，薏苡仁 60g，分别研粉，共入锅中，加水适量，煮粥食用。具有健脾利湿的功效。适用于痰湿肥胖有浮肿者。

陈皮：陈皮，也叫橘皮，为芸香科植物橘及其栽培变种的成熟果皮，因越陈越好，故曰陈皮。陈皮性温，味辛、苦，入脾、胃、肺经。具有理气健脾调中、燥湿化痰的功效。《日用本草》认为其"能散能泻，能温能补，能消膈气，化痰涎，和脾止嗽，通五淋"，可见陈皮能行脾胃之气。脾胃地处中焦，中焦之气通行，使三焦之气也随之涌动。三焦为决渎之官，通行水液，与湿相伴；又为脏腑之外腑，上及心肺，下及肝肾。所以陈皮的作用遍及全身之痰湿，是痰湿肥胖者的最佳选择。陈皮粥：陈皮 10g，大米 50g。陈皮洗净，切细，水煎取汁，去渣；大米淘净，放入锅中，加入陈皮汁及清水适量，煮为稀粥服食，每日 1 剂；或将陈皮研为细末，每次取 3~5g，调入稀粥中服食。可宣肺化痰、和胃消滞，适用于痰湿肥胖见痰多、纳食不香、舌苔厚腻者。

荷叶：荷为睡莲科植物，其"出淤泥而不染，濯清涟而不妖"，是一种大自然赋予了神奇生命力的古老植物，被誉为植物界的"活化石"。荷全身是宝，在我国用于医疗和食用已有数千年的历史了，其中荷叶被广泛运用到降脂减肥食疗中。《本草纲目》中记载"荷叶能升发阳气，散瘀血，留好血"。明·戴元礼云："服荷叶令人瘦劣。"现代研究认为，荷叶中除了含有普通饮品所含的碳水化合物、脂质、蛋白质等常规成分外，还富含多种生物碱、黄酮类化合物，具有降脂、减肥、清除人体有害自由基等保健作用。可见，荷叶功能化痰祛湿、升发清阳，是减肥的要药，也可作为食疗或者代茶饮而长期服用。荷叶粥：干荷叶 30g，粳米 60g。干荷叶揉碎，与粳米同放锅中，共熬成粥。可健脾除湿降脂。适合痰湿胖人四肢沉重不清爽、伴血脂过高者。

赤小豆：赤小豆味甘、酸，性平，有利水除湿、和血排脓、消肿解毒之功效。李时珍称其为"心之谷"，具有养血活血的作用，对体质肥胖夹有瘀血人群也有很好的作用。赤小豆薏苡仁粥：赤小豆 15g，薏苡仁 30g，玉米须（布包）15g。红豆、薏苡仁和玉米须可共同煮食。其中薏苡仁健脾利水，玉米须利水消肿、平肝利胆。

黄芪：黄芪具有益气固表、利水消肿的功效。除了其最常用的益气功效之外，一个很重要的功能就是利水减肥。尤其是气虚肥胖的人，由于气虚推动无力，体内水湿积聚太多，黄芪可补气虚，又可利水消肿，一味药兼有两个功用。根据医家习惯，黄芪常与茯苓、苍术或白术同服，则补气利水之力更佳，气虚肥胖的人食之更宜。芪苓粥：用黄芪 30g，茯苓 15g，大枣 10g，粳米 50g，大枣去核，与茯苓、粳米同煮成粥，即可食用。可以补气健脾，利水祛湿减肥。（松原市中医院推拿按摩科赵东奇）

2. 饮食疗法——轻身健体减肥

中医食疗是在中医理论的指导下，利用食物的性味搭配、所含营养成分或其他成分，作用于人体一定的脏腑，达到调和气血、平衡阴阳、防治疾病、健身延年的目的。针对肥胖原因，可采取相应配伍以健脾、化湿、活血、利水、祛痰，减少水液的潴留，促进体内多余脂肪分解，而达到轻身健体的目的。这里为大家推荐几个适合减肥的食疗方。

红烧冬瓜：冬瓜 500g，面酱 10g，酱油 5g，清汤 150mL，湿淀粉适量，葱末 10g，姜末 5g，植物油 30g。将冬瓜去皮洗净，切成 3cm 长、2cm 宽、1cm 厚的片块。炒勺内加 30g 植物油，烧至四成热时，加葱末、姜末、面酱炒散，然后加入冬瓜、酱油、清汤，用小火烧至冬瓜软烂时，用湿淀粉勾芡，盛盘即可。有清热利尿、消肿止咳、利水化痰等功效。《食疗本草》认为冬瓜"热者食之佳，冷者食之瘦人；煮食练五脏，为其下气故也。欲得体瘦轻者，则可常食之"。尤其适用于痰湿体质肥胖者。

芹菜金针菇猪瘦肉汤：芹菜500g，金针菇250g，红萝卜1个，猪瘦肉250g，生姜2～3片。芹菜洗净，去叶，切短段；红萝卜洗净，去皮，切片；金针菇洗净；猪瘦肉洗净，不用刀切。先把红萝卜、瘦肉放进瓦煲内，加入清水2000mL（约8碗水量），先用武火煲沸后，改用文火煲一个半小时，再放入芹菜和金针菇，稍滚片刻，调入适量食盐便可。此汤有降压利尿、减肥降脂的功效。

青鸭羹：青头鸭1只，苹果1个，赤小豆150g，食盐、葱各适量。将青头鸭宰杀洗净，去内脏；赤小豆洗淘干净，与苹果一起装入鸭腹，入砂锅，加水适量，文火炖至鸭熟烂时，加葱适量、盐少许即成。空腹饮汤食肉。本菜健脾开胃、利尿消肿，而且还减肥，适用于肥胖水气不利，有眼睑、小腿浮肿者。

海带炖牛肉：牛肉300g，水发海带200g，胡萝卜200g，大豆油50g，酱油10g，料酒10g，白糖5g，盐3g，花椒、八角、葱、姜、蒜各少许。牛肉切成5cm见方的小块，入锅焯水后捞出待用；海带洗净，放入水中浸泡至柔软，剪成6～8cm宽、10cm长的小段，打一个"海带结"，胡萝卜切成小块，葱姜切丝，蒜切片；锅里倒少许大豆油，烧至七成热，用葱丝、蒜片、花椒炝锅，再放入切好的牛肉翻炒，待其变色后加入适量水；大火烧开后，加入盐、白糖、酱油、料酒、姜、八角等，再用小火慢炖；待牛肉炖至八分熟时放入海带结，煮30～40分钟后，再加入胡萝卜，继续用小火炖熟即可。牛肉可化痰息风、止渴止涎；海带能消痰软坚、泄热利水。两者配合适合痰湿体质人群食用。

山楂粟米粥：山楂50g，粟米60g。将山楂洗净去核后，切成小丁，然后与淘洗干净的粟米一起下入锅内，加入适量清水，大火煮沸后，改以小火煨煮至粥成即可。此粥可用于痰湿夹瘀血肥胖者。

3. 针灸经络——利水消脂减肥

针灸减肥是指通过针刺或辅助以艾灸，作用于经络腧穴，疏经通络，平衡阴阳，调整人体气血循行状态和脏腑功能，抑制亢进食欲，减少摄入，同时促进新陈代谢，增加体内脂肪的消耗，动员体脂分解，平衡机体摄入与消耗的相对关系，以减轻体重的治疗方法。近年来，针灸减肥因其简便安全、疗效肯定，且不易反弹、无毒副作用等特点，在世界各地推广应用。

针灸主要以脾经、胃经、任脉的穴位为主，辅以大肠经、肝经等经络穴位。临床常用主穴多取胃经的足三里、天枢、丰隆，脾经的三阴交、阴陵泉，任脉的中脘、关元、气海；配穴可根据辨证分型随证加减。

4. 耳穴压豆——活血利水减肥

根据全息医学的理论，耳朵上的穴位与人体五脏六腑、四肢百骸一一对应，形成不同的反射区，通过刺激各反射区，达到通经活络、祛痰消脂减肥的作用，也可以调节脏腑气血阴阳平衡。根据耳穴的分布规律可知，与人体脾、胃、内分泌有关的耳穴集中在耳甲腔、三角窝等处。因此，刺激该处的耳穴可疏通经络，调整脾胃及内分泌的功能。

耳穴压豆是用胶布固定一种名叫王不留行的籽粒。王不留行具有活血通经、利水祛湿的作用，表面光滑，不会刺破皮肤，通过按压刺激耳穴，产生治疗作用，并且安全、无创、疼痛较轻微。临床发现耳穴压豆疗法是治疗单纯性肥胖的有效方法，尤其适用于皮肤较为敏感，没有时间进行针灸减肥的人士。压豆后，建议患者每日定时揉按 3～5 次，每次按压 1～3 分钟，压籽粒时，用手指稍用力捏压，使局部有微痛灼热感，3～5 日更换一次，两耳交替或者同时使用。

5. 拔罐疗法——行气通络减肥

拔罐疗法在减肥中的原理主要根据人体各个脏腑器官相互联系，通过对机体特定部位和穴位的温热刺激作用，起到疏通经络、行气活血、扶正祛邪的功效，从而达到治疗肥胖的目的。

一般背部穴位宜用脾俞，选择适宜体位，用闪火法在穴位上拔罐，留罐 10～15 分钟，每周 2～3 次。腹部穴位宜用中脘、大横、关元，选择适宜体位，用闪火法，在穴位留罐 20 分钟，每周 2～3 次。下肢穴位宜用血海、足三里，选择适宜体位，用闪火法将罐吸拔在穴位上留罐 15 分钟。每周 2～3 次。

6. 刮痧疗法——活血消脂减肥

刮痧疗法通过对全身气血的调畅，可以促进皮脂分泌、加速新陈代谢、减少脂肪堆积。同时，它还可以反射性地对自主神经系统产生影响，从而可促进胃肠蠕动。因此，刮痧疗法治疗肥胖具有不错的效果。

操作时，手持刮痧板蘸上刮痧润滑剂，力度适中，使按压力传导到皮下组织即可，并可直接刮拭肥胖的局部或选择相应经络腧穴。例如背部可选择膀胱经的双侧肺俞、脾俞、肾俞；胸腹部选择任脉的膻中、中脘、关元；上肢选择肺经的双侧孔最至列缺，大肠经的双侧曲池；下肢可选择胃经的双侧丰隆，脾经的双侧三阴交。（图8-10、图8-11）

　　在应用刮痧疗法治疗肥胖时，须注意手法轻重，以适度为宜，饱食或饥饿时不宜刮痧。本方法适用于单纯性肥胖症的治疗，如果应用其治疗继发性肥胖症，应同时重视对原发病的治疗。

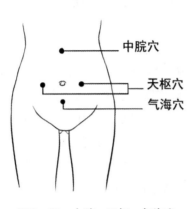

图8-10　中脘、天枢、气海穴

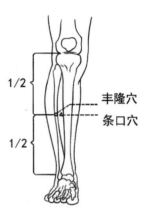

图8-11　丰隆穴

第六节　功能性消化不良的保健防变

　　功能性消化不良（functional dyspesia，FD）又称消化不良，是指具有上腹痛、上腹胀、早饱、嗳气、食欲不振、恶心、呕吐等不适症状，经检查排除引起上述症状的器质性疾病的一组临床综合征。症状可持续或反复发作，病程超过1个月或在过去的12个月中累计超过12周。罗马Ⅲ型诊断标准将FD分为上腹疼痛综合征（epigastric pain syndrome，EPS）和餐后不适综合征（postprandial distress syndrome，PDS）两个临床亚型。功能性消化不良是临床上最常见的一种功能性胃肠病，世界各地区消化不良发病率为7%～63%，平均患病率为25%，其中我国FD的发病率为18%～45%，占消化科门诊约20%～50%。消化不良不仅会影响一个人的饮食摄入，导致营养不良，乏力消瘦，还是导致胃窦炎、胃溃疡、反流性食管炎、贫血、胃癌等诸多严重疾病的隐形炸弹，同时也会对儿童和青少年的生长发育产生不良影响。因此，治未病在功能性消化不良的防治中具有重要的指导意义。

一、中医学对功能性消化不良的认识

中医经典上是没有功能性消化不良这个病名的，但医家们根据患者临床表现的不同，把此病归属于中医学的"痞满""胃缓""胃脘痛""嘈杂""嗳气"等范畴。《灵枢·经脉》云："食则呕，胃脘痛，腹胀善噫。"《素问·至真要大论》云："太阳之复，厥气上行……心胃生寒，胸膈不利，心痛痞满。"可见本病的主要临床特点为"痞满"。

痞满的病因多种多样，归纳起来可分为外邪入侵、脾胃虚弱、饮食不节、情志失调、痰瘀阻滞等几大类。

（一）外邪入侵，邪气痞塞

中医的外邪指的是自然界的不正之气，可入侵人体扰乱脏腑功能。外邪之中以湿邪最易引起脾胃的损伤，湿气困于脾脏，使脾失去了原本运化食物的功能，无法被运化的食物则壅塞于腹中。除了湿邪，寒邪也是导致痞满的主要原因之一。《素问·至真要大论》云："阳明之复，清气大举……甚则心痛痞满；太阳之复，厥气上行……心胃生寒，胸膈不利，心痛痞满……食减。"记载了寒邪入侵机体，侵犯脾胃，阻遏了脾胃的阳气，影响了脾胃消化功能，邪气和食物阻滞在腹内，最终导致腹胀的过程。

（二）脾虚不运，壅滞成痞

气虚体质可导致脾气不足，脾脏运化食物的能力降低，消化不良，遂生痞满。《素问·脏气法时论》云："脾病……虚则腹满肠鸣，飧泄食不化。"气虚体质除了先天遗传外，后天劳倦过度亦可形成。正气不足，外邪可乘虚而入，加重症状，正如《普济方·虚劳心腹痞满》云："夫虚劳之人，气弱血虚，荣卫不足，复为寒邪所乘，食饮入胃，不胀不通，故心腹痞满也。"中医认为脾气主升，胃气主降，脾胃之气相互配合，升降有序，以维持正常的消化功能。《景岳全书·述古》载朱丹溪云："脾气不和，中央痞塞，皆土邪之所为也。"脾胃久虚，中阳不振，可导致脾胃升降失常，消化不良，形成痞满。

（三）饮食不节，食滞痞塞

我国历代医家认为饮食无节制，过饥过饱，或嗜食生冷食物，可损伤脾脏的阳气。阳气损伤使得脾胃传导功能失常，食物停积于胃引起痞塞。《素问·太阴阳明论》云："食饮不节，起居不时者，阴受之……阴受之则入五脏……入五脏则腹满闭塞。"《脾胃论》则从脏腑病变的传变提出"饮食不节则先伤及胃，胃伤而后脾病"，可见饮食不节先损伤胃的消化功能，之后累及脾脏。《兰室秘藏·中满腹胀论》云："或多食寒凉，乃脾胃久虚之人，胃中寒则生胀满，或脏寒生满病。"过度食用生冷食物亦会伤及脾脏阳气。此外，过度摄入高脂、高糖以及无节制酗酒，可导致湿热内生，影响脾胃功能，导致食物蓄积腹中，引发腹胀。

（四）情志失调，而见痞满

人的心理活动，中医学将其统称为情志，它是人在接触和认识客观事物时，人体本能的综合反映。中医认为，情志失调可导致疾病，主要原理是不良情绪可导致人体气机的紊乱。脾胃在中医理论中为气机的枢纽，与情志的关系更为密切。气机逆乱，脾胃之气升降不利，胃气不能降浊，则生腹胀、痞满等症。《素问·阴阳应象大论》云："浊气在上则䐜胀。"此外，不同情志影响不同脏腑，《黄帝内经》认为"脾在志为思"，即过度思虑会伤及脾脏功能，导致消化不良，食积日久则见痞满。现代医学也证实，大脑由于思虑过度，使神经系统功能失调，消化液分泌减少，容易出现食欲不振、消化不良等症状。"肝在志为怒"，《类证治裁·痞满》云："暴怒伤肝，气逆而痞。"发怒可导致肝气亢奋，影响脾胃功能，中医称之为"肝气乘脾"与"肝气犯胃"，会严重影响脾胃的消化功能，导致消化不良。

（五）痰瘀阻滞，不通为痞

痰浊和瘀血可阻碍机体气血运行，而气血运行不畅是产生痞满的主要病理基础。《类证治裁·痞满》云："噎膈痞塞，乃痰与气搏，不得宣通。"认为痰和气相互交结，阻碍脾胃之气运行，不通则成痞。同理，瘀血亦可阻碍气血运行，造成痞满。元代王好古《此事难知》云："伤寒痞者，从血中来……杂病痞者，亦从血中来。"提出了瘀血致痞的理论。

二、功能性消化不良的诊断

罗马Ⅲ型诊断标准中，功能性消化不良分为 2 个亚型，即餐后不适综合征和上腹疼痛综合征。依据罗马Ⅲ型诊断标准，功能性消化不良必须符合以下一点或一点以上：①餐后饱胀不适；②早饱；③上腹痛；④上腹灼烧感。45 岁以上，近期出现消化不良症状，有消瘦、贫血、呕血、黑便、吞咽困难、腹部肿块、黄疸等，消化不良症状进行性加重，称为"报警症状和体征"。一旦发现"报警症状和体征"，必须进行彻底检查直至找到病因。若年龄在 45 岁以下且无"报警症状和体征"，可选择基本的检查如血常规、尿常规、大便隐血试验、血沉、肝功能试验、胃镜、腹部 B 超（肝、胆、胰）等，对诊断可疑者有针对性地选择进一步检查。

三、功能性消化不良的危害

（一）营养不良

长期功能性消化不良直接影响胃肠对食物营养物质的吸收，从而导致营养不良。表现在成年人身上可见气虚乏力、面色无光泽、免疫力差。如果发生在青少年身上，则会影响其身体及智力的发育。

（二）易患慢性胃肠疾病

很多慢性胃肠疾病的前兆就是消化不良，预示个人消化功能出现问题，甚至存在炎症和幽门螺杆菌感染，若没能及时治疗，则可进一步转为慢性胃肠疾病，给后期的治疗增加了难度。如胃窦炎的发生就和消化不良存在着密切的联系，长期消化不良使食物残渣停留在胃窦部的时间延长，长年累月，胃窦部发炎溃烂会导致胃窦炎的发生。

（三）增加癌变概率

如果原本就有慢性胃肠疾病，那么一方面原发病会加重消化不良的症状；另一方面，消化不良的症状也预示着慢性胃肠疾病的恶化。比如慢性浅表性胃炎患者，如果长期消化不良，且近期腹胀明显、食欲不佳、大便异常，那么就要考虑萎缩性胃炎的可能性，甚至不排除癌变的风险。我国的胃癌患病率比西方高，应小心长期消化不良造成胃癌的严重后果。

（四）导致贫血

一方面是因为消化不良导致营养不良进而发生贫血，另一方面是由于消化不良加重胃肠蠕动障碍，发生便秘便血。此外，消化不良的原发病可造成胃肠慢性出血，如胃溃疡、十二指肠溃疡、溃疡性结肠炎等。

（五）腹泻

腹泻是一种由于肠内的平衡被打乱，为了将体内的毒素排出而产生的保护机制。过早服用止泻药往往不可取，可能导致梗阻。

（六）便秘

饮食不加以节制，摄入过多食物，尤其是辛辣、油炸、生冷的食物堆积在一起，容易导致便秘。便秘又会使毒素堆积，进而危害人们的健康。

（七）腹痛

消化道中堆积的东西过多，肠道蠕动出现异常，可直接导致腹痛，严重至难以自行缓解者，需要去医院予以治疗。这严重影响了人们的工作生活。

四、养治并重，保健防变

"治未病"是中医治疗疾病的基本原则，包括两个方面的内容，即"未病先防"和"既病防变"。功能性消化不良的发生与人们不良的生活习惯和起居作息等有着密切关系。所以"治未病"在功能性消化不良的治疗中有着更加重要的意义。

（一）未病先防

绝大多数功能性消化不良患者都是由于生活不规律、饮食不节制所导致的，因此，对于功能性消化不良的预防，应从日常生活着手。在饮食方面，切忌暴饮暴食，三餐饮食应当适度，进食时应细嚼慢咽；食物温度宜适中，应在食物温热的时候进餐；三餐规律，养成吃早餐的好习惯；戒除烟酒，少吃零食，避免食用有刺激性的辛辣食物、高油高脂食物以及生冷食物，少吃腌制品及豆类、洋葱、土豆、薯类等胀气不易消化的食物应适当控制；饭后避免剧烈运动。在生活方面，应做到作息规律，定时入睡，做好自我心理调理，消除思想顾虑，注意控制情绪，心胸开阔。

（二）既病防变

"既病防变"指的是在疾病已经发生的情况下，争取早期诊断和治疗，防止疾病传变和恶化。功能性消化不良常兼夹多种消化道疾病，如慢性胃炎、胃窦炎、肠炎、反流性食管炎、胃溃疡、十二指肠溃疡、贫血等。功能性消化不良严重影响了人们的工作生活，甚至有癌变的风险。因此，一旦发现有餐后饱胀不适、上腹胀痛、上腹灼烧感等功能性消化不良典型症状，应及时采取措施进行预防和治疗，防止其发展加重。可以采取的方法主要有调摄饮食、药物治疗，并结合其他相应的治疗方法（如按摩、针灸、药浴）和心理调摄等。争取在及时控制疾病的基础上，进一步将其治愈。

1. 中药疗法

山楂：山楂有消食健胃、化浊降脂之效，富含多种有机酸。口服后可增强胃液酸度，提高胃蛋白酶活性，促进蛋白质消化；山楂味酸，刺激胃黏膜，促进胃液分泌；山楂中含脂肪酶，能促进脂肪的消化。山楂麦芽茶：山楂30g，生麦芽15g，生谷芽15g，陈皮6g。将材料先浸泡约1小时，再煮半小时，可煮2~3碗，当茶水喝。适用于每餐食入过多，食后腹胀者，可帮助其消化，消解食滞。

山药：山药补脾养胃，含有淀粉酶、多酚氧化酶等物质，有利于脾胃消化吸收功能，是一味平补脾胃的药食两用之品。值得一提的是，山药淀粉颗粒比较小，而且质地细腻，粗纤维含量较少，对胃肠道不会产生很大的刺激，故可以安心食用。山药粥：山药片60g，粳米100g。将食材放入锅内，加水适量，用旺火烧沸后，转用文火炖至米烂成粥，再加少许食盐、味精，搅匀即成。每日2次，分早、晚食用。此粥具有补脾胃、滋胃益肾的功能，适用于脾虚久痢、老年性糖尿病、慢性肾炎等。

砂仁：砂仁化湿开胃、和中调气、行郁消滞，善于治疗食滞引起的呕吐与泄泻。现代研究发现，砂仁具有抗溃疡、抗腹泻、促进胃排空和胃肠运动、利胆、镇痛、抗炎、抗血小板聚集和延长凝血时间等药理作用。砂仁粥：砂仁5g，粳米100g。取粳米煮粥，砂仁研末放入粥中，再稍煮即可。本粥具有暖脾胃、通滞气、散热止呕之效，适用于胃痛、胀满、呕吐等症。

竹茹：竹茹是一种止呕良药，且有清热化痰之功，善于治疗消化不良导致的呕吐症状。菊苗竹茹粥：菊花苗30g，竹茹20g，粳米60g。先将菊花苗、竹茹加适量水煎煮，过滤去渣取汁备用；然后将粳米加水煮至将熟，倒入药汁，煮至熟透，再加入少许食盐调味即成。每日早、晚温热食之。此粥可清胃热、止呕吐，适用于胃神经官能症，如呕吐、胸闷、心烦易怒等。

大枣：大枣自古以来是一种药食两用的食材，具有健脾益胃、补气养血之效，善治脾胃虚弱导致的腹中疼痛。红枣是补气养血的圣品，同时又物美价廉，深受广大人民群众的喜爱。蜜枣桂圆粥：红枣5枚，桂圆50g，生姜5g，蜂蜜1匙，粳米80g。先将生姜去皮研磨成汁备用，然后将粳米入锅加水煮开，放入红枣、桂圆、姜汁煮至软烂，再加入蜂蜜搅匀即可食用。此粥适宜于慢性胃炎、胃溃疡患者长期食用。

白术：白术补中燥湿，善于止呕，具有较强的抗菌作用，用于治疗脾胃气弱、不思饮食、倦怠少气、虚胀、泄泻等。白术芍药粥：白术15g，芍药10g，粳米100g。将白术、芍药加水煮沸15~20分钟，然后取汁，以汁煮粳米为粥。适用于肝脾不和、肝气犯胃者。

2. 饮食疗法

针对功能性消化不良的原因，可采取相应配伍以健脾、和胃、理气、疏肝、助消化等，促进胃肠道蠕动，消除食物停积，以达到健脾和胃的目的。这里为大家推荐几个治疗功能性消化不良的食疗方。

羊肉粥：新鲜精瘦羊肉250g，切小块先煮烂，再合粳米同煮粥，每日吃2次。该方能补中益气、温胃止痛，治脾胃虚弱而致的消化不良、腹部隐痛等。尤其适用于老年气虚亏损，阳气不足，恶寒怕冷，脘腹疼痛者。

苹果梨子瘦肉汤：苹果3个，梨子2个，怀山药15～30g，南杏15g，北杏10g，瘦肉适量。将苹果和梨子切为块，连同其他的材料煮成汤服用。该汤可促进胃肠道蠕动，帮助消化，适用于长期消化不良者。

青木瓜排骨汤：青木瓜1个，排骨适量；将青木瓜去皮和种子，切成块，与排骨煮成汤服用。青木瓜含有丰富的维生素C、胡萝卜素、矿物质、碳水化合物等，同时还含有一种人体内很难具备的纤维蛋白质，此蛋白质很容易被胃液和胰液消化。

3. 针刺疗法

针刺治疗消化不良型疼痛临床疗效很好。对于功能性消化不良患者，可选足三里、合谷、中脘、梁门、太冲等穴位，每日针刺一次。

足三里：位于小腿外侧。操作方法：直刺1～2寸。

合谷：在手背，第1、2掌骨间"虎口"处。操作方法：直刺0.5～0.8寸。（图8－12）

中脘：在上腹部，前正中线上，脐中上4寸。操作方法：直刺1～1.5寸。（图8－13）

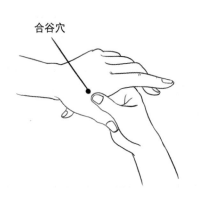

图8－12　合谷穴

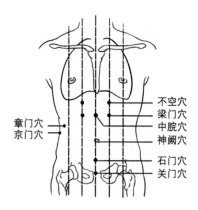

图8－13　中脘、梁门穴

梁门：在上腹部，距前正中线 2 寸，脐中上 4 寸。操作方法：直刺 0.8 ~ 1.2 寸。（图 8 - 13）

太冲：位于足背侧，第 1 跖骨间隙的后方凹陷处。操作方法：直刺 0.5 ~ 0.8 寸。

4. 灸法

艾灸是中医治疗疾病的传统方法，是临床常用的外治法。它可以温经通络、回阳固脱、行气活血、散寒祛邪、补虚培元，具有预防保健、益寿延年的功效。对于功能性消化不良患者，可选中脘、神阙、天枢、足三里、内庭等穴位，每日艾灸一次，每次 20 分钟，以达补益脾胃阳气、调理气机、消导积滞之效。当症状好转时，可隔日艾灸一次。艾灸手法可选择"雀啄灸"法。施灸时，艾条点燃的一端与施灸部位的皮肤距离并不固定，而是像鸟雀啄食一样，一上一下活动施灸。另外也可均匀地上、下、左、右方向移动或反复地旋转施灸。

中脘：在上腹部，前正中线上，脐中上 4 寸；善治消化系统疾病，如腹胀、腹泻、腹痛等。（图 8 - 14）

神阙：位于脐正中央，即"肚脐眼"处；具有很好的温阳和胃之效。（图 8 - 14）

天枢：位于腹部，横平脐中，前正中线旁开 2 寸；主疏调肠腑、理气行滞、消食。（图 8 - 14）

足三里：位于小腿外侧；有生发胃气、燥化脾湿之效，善治各种消化系统疾病。

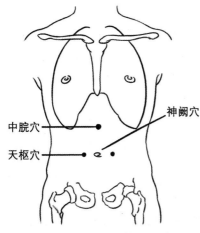
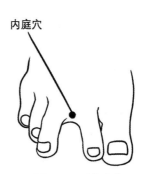

图 8 - 14　中脘、神阙、天枢穴　　　　图 8 - 15　内庭穴

内庭：位于足背当第 2、3 跖骨结合部前方凹陷处；具有清降胃火、通涤腑气之效。（图 8 - 15）

5. 穴位按摩

穴位按摩是一种以按摩穴位为主的用来防病治病的疗法，操作方法简便安全，深受广大群众喜爱。对于功能性消化不良患者，可选择以下按摩方法调理胃肠：

（1）用双手拇指贴于胸前，其余四指贴于两腋下，相对用力提拿胸部肌肉，提拿一下，放松一下，同时由内向外移动，重复 3 遍。

（2）用双手拇指从膻中穴向两侧乳中穴（图 8 - 16）分推，并沿肋间继续向外平推至胸侧，然后向下移一个肋间隙，再从胸中线开始至肋间向外分推至胸侧，循序而下。

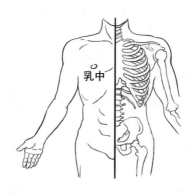

图 8 - 16　乳中穴

（3）从腹部中央向两侧分推，由上腹部向下腹部依次分推，反复 3 遍。

（4）用双手拿捏腹部。从一侧腹部向对侧进行，上下腹各拿捏 1 遍。拿捏时，用双手拿起一块腹部肌肉（皮肤、皮下组织及肌肉），轻轻提起稍停片刻，松开前移，再拿捏起一块肌肉，放松再做，重复 3 遍。

（5）用手掌按摩腹部，先从腹中央开始，顺时针环转摩腹，并由内逐渐向外环转，做 30 ~ 50 次。再以逆时针方向由外向内环转 30 ~ 50 次。

实践证明，以上按摩方法对腹胀、腹痛、胸闷不畅及胃肠道功能紊乱等疾患具有良好的治疗作用。

6. 耳穴压豆

如前所述，根据全息医学的理论，耳朵上的穴位与人体五脏六腑、四肢百骸——对应，形成不同的反射区，通过刺激各反射区达到理气行滞、调理脾胃的作用。根据耳穴的分布规律可知，与人体脾、胃、胰、胆、内分泌有关的耳穴集中在耳甲腔、三角窝等处。因此，刺激该处的耳穴可疏通经络，调整脾胃及内分泌的功能。

耳穴压豆的具体方法见第五节。

第七节　过敏性鼻炎的保健防变

现代社会过敏性疾病越来越多。据报道，过敏性疾病的世界平均发病率是 10%~25%，经济发达地区高于经济落后地区。其中，过敏性鼻炎就是一种常见的过敏性疾病，本病迁延日久还可诱发咳嗽变异性哮喘、支气管哮喘、鼻窦炎、鼻息肉、中耳炎等疾病，甚至可形成过敏性休克，危及生命。因此预防过敏性鼻炎的发生、延缓其进程甚至治愈本病是当务之急。而中医在治疗本病时，不仅重视发病期的治疗，更重视对机体在缓解期的调理，注重改善过敏体质，祛除根本因素。这种治疗思路充分体现了治未病的思想。

一、过敏性鼻炎的含义

过敏性鼻炎又称变态反应性鼻炎或变应性鼻炎，是个体接触致敏原后由 IgE 介导的介质（主要是组胺）释放，并有多种免疫活性细胞和细胞因子等参与的鼻黏膜慢性炎症反应，本病以鼻痒、喷嚏、鼻分泌亢进、鼻黏膜肿胀等为主要特点。过敏性鼻炎属中医"鼻鼽"的范畴，临床以突然和反复发作的鼻痒、喷嚏、流涕、鼻塞等为特征。《刘河间医学六书·素问玄机原病式》认为："鼽者，鼻出清涕也。""嚏，鼻中因痒而气喷作于声也。"

二、中医对过敏性鼻炎的认识

(一) 过敏性鼻炎的中医病因病机

中医认为，本病的发生主要由于肺气虚，卫表不固，腠理疏松，风寒乘虚而入，犯及鼻窍，邪正相搏，肺气不得通调，津液停聚，鼻窍壅塞，遂致喷嚏流涕。《证治要诀》云："清涕者，脑冷肺寒所致。"肺气的充实，有赖于脾气的输布，脾气虚则肺气虚。而气之根在肾，肾虚则摄纳无权，气不归元，阳气易于耗散，风邪得以内侵致病。《素问·宣明五气论》云："五气所病……肾为欠、为嚏。"故本病的表现在肺，但其病理变化与脾肾有一定关系。

另外，尚有"肺经伏热"的病机。气的生理功能包括推动津液正常运行等作用，若肺脾气虚，则推动无力，气血运行不畅，日久聚而生热，壅滞于肺。"伏热"停留于包括鼻窍在内的肺系而致本病。

这里还要特别讨论"风邪"所致过敏性鼻炎，正所谓"风为百病之长"，而肺为"娇脏"，在五脏六腑中位置最高，所以风邪最易犯肺而致本病。

（二）过敏性鼻炎的诊断要点

本病的典型症状是呈突发性鼻痒、喷嚏、流涕清稀量多、鼻塞，起病急，消失也快，常反复发作，病程一般较长。鼻内肌膜多呈淡白肿胀，依据病史、症状及体征，诊断一般不难。

本病应与伤风鼻塞（风寒鼻塞）相鉴别。风寒鼻塞为感受风寒之邪而致，其鼻塞、喷嚏、流涕清稀，常伴有发热、恶寒等全身症状，病程较短，数天后可愈，而本病症状发作突然，消失也快，有反复发作病史，可资鉴别。

三、过敏性鼻炎预防复发

过敏性鼻炎的发生机制目前不是很清楚，有可能和过敏体质有关，因此预防过敏性鼻炎复发、及时治疗阻断过敏性鼻炎向过敏性哮喘的发展尤为重要。

过敏性鼻炎的西医治疗原则包括：环境控制、药物治疗、免疫治疗和健康教育。概括为"四位一体，防治结合"，具体治疗方案是依据影响大小和重要性，依次为：抗原回避，增强体质，药物治疗，免疫治疗，手术干预。预防主要考虑避免接触过敏源和加强营养，中医则从祛邪和补虚两方面入手。

（一）过敏性疾病首先要查清过敏源，避免接触过敏源

到正规医院做过敏源检测，明确过敏源。避免接触导致过敏的物质，不食用导致过敏的物质，找出致敏物的替代品用于日常生活；对于吸入的过敏源，减少外出、关门窗、戴口罩、外出回家后洗脸、洗鼻腔及异地生活一段时间避开过敏源。

（二）过敏性鼻炎的营养原则

1. 排除引起过敏的食物

鼻炎常与食物过敏有关，特别是高蛋白质食物容易引起变态反应。过敏性体质者宜少食异性蛋白类食物，常见的致敏食物有牛奶、鸡蛋、鱼、虾、蟹等，一旦发现某种食物确实可诱发鼻炎，应避免进食，且同一属性的食物常有共同的过敏源特性，可能引起交叉过敏。宜多食植物性蛋白，如豆类及豆制品等。牛奶含多种蛋白，以 β-乳球蛋白为最常见过敏源，可以饮用水解蛋白奶粉或不含牛奶蛋白和乳糖的奶粉，以减少过敏源的接触，预防鼻炎的发作。

2. 饮食营养充足平衡

饮食要保证各种营养素的充足和平衡，特别应增加抗氧化营养素如 β-胡萝卜素、维生素 C、维生素 E 及微量元素硒等。抗氧化营养素可以清除氧自由基，减少氧自由基对组织的损伤。β-胡萝卜素、维生素 C、维生素 E 在新鲜蔬菜及水果中含量丰富，微量元素硒在海带、海蜇、大蒜中含量较丰富。富含铁元素的食物，如动物肝脏、动物血、瘦肉、蛋黄、大豆、黑木耳等可以经常食用。经常吃食用菌类食物调节免疫功能，如香菇等。香菇中含香菇多糖、蘑菇多糖，可以增强人体抵抗力，减少鼻炎的发作。

3. 注意饮食宜忌

饮食宜清淡，不宜过饱、过咸、过甜，忌生冷、酒、辛辣等刺激性食物。

（三）过敏性鼻炎的中医预防

中医药预防过敏性鼻炎（鼻鼽）的发生从祛邪和补虚两方面入手。补虚以调理正气为主，尤以调理肺、脾、肾三脏不足为主；祛邪以祛风清热、理气活血为主。总之，中医预防过敏性鼻炎以调理体质、增强自身免疫力为主。

1. 过敏性鼻炎的药膳疗法

（1）怀山药百合炖甲鱼（按《名医别录》方加味）

甲鱼 1 只，怀山药、百合各 30g，黄芪、枸杞子各 15g。将甲鱼宰杀后，用开水泡 30 分钟，去外壳，并除去内脏，与怀山药、百合、黄芪、枸杞子放入锅内，加水，武火煮开后，改用文火慢炖至肉熟，食肉喝汤。每日 1 剂，每日 3 次，佐餐服食。

功效：滋补肝肾，补气养血。此方中甲鱼肉性平，味甘，归肝、肾经，可滋阴补肾、清热凉血；山药味甘，性平，归脾、肺、肾经，可补脾养胃、生津益肺、补肾涩精；百合味甘，性微寒，归肺、心、胃经，可以养阴润肺，清心安神；黄芪味甘，性温，归肺、脾二经，是补气之上品；枸杞子味甘，性平，归肝、肾经，可滋阴补肾。诸物合用，共奏滋阴养血、补气安神之功，善治过敏性鼻炎属于气阴两虚之证者。

（2）黄芪防风汤（按《金匮翼》加味）

黄芪15g，陈皮5g，火麻仁10g，蜂蜜100g。以上三物共煎取汁，加蜂蜜调匀。作饮料1日饮尽。

功效：健脾益气，润肠通便。黄芪味甘，微温，有补气升阳、固表止汗等作用；防风味辛、甘，性微温。有祛风解表、胜湿止痛、止痉的功效。陈皮味辛、苦，性温，有行气健脾、降逆化痰的作用；火麻仁味甘，性平，有润燥滑肠、利水通淋的作用；蜂蜜味甘，性平，可调补脾胃、缓急止痛。全方合用，共奏健脾益气、润肠通便之功，适用于本病属于气滞证兼气虚便秘者。

（3）芡实莲肉糕（《士材三书》）

芡实50g，莲子50g，黄芪20g，粳米50g，白糖适量。前四味共研末，加水、白糖调匀，放入饭盒蒸熟。可经常食用。

功效：益肺气，补脾气。芡实、莲子健脾益胃；黄芪补中益气；粳米益胃和中。合用则健脾补肺，适用于本病兼脾肺气虚者。

（4）薏苡仁槐花粥（按《食医心镜》加味）

薏苡仁50g，槐花30g，粳米100g。先将薏苡仁研成细末，同洗净的槐花和粳米一同放入锅内，加水适量，大火煮开后，改用小火继续熬煮，煮至米熟烂即成。每日1剂，早晚温热服食。

功效：益气健脾，清热渗湿。本方中薏苡仁性凉味甘淡，有健脾渗湿、除痹止泻、清热排脓的作用；槐花性平味苦，有清热、凉血、止血的功效。粳米性平味甘，有补中益气的作用，二者相使配伍为用以清热通络、祛风除湿，适用于本病兼湿热者。

（5）珠玉二宝粥（《医学衷中参西录》）

生山药60g，生薏苡仁60g，柿饼30g。先把薏苡仁煮至烂熟，而后将山药捣碎，柿饼切成小块，同煮成粥。每天分两次服用，以5～7天为一疗程。

功效：补肺、健脾、养胃。方中山药、薏苡仁皆清补脾肺之药。如单用山药，久则失于黏腻；久用薏苡仁，则又失于淡渗，唯等分并用，乃可久服无弊。又用柿霜之凉可润肺，甘能归脾，作用辅助药食。本方具有补肺、健脾、养胃之功，适用于本病兼脾胃虚弱者。

（6）瓜蒌饼（《宣明论方》）

瓜蒌 200g，面粉 500g，白糖 50g。瓜蒌去籽，放在锅内，加水少许，加入白糖，以小火煨熬，拌成馅；另取面粉 500g，加水适量，经发酵，揉成面片；把瓜蒌夹在面片中制成面饼，烙熟或蒸熟。每日 1 剂，每日 1～2 次，空腹食用。

功效：清热化痰，利气平喘。此方中瓜蒌味甘、微苦，性寒，归肺、胃、大肠三经，有清热涤痰、宽胸散结之功效；面粉、白糖佐之以厚肠胃而养五脏。本品善治肺热实喘证，即表现为喘逆上气，胸胀或痛，息粗，鼻煽，咳而不爽，吐痰稠黏，伴身热、烦闷等症，适用于本病兼痰热者。

2. 过敏性鼻炎的针灸按摩预防

耳针：耳针可以调理脏腑功能，常取穴内鼻、神门、内分泌、肺、脾、肾等。具体方法是埋针或用王不留行贴压，两耳交替施治，2～3 日一次，10 次为 1 疗程。

灸法：灸法可以温阳散寒、宣通鼻窍。主穴取印堂、上星、百会、口禾髎，配穴取身柱、膏肓、命门、肺俞、肾俞、足三里、三阴交，每次各 1～2 穴。具体方法：可以用艾条温和灸 15～20 分钟至局部发热焮红为度，每日 1 次，7～10 次为 1 疗程。

穴位贴敷：穴位敷贴可以温里扶阳。常用药物如代温灸膏，或冬病夏治方：白芥子 30g，延胡索、甘遂、细辛、丁香、白芷各 10g。研粉，用前以川椒煎水调成稠面糊状。常取穴大椎、肺俞、膏肓、肾俞、膻中等。具体方法是以代温灸膏直接贴于穴位；或先取有黄豆大孔胶布置于穴位，其孔对准穴位，以药膏少许置于孔处，再贴上胶布固定。上午贴，保留 4～8 小时。每周 1 次，连续 3 次为 1 疗程，四季均可应用。亦可于晚上睡前先用热水浸足 15 分钟，再以代温灸膏贴敷双侧涌泉穴，次晨取去。

按摩：按摩可以疏通经络、调和营卫、通利鼻窍。常选用鼻根、鼻梁、迎香穴和面颊、颈枕等部位。具体方法是患者自行用双手鱼际肌摩擦至发热，再贴于鼻梁两侧，自鼻根至迎香反复摩擦至局部发热为度；或以两手食指或中指腹于鼻梁两边上下按摩数十次至局部发热；再由攒竹向太阳穴推按至发热；亦可用手掌心按摩面部及颈后、枕部皮肤，每次 10～15 分钟。日行数次。

四、过敏性鼻炎的中医治疗

中医药治疗过敏性鼻炎可服中药，也可针灸治疗，其目的都是缓解症状、阻断进程，预防咳嗽变异性哮喘、鼻窦炎、中耳炎等的发生。

（一）过敏性鼻炎的中药治疗

过敏性鼻炎常突然发作，先有鼻腔发痒、酸胀不适，继则喷嚏频作，鼻塞不通，流涕清稀量多，嗅觉暂时减退。检查见鼻内黏膜肿胀湿润，其色淡白或灰白，鼻涕清稀。此外全身还可能出现头痛、耳鸣、听力障碍等症状。诸症来去迅速，症状消失后，则如常态。可以根据不同证型进行中医药治疗。

1. 肺气虚

症见恶风怕冷，懒言喜静，气短音低，或有自汗，舌淡苔薄白，脉虚弱等。此乃肺气虚弱，卫外不固，腠理疏松之证。常用玉屏风散加减，补肺以固卫表；或用温肺止流丹加减，温肺散寒。

2. 脾气虚

症见纳呆，腹胀，肢困，便溏，舌质淡有齿印，苔白，脉濡弱等。此乃纳运失职，湿浊内停，气血精微生化不足，肌体失养之证。常用补中益气汤加减，以健脾益气，升清化湿；或用参苓白术散加减。

3. 肾阳虚

症见腰膝酸软，遗精早泄，形寒怕冷，夜尿多，舌质淡嫩，苔白润，脉沉细等。此乃温煦生化失能，气不摄纳之证。常用右归丸加减。

4. 血瘀内热

症见病情反复发作，病程日久，鼻塞日重，检查可见鼻黏膜淡紫或暗紫，肿胀明显，舌质偏暗，舌下脉迂曲等。肺朝百脉，肺与血液循环有关。久病之人可见瘀血的症状，瘀久可化热，临证加活血之品，如桃仁、红花、川芎、当归、丹参等温经活血通窍药；也有的病人头胀、头痛，检查发现鼻黏膜充血明显，可用丹皮、赤芍等凉血泻火之剂。

5. 风邪犯肺

症见以鼻塞、流涕及打喷嚏为主。兼症纷繁复杂，有兼咽痒者，兼痰多者，兼胸闷、呼吸不畅者，兼鼻痒、鼻干、咽干者，兼畏寒怕冷者，兼口干口苦者，兼皮肤起疹者，兼汗多者。因"风为百病之长""善行而数变"。此乃风邪犯肺，肺气失宣，鼻窍不通，治疗以疏风为主。常用苍耳子散加减。

（二）过敏性鼻炎的针刺治疗

1. 虚寒证

取穴：肺寒证取太渊、列缺、禾髎、太白；脾气亏虚证加足三里；肾阳亏虚证取太溪、命门、禾髎。

方法：补法，或用电针、温针，每天 1 次。

功效：温阳益气，宣通鼻窍。

2. 郁热证：

取穴：禾髎、合谷、尺泽、足三里、阴陵泉。

方法：泻法，每日 1 次，10 次为 1 疗程。

功效：清热泻火，行气解郁。

3. 子午流注纳子针法：

取穴：太溪（双）、阴谷（双）、肾俞（双）。

方法：在每天的酉时（以北京时间为准，如当地时间与北京时间有差异则需校正）治疗，快速捻转进针，平补平泻。留针 30 分钟，每 10 分钟行针一次，约 1 分钟。

功效：补肾填阴。

第八节　高血压的保健防变方法

高血压是临床最常见的慢性病之一，更是心脑血管疾病最主要的危险因素，常引起脑卒中、心肌梗死、心力衰竭及慢性肾脏病等严重并发症，近年来，还呈现出发病年龄提前的趋势，给家庭和社会造成沉重的负担。根据《中国高血压防治指南 2010》，我国将高血压定义为"在未使用降压药物的情况下，非同日 3 次测量血压，收缩压 ≥ 140mmHg 和（或）舒张压 ≥ 90mmHg。"大量研究数据表明，预防和控制高血压，可有效降低脑卒中等严重疾病的发生率，这不仅与中医治未病的思想一致，更为中医长期积累的大量临床经验和方法的应用提供了依据。我国已将以高血压为代表的慢性病防治工作纳入深化医疗卫生体制改革的 3 年实施方案。

一、中医对高血压的认识

高血压常见的症状为头痛、眩晕、失眠、心悸、耳鸣、急躁易怒等，其中以头痛、眩晕最为常见，因此临床中，多将其归为"眩晕""头痛"等范畴。中医古籍中虽无本病的直接记载，但我们对相关文献梳理后发现，历代医家针对眩晕、头痛等病的认识，在高血压的辨证论治有着重要意义。

先秦时期，基本已奠定眩晕、头痛等病的辨证论治基础，认为该病多与风、火有关，提出因虚致眩的理论，致病相关脏腑主要在肝肾。如《素问·至真要大论》提出"诸风掉眩，皆属于肝"，认为眩晕与肝关系密切。《灵枢·卫气》提出"上虚则眩"，《灵枢·海论》指出"髓海不足，则脑转耳鸣"，均认为眩晕以虚为主。至东汉年间，医圣张仲景在《黄帝内经》的基础上，进一步提出"痰饮致眩"的理论。元代的痰饮致眩理论更为完善，如朱丹溪强调"无痰不作眩"，《丹溪心法·头眩》云："头眩，痰挟气虚并火，治痰为主，挟补气药及降火药。无痰不作眩，痰因火动，又有湿痰者，有火痰者。"明清时期，医家对眩晕、头痛的认识更为全面和深入，尤其是类似高血压性眩晕或者中风眩晕的描述更为丰富。如冯兆张提出"头眩之症，多主于痰，中风之渐也"，李中梓提出的"头风之病害于目"等。同时，更加完善了对肝风、痰火等病机的认识，对历代关于"虚、火、痰、风"的论述，有了新的发展。此外，叶天士的久病入络说及王清任的瘀血头痛说等，进一步丰富了此类疾病的治疗学内涵。时至 20 世纪 80 年代，出现对原发性高血压明确的辨证分型。如上海中医学院主编的《内科学》将该病分为肝火亢盛、阴虚阳亢、阴阳两虚、痰湿壅盛四型。现今，对高血压的认识不断深化，但究其根本在于阴阳失调，与风、火、痰、瘀有关。

中医学的论述与当今对高血压的认识不谋而合。现代人多生活压力大，情志不畅，精神紧张，使肝气不舒，肝阳上亢而发病；劳欲过度或年老肾亏，阴精不足，清窍失养，则头眩、头痛，水不涵木，阴虚阳亢而血压升高。此外，饮食因素也是引起高血压的重要原因。现代人恣食肥甘厚味或过量嗜酒，损伤脾胃，脾失健运，湿浊内生，痰湿上扰而发病。

高血压的危害性主要在于对心、脑、肾等重要靶器官的损害以及随之产生的如中风、冠心病、肾衰等严重并发症。如何预防并发症是高血压临床治疗的重中之重。中医学历来重视预防疾病的传变，《黄帝内经》即有"圣人不治已病治未病，不治已乱治未乱"（《素问·四气调神大论》）的说法。高血压日久发生变证，在中医学理论中也不乏相关记载。如元代朱丹溪云："眩晕者，中风之渐也。"元代罗天益云："凡大指、次指麻木或不用者，三年中有中风之患。"明代龚廷贤《万病回春》云："凡人初觉大指、次指麻木不仁，或手足少力、肌肉微掣，三年内有中风之疾，宜先服愈风汤、天麻丸各一料，此治未病之先也。又云：于未病之先，服竹沥枳术九，可祛去之。若与搜风顺气丸间服，何中风之有？愈风汤……此乃治未病之圣药也。"不但总结了本病的发病规律，还提出了明确的预防方案。

二、辨证施治，名方防变

发现高血压后，应尽早确诊，选择适合的治疗手段积极治疗，预防相关并发症的发生。中医辨证论治在高血压治疗和预防并发症方面也颇具特色和优势：能显著缓解高血压，并且鲜有药物毒副反应发生。

肝火亢盛型：此类患者常多为阳热体质，临床可见头胀痛、眩晕、急躁易怒、面红目赤、口干苦、小便易黄、大便干结，舌红苔黄，脉多弦滑数。治疗多用平肝泻火之品，如龙胆草、栀子、车前子、泽泻、夏枯草、菊花等中草药，代表名方为龙胆泻肝汤。

阴虚阳亢型：此类患者多属阴虚体质，临床可见头痛、眩晕、双目干涩、两颧潮红、耳鸣、五心烦热、腰膝酸软、口干，舌质嫩红，苔少，脉多弦细。治疗多用滋阴潜阳之品，如怀牛膝、龙骨、牡蛎、生龟板、玄参、川楝子、旱莲草、石斛等，代表名方为镇肝熄风汤。

气滞血瘀型：此类患者多属血瘀体质，临床可见头刺痛或窜痛，可伴有胸闷胸痛、面色晦暗无华、肢体麻木或刺痛，舌质紫暗，舌下络脉暗紫曲张，脉象多弦细涩。治疗多用活血行气之品，如柴胡、桔梗、桃仁、红花、川芎、枳壳、丹参、山楂、益母草等，严重者还可用虫类药破血通络，如水蛭、土鳖虫、地龙等，代表名方为血府逐瘀汤。

痰浊阻滞型：此类患者多属痰湿体质，临床多见眩晕、头重痛、胸闷、心悸、易咯黏痰、肢体麻木、易水肿、形体偏胖、口黏，苔白而厚腻，脉多滑。治疗多用健脾祛痰化浊之品，如半夏、茯苓、白术、石菖蒲、天南星、僵蚕等，代表名方为半夏白术天麻汤。

三、针灸推拿，稳压防变

针灸推拿是中医学宝库中不可多得的珍宝，其降压防变的功效已经得到国内外多项研究的证实。同时，其使用方便、疗效显著的特点也越来越受到患者的青睐，尤其是在缺医少药的环境下，针刺或按摩某些特定的穴位能有效缓解病情，预防严重并发症的发生。

（一）耳穴疗法

一般采用王不留行籽耳压法。选取高血压点、耳尖、降压沟、神门、脑、肝等穴位。可根据患者病情的不同，灵活选穴，如伴心悸、胸闷等症状，要注意预防冠心病等变证的发生，因此可配伍心、皮质下等；如易水肿、小便不利、大便秘结的患者，要主要预防肾脏疾病的发生，可配伍肾、三焦、大肠等穴位；如痰湿较重，体型肥胖的患者，可配伍脾、肺、肾、饥点等穴位。具体操作方法是将王不留行籽贴于相应的穴位，每穴1粒，每次按揉10分钟，每日按压3次。左右耳交替贴敷，两周为1疗程。

（二）艾灸疗法

高血压自我防治一般采用艾条温和灸即可。选穴包括百会、曲池、内关、合谷、足三里等。肝火亢盛者，可加太冲、行间等穴；痰浊阻络者则加丰隆；血瘀甚者可加血海、三阴交等穴。具体操作手法是将艾条点燃后，对准施灸的穴位，距离 1～1.5cm 左右进行治疗，使局部皮肤温热而不灼痛，至皮肤稍显红晕为度。

（三）按摩疗法

一般采用按法和揉法进行施治。常选穴包括百会、太阳、风池、曲池、涌泉、足三里、三阴交、降压沟等。具体操作手法是用拇指面、掌面、掌跟等部位，着力于穴位上，逐渐用力持续按下，以患者局部出现酸胀为度，可反复3～5次。按摩时要注意手法宜轻柔，防止对关节、皮肤的损伤，同时保持患者安定平稳的情绪状态。

四、调摄起居，不妄劳作

大量研究表明，合理作息，规律生活，培养良好的行为习惯有利于高血压的康复，能有效防止高血压的发展和传变。

我国古人提出"日出而作，日落而息"，这其实蕴含着深刻的理论内涵。

《素问·生气通天论》云："平旦人气生，日中而阳气隆，日西而阳气已虚，气门乃闭。"说明人体阳气盛衰与自然界有着密切的关系，要顺应自然界变化的规律，根据阳气初生、隆盛、潜藏的不同时间，调节起居，安排作息。现代研究也证明，人体生命体征如呼吸、脉搏、体温等也存在着一定的节律变化，血压则普遍呈现出白天略高于夜间的波动趋势。

因此，高血压患者日常应做到培养规律的生活习惯，包括定时起床、定时休息、定时锻炼，定时监测血压，根据自身血压情况，制定合理的用药方案并贯彻执行。

保证充足的睡眠，避免熬夜，可适当午睡。睡眠欠佳者，应注重睡前准备，不饱食、不饮茶及咖啡、不剧烈运动，同时调整适合的睡眠环境，选择适合的寝具，采取合理的睡姿。有条件者，还可使用安眠降压药枕，以达到更好的安神降压的效果。需要注意的是，药枕的选择也同样因人而异。如肝火亢盛心烦失眠的患者，可用野菊花、夏枯草、石菖蒲、罗布麻各等份，研末放入枕芯，制成药枕。

五、合理饮食，巧用药膳

我国的饮食文化源远流长，历代先贤均认为饮食对于健康具有深远的意义。《黄帝内经》开篇即云："上古之人，其知道者，法于阴阳，和于术数，食饮有节，起居有常，不妄作劳，故能形与神俱，而尽终其天年，度百岁乃去。"可见饮食是健康长寿的关键原因之一。又有"饮食自倍，脾胃乃伤""多食咸，则脉凝泣而变色；多食苦，则皮槁而毛拔"等论述，说明了饮食偏颇对健康造成损害。"五谷为养，五果为助，五畜为益，五菜为充"则提出了正确的饮食观，这些观点与现代营养不谋而合。高血压的发生发展与饮食有着密切关系，高脂肪、高盐、高热量饮食易引发高血压均已得到证实。《中国高血压防治指南2010》报告认为，在我国约60%的高血压患者为盐敏感型。

（一）规律饮食，勿饥饱失常

高血压患者应做到一日三餐定时定量，形成良好的饮食节律。避免饥饱失常造成不必要的血压波动。中医学理论中尤其重视过饱伤人。《素问·五常政大论》云："谷肉果菜，食养尽之，无使过之，伤其正也。"清代医家傅山的养生观也有"饥不可忍，饱亦有悔"，强调"得少为足"。同时现代医学也证明，饮食过饱，暴饮暴食，容易造成血液在消化系统的聚集，造成心、脑等重要器官供血不足。饮食失节，还容易造成肥胖，不利于高血压的康复，甚至引起严重的并发症。

（二）合理搭配，饮茶禁酒

"五谷为养，五果为助，五畜为益，五菜为充"。将食物按不同的五行属性进行分类，给古人养生提供了很好的搭配模式。高血压患者在饮食方面，更应该注重饮食的全面性和合理性，做到主食多粗少精，烹饪低盐少油，膳食多素少荤，多水果少零食，多茶少酒。《本草纲目》记载："茶苦而寒，最能降火。火为百病之根，火降则上清矣。"高血压患者多阳热体质，饮茶最为适宜，现代研究也证明，茶叶中的茶多酚等成分，有直接或间接防治血管硬化、降低血压的功效。此外，酒精与高血压的发生密切相关。《素问·风论》云："饮酒中风，则为漏风……喘息恶风，衣常濡，口干善渴，不能劳事。"可见，节制饮酒对于防治高血压及其并发症具有重要意义。需要注意的是，以上饮食原则中，"多"和"少"均为相对概念，不可过于绝对。

（三）药膳降压，预防变证

肝火亢盛型：此类患者可食用一些具有清肝降火功效的食物，如荠菜、菠菜、菊花、绿豆等。药膳：车前玉米粥。取 15g 车前子，用纱布袋包好。加入 500mL 水中，煮沸 10 分钟后，取出药包，加入玉米糁 30g，粳米 50g，熬粥即可。

阴虚阳亢型：此类患者可食用一些具有滋阴潜阳功效的食物，如牡蛎、鲍鱼、海参、木耳、枸杞、香蕉等。药膳：木耳海参粥。海参 15g，木耳 15g，粳米 50g，食盐 1g，葱姜适量。海参泡发洗净后切成细丁，木耳切成碎末状，与粳米同煮成粥，加入食盐、葱、姜调味即可。

气滞血瘀型：此类患者可食用一些具有理气活血作用的食物，如山楂、玫瑰花、茄子、红豆、银耳等。药膳：山楂银耳羹。山楂 30g，银耳 30g，冰糖 10g。三者一同下锅，加水适量，小火熬煮 1 小时左右，即可食用。可有效预防高血压后心血管疾病的发生。

痰浊阻滞型：此类患者可食用具有健脾化痰功效的食物，如山药、海带、萝卜、荞麦等。药膳：山药海带粥。山药 30g，海带 20g，粳米 50g，加水适量，煮熟，即可食用。

六、适当运动，移情易性

《格致余论》云："天主生物，故恒于动，人由此生亦恒于动。""动而不衰"是中华文明一直传承的健康观之一。传统功法如太极拳、八段锦及气功等，不但能提高患者的运动能力，还可以通过调息方法，养气、补气，提高呼吸功能，做到"形劳而不倦"，从而取得强身健体、安神宁心、舒筋活络、稳定血压的功效。

东汉末年，华佗即创"五禽戏"以疗疾长寿。马王堆汉墓出土的导引图，更说明"导引"在我国由来已久。传统功法如五禽戏、太极拳、八段锦等多具有调和气血、通利脏腑、调畅经脉、舒筋活络等功效。现代研究表明，传统功法通过运动形体，改善人体的消化呼吸、心血管系统、神经系统功能，提高机体对外界的适应能力，同时还通过气机的引导，以调气解郁，愉悦情志，对于平稳血压、改善心肌供血能力、防止血栓形成具有显著作用。值得注意的是，在练习传统功法时，应以传统医学理论为指导，遵循精神内守、形神合一的原则，根据自身身体状况，选择合适的运动强度，切不可过度练习。正如《千金要方》所言："养性之道，常欲小劳，但莫大疲及强所不能耳。"

七、移情怡性，精神内守

中医学重视情志因素对人体的影响。《素问·上古天真论》云："精神内守，病安从来。"即是说"神"对健康的重要意义。《素问·阴阳应象大论》还明确指出了不同情绪对于疾病的影响，认为"怒伤肝，悲胜怒""喜伤心，恐胜喜""思伤脾，怒胜思""忧伤肺，喜胜忧""恐伤肾，思胜恐"。《素问·至真要大论》指出："诸风掉眩，皆属于肝"，高血压与肝关系密切，肝主疏泄，性喜调达，情绪变化，尤其是怒气，引起气机升降失调，最易影响肝脏。《老老恒言·戒怒》中云："人借气以充身，故平日在乎善养。所忌最是怒。怒气一发，则气逆而不顺，窒而不舒，伤我气，即足以伤我身。"足以可见，怒对人体健康的危害。越来越多的研究表明，高血压的发生发展、预后等都与情绪变化等有密切的关系。因此，在高血压的治疗防变过程中应注重精神情志的因素，遇事忌惊，处世忌怒，保证乐观、轻松、平稳的心理状态。常可采用以下方法，达到控制情绪的作用。

（一）以情胜情法

以情胜情法属于现代医学心理疗法范畴，自古以来在治疗情志病中都起着重要的作用。《黄帝内经》中就有"喜伤心，恐胜喜"之法。《理瀹骈文》亦有"情欲之感，非药能愈，七情之病，当以情治"的说法。

（二）五音疗法

五音疗法则是根据不同的音律所对应的脏腑不同，即"宫为土音通于脾，商为金音通于肺，角为木音通于肝，徵为火音通于心，羽为水音通于肾"，根据患者的具体病情，施与不同的乐音，起到治病怡情的作用。

（三）语言开导法

家人和医护人员的关心和温暖，是患者重拾生活热情的主要动力。高血压患者，在生活中应多与家人朋友交谈，遇事三思而后行，避免暴怒和压抑自己的情感，将情绪控制在合理的范围内。

第九节　上火的保健防变

"上火"是民间对身体出现口舌生疮、牙龈肿痛、心烦少寐、口干便秘等症状的一种俗称，发生率较高，且与失眠、复发性口腔溃疡等多种常见病的发病和加重密切相关，因此是我们治未病中要干预的重要环节。在我国有着较深厚的群众基础和认可度，在日常生活和医患沟通中使用频率也非常高，可以说是治未病思想在中华文明中的具体体现。

一、中医学对上火的认识

（一）上火为患，红肿热痛

"上火"一词是民间对身体出现较轻的异常热象的俗称，通常在出现口干渴、口舌生疮、牙龈肿痛、便秘等症状时，老百姓便称之为"上火"。《新华大字典》解释"上火"为"中医指口鼻黏膜发炎，大便干燥等症状"。

根据中医对火的认识，"上火"当指病理之火，属火证的范畴。其临床表现既具有外在症状，如红、肿、热、痛、干，同时又与内在脏腑功能失调密切相关，可表现为心烦、失眠等整体状态的变化。同时《内经》"诸逆冲上，皆属于火"和《尚书·洪范》"火曰炎上"等论述都提示"上火"的临床表现有好发部位的特异性，多在身体上部，如头、面、胸等处，来势较急，如果出现咽喉干痛、两眼红赤、鼻腔热烘、口干舌燥以及烂嘴角、流鼻血、牙痛等症状，中医就认为是"上火"。

大量研究表明，上火状态是机体多种功能失调的表现，是多种疾病的易感因素，如有研究指出流感的人群中，70%在患病之前有上火的表现。因此，有些专家认为上火是前炎症或潜炎症状态。及时控制上火，对于我们预防多种疾病发生和加重有重要意义。

（二）五脏为根，证分虚实

依据中医理论对"上火"的认识，其辨证标准应包括：口舌生疮、目赤咽痛、口干喜饮、烦躁易怒、少寐多梦，舌质红或舌尖红，苔黄，脉洪数或细数等。结合中医临床的相关认识，"上火"的发病机制多与心、肝、肺、胃、肾等脏腑相关。

1. 心火易烦，口疮尿赤

中医认为，心主神明，与人体精神情志有关，心火上炎，会影响情志，导致心烦。心开窍于舌，因此，心火上炎，多引起口疮。同时，心与小肠相表里，心火下移于小肠，则会引起小便赤涩疼痛。同时，临床还可以见到发热口渴、心烦、口舌生疮、赤烂疼痛、面红，舌尖红，脉数等症状。

2. 脾胃有火，牙痛便秘

脾胃有热，多表现为胃火炽盛，可以导致大便秘结，由于胃络连齿，因此可见牙龈肿痛，还可以见到胃脘灼痛、喜冷、发热口渴，或口臭、齿咽、尿黄，舌中部红，苔黄，脉数等症状。

3. 肝火易怒，目赤耳鸣

中医认为，肝主疏泄，喜调达而恶抑郁，肝火上扰，会影响情志，导致急躁易怒；肝开窍于目，经络连耳窍，肝火上炎，会导致目赤肿痛，或耳暴鸣暴聋，同时还有可能见到发热口渴、烦躁失眠、头痛，或吐血、衄血、面赤，舌侧红，苔黄，脉弦数等症状。

4. 肺火痤疮，咽痛痰黄

肺经郁火，影响肺系，可以出现咽喉焮红疼痛、咳嗽、吐黄痰，由于肺主皮毛，肺火也会导致痤疮，此外还可以见到发热口渴、鼻气灼热，舌边红，苔黄，脉数等症状。

5. 阴虚火旺，烦热盗汗

肾阴不足，阴虚火旺，会出现潮热、盗汗、五心烦热，同时还可以见到颧红、梦遗、性欲旺盛、腰痛、耳鸣、尿黄，舌红少苔，脉细数等症状。

二、养治并重，保健防变

(一) 饮食二多二少，消除内热

日常生活中的平衡饮食对上火的预防和改善是有益的。尤其经过中医食疗，可以减轻上火的状况，预防相关疾病的发生。

1. 多素少荤

多吃清淡的蔬菜水果，少吃肉类食物如鹅肉、羊肉等。

2. 多凉少热

多吃食性寒凉的食物，如苦瓜、梨、黄瓜等，少吃性温热的食品，如辣椒、花椒、酒等。

(二) 参合五脏，清热防火

中医学理论指出，上火可以见到舌红，而且不同脏腑有火会引起舌体不同部位发红（心火——舌尖；肝火——舌侧；胃火——舌中部；肺火——舌边），因此，可以有针对性地采用食疗的方法进行预防。具体如下：

1. 心火

心火上炎，多见心烦或口疮，如果发现舌尖红可以提前预防，例如经常长口腔溃疡的人如果见到舌尖红可以服用莲心茶。

莲子心具有清心去热、固精、止渴的功效，对于口舌生疮，伴有烦躁、口干、舌尖红的患者，可以用莲子心2g，开水冲泡，代茶饮，每日数次。对于心火上炎、多汗焦躁的口腔溃疡人群更佳。用肉桂粉醋调敷涌泉穴，引火下行，也可以起到较好的预防和治疗作用

心火下移，见尿赤涩痛者，可以用淡竹叶茶。

淡竹叶具有清热泻火、除烦、利尿的功效，对于小便赤涩疼痛，伴有发热口渴、心烦面红、脉数、舌尖红的患者，可以用淡竹叶2g，开水冲泡，代茶饮，每日数次。对于经常出现心火下移小肠，口渴、心烦的泌尿系轻度感染的人群，在发现舌尖红时就服用，有较好的预防和治疗作用。

2. 肝火

肝火上炎，多见烦躁易怒，或目赤耳鸣耳聋，如果发现舌侧红，可以提前预防。可以用栀子菊花茶。

栀子和菊花都具有清肝泻火的功效，菊花还能清肝明目，对于肝火上炎，急躁易怒，目赤肿痛或耳鸣耳聋，伴有发热口渴、面赤，舌红苔黄，脉

弦数等症状的患者，可以用栀子和菊花各 2g，开水冲泡，代茶饮，每日数次。对于经常出现肝火上炎，烦躁易怒，或目赤耳鸣耳聋的人群，在发现舌侧红时就服用，效果更佳。

3. 胃火

胃火炽盛，多见牙痛、口臭和便秘等，如果发现舌中部发红，可以提前预防。可以用苦丁茶。

苦丁茶具有清胃泻火、明目生津的功效，对于胃火上炎，牙龈肿痛，伴有胃脘灼痛、发热喜冷、口渴口臭、尿黄，舌红苔黄，脉数等症状的患者，可以用苦丁茶 2g，开水冲泡，代茶饮，每日数次。对于经常出现胃火上攻，口臭便秘的牙痛人群在发现舌中部发红时服用，效果更佳。牙痛甚剧，可以用清胃止痛的黄连升麻漱口液漱口（黄连 9g，升麻 7g，水煎取汁，漱口）。

见便秘者，可以用芦荟茶。

芦荟具有清热泻火、解毒通便的功效，对于热结便秘伴有胃脘灼痛、发热喜冷、口渴口臭、尿黄，舌红苔黄，脉数等症状的患者，可以用芦荟 1.5g，开水冲泡，代茶饮，每日数次。对于经常出现胃火内盛，口臭牙痛的便秘人群在发现舌中部发红时服用，效果更佳。

妊娠和经期的妇女应慎用芦荟茶。

4. 肺火

肺火炽盛，多见咽痛、咳吐黄痰等，如果发现舌边红，可以提前预防。可以用银莲茶。

金银花和金莲花具有清肺泻火、利咽止痛和清热解毒的功效，对于肺火内盛，见痤疮或咽喉肿痛，伴有发热口渴、鼻气灼热，舌红苔黄，脉数等症状的患者，可以用金银花和金莲花各 2g，开水冲泡，代茶饮，每日数次。对于经常出现肺火内盛，见痤疮或咽痛咽干的咽炎人群在发现舌边红时服用，效果更佳。

咳嗽黄痰者，可以用黄芩陈皮茶。

黄芩可以清肺泻火；陈皮具有化痰的功效。对于痰热蕴肺，咳吐黄痰，伴有发热口渴、咽痛口干，舌红苔黄，脉数等症状的患者，可以用黄芩和陈皮各 1.5g，开水冲泡，代茶饮，每日数次。对于经常出现痰热蕴肺，咳吐黄痰的人群在发现舌边红时服用，效果更佳。

5. 阴虚火旺

多见咽干、潮热、盗汗等，如果发现舌红少苔，可以提前预防。可以用枫斗知母茶。

枫斗，又名铁皮石斛，和知母均有养阴清热的功效，肾阴不足，阴虚火旺，潮热盗汗，伴有腰痛、耳鸣、五心烦热，舌红苔黄少津，脉细数等症状的患者，可以用枫斗和知母各2g，开水冲泡，代茶饮，每日数次。也可用于阴虚火旺，潮热盗汗的更年期人群。

（三）点按刺血，泻火解毒

具体方法如下：

心火：贴敷涌泉穴，引火归元。操作时，用吴茱萸粉0.3g，醋调贴敷涌泉穴。

肝火：按压太冲穴，平抑肝火。操作时用大拇指按压太冲穴，按揉30~50次。

胃火：按压厉兑穴，泻火降浊。操作时用大拇指按压厉兑穴，按揉30~50次。

肺火：少商穴点刺放血，清肺泻火，对肺火痤疮或咽痛效果尤佳。咳嗽黄痰者，同时按压丰隆穴，化痰祛湿，操作时用大拇指按压丰隆穴，按揉30~50次。

阴虚火旺：按压太溪穴，滋阴降火。操作时用大拇指按压太溪穴，按揉30~50次。同时可以贴敷涌泉穴，操作同上。

第十节　瘥后调摄，防其复发

中医学在治未病思想指导下，对疾病治愈后的调理也非常重视。中医在长期临床实践中发现患者经过治疗，瘥愈时往往邪气虽除，正气已伤，如果不注意调理，容易复发，因此要注意饮食和起居的调摄。

一、饮食调摄

预防"食复"是中医瘥后防复的重要举措。中医学很早就认识到凡大病新瘥，欲求早日康复，都须重视饮食的调理，如《素问·热论》在论述热病的护理与饮食禁忌时指出："……病热当何禁之？病热少愈，食肉则复，多食则遗，此其禁也。"这段文字阐述了热病后期或疫病初愈之时，如果忽视饮食禁忌与护理而造成的不良后果。指出热病或疫病初愈，但余热仍未尽去而伏藏于内。疾病瘥愈之初，脾胃虚弱，胃气未尽恢复，患者往往饮食不节而伤及脾胃，饮食积滞不化而生热，食热与残余邪热搏结，使病复发。

《伤寒论·辨阴阳易差后劳复病脉症并治》中也指出："病人脉已解，而日暮微烦。以病新差，人强与谷，脾胃气尚弱，不能消谷，故令微烦；损谷则愈。"至于具体应该如何调养？中医在临床中往往要根据患者病愈后的脏腑功能和气血运行状况辨证调理，例如通过观舌可以帮助我们进行饮食调摄。

如果舌红苔厚腻，提示余热未清，应该吃一些辛凉清淡的食品调理，如菊花、茶叶、白菜、甜橙等。

如果舌转淡红苔厚腻，提示余热已清，痰湿尚存，应该吃一些开胃消导的食品调理，如山楂、白萝卜、陈皮等。

如果舌转淡红，舌苔少甚至剥脱，提示热退正虚、气阴不足，应该缓缓进食，可以先以粥养，循序渐进，也可食用一些甘凉养阴之品，如荸荠、甜梨、丝瓜等。

二、起居调摄

预防"劳复"也是中医瘥后防复的重要举措。疾病瘥后，元气未复，余邪未清，如果病后若形神过劳，或早犯房室而致复病者，称为劳复。因劳致复，无论外感性疾病还是内伤性疾病均可发生。内伤病中的慢性水肿、哮喘、疝气、子宫脱垂、中风、胸痹心痛等疾患都可因过劳而引动旧病复发。发作的次数越多，病理损害就越重，预后也就越差。在中医学中，劳复有房劳复、食劳复、温病劳复、气虚劳复、阴虚劳复之分。如《三因极一病证方论·劳复证治》："伤寒新差后，不能将摄，因忧愁思虑，劳神而复，或梳沐洗浴，作劳而复，并谓之劳复。"因此，应当注意起居的调养，逐渐加大活动量。

此外，许多疾病都有一定的复发率，有些疾病复发率还很高，例如直肠息肉，因此需要注意采取一些预防复发的措施。

1. 情志方面

要保持心情愉快，避免压力过大，避免不良情绪过于剧烈或持续时间过长。

2. 生活起居方面

养成良好的生活习惯，戒烟戒酒，要劳逸结合，避免熬夜，避免过度劳累。

3. 饮食方面

饮食要清淡，少吃油炸、烟熏、刺激性强的食物。不宜多食酸、辣、刺激性的食物。因为这些食物对直肠有一定的刺激作用，很容易引起病情的复发。

（1）少食油腻食物：食用过多油腻的食物可以加重直肠的消化负担，容易引起直肠息肉复发。

（2）限制脂肪和膳食纤维的食用：直肠息肉患者在腹泻的时候经常会伴随脂肪的吸收不良，所以对于脂肪需要限制，一些纤维高的食物对于人们的直肠也有较大的负担，所以也需要进行一定的限制。

此外，直肠息肉大多数是良性的，所以不要太紧张。但也要注意有恶变的可能，所以要重视起来，早期治疗。

总之，疾病治愈后，一定要注意适当调理，尤其是注意饮食和起居，避免疲劳。